胃肠间质瘤诊治实用手册

GIST

主　　编　叶颖江　秦叔逵　沈　琳

副 主 编　何裕隆　曹　晖　梁　寒

主编助理　高志冬

人民卫生出版社

·北　京·

图书在版编目（CIP）数据

胃肠间质瘤诊治实用手册 / 叶颖江，秦叔逵，沈琳主编 .—北京：人民卫生出版社，2022.6

ISBN 978-7-117-33184-5

Ⅰ. ①胃… Ⅱ. ①叶…②秦…③沈… Ⅲ. ①胃肠病－间皮瘤－诊疗－手册 Ⅳ. ①R735-62

中国版本图书馆 CIP 数据核字（2022）第 102389 号

胃肠间质瘤诊治实用手册

Weichang Jianzhiliu Zhenzhi Shiyong Shouce

主　　编：叶颖江　秦叔逵　沈　琳

出版发行：人民卫生出版社（中继线 010-59780011）

地　　址：北京市朝阳区潘家园南里 19 号

邮　　编：100021

E - mail：pmph @ pmph.com

购书热线：010-59787592　010-59787584　010-65264830

印　　刷：北京华联印刷有限公司

经　　销：新华书店

开　　本：889×1194　1/64　　印张：6　　字数：194 千字

版　　次：2022 年 6 月第 1 版

印　　次：2022 年 7 月第 1 次印刷

标准书号：ISBN 978-7-117-33184-5

定　　价：98.00 元

打击盗版举报电话：010-59787491　E-mail：WQ @ pmph.com

质量问题联系电话：010-59787234　E-mail：zhiliang @ pmph.com

数字融合服务电话：4001118166　E-mail：zengzhi @ pmph.com

审核专家（以姓氏笔画为序）

于吉人　浙江大学医学院附属第一医院
王海江　新疆医科大学附属肿瘤医院
叶颖江　北京大学人民医院
庄　競　河南省肿瘤医院
刘洪俊　山东省立医院
李　勇　广东省人民医院
李　勇　河北医科大学第四医院
何裕隆　中山大学附属第七医院
沈　琳　北京大学肿瘤医院
沈坤堂　复旦大学附属中山医院
张　俊　上海交通大学医学院附属瑞金医院
陈路川　福建省肿瘤医院
郑志超　辽宁省肿瘤医院
秦叔逵　中国人民解放军东部战区总医院秦淮医疗区
徐文通　中国人民解放军总医院第一医学中心
曹　晖　上海交通大学医学院附属仁济医院
梁　寒　天津医科大学肿瘤医院
潘志忠　中山大学附属肿瘤医院

编写专家（以姓氏笔画为序）

病理诊断组

王　坚　复旦大学附属肿瘤医院(组长)
叶　庆　中国科学技术大学附属第一医院
孙　燕　天津医科大学肿瘤医院
喻　林　复旦大学附属肿瘤医院

影像及内镜诊断组

王　屹　北京大学人民医院(组长)
王雪鹃　北京大学肿瘤医院
周平红　复旦大学附属中山医院
胡健卫　复旦大学附属中山医院
唐　磊　北京大学肿瘤医院

外科组

朱玉萍　浙江省肿瘤医院
吴　欣　中国人民解放军总医院第一医学中心
汪　明　上海交通大学医学院附属仁济医院

张　波　四川大学华西三亚医院(组长)
张信华　中山大学附属第一医院
周　烨　复旦大学附属肿瘤医院
赵　岩　辽宁省肿瘤医院
钱浩然　浙江大学医学院附属邵逸夫医院
徐　皓　南京医科大学第一附属医院
高志冬　北京大学人民医院

内科组

邓艳红　中山大学附属第六医院
刘自民　青岛大学附属医院
刘秀峰　中国人民解放军东部战区总医院秦淮医疗区
齐长松　北京大学肿瘤医院
孙小峰　江苏省肿瘤医院
李　健　北京大学肿瘤医院(组长)
陈治宇　复旦大学附属肿瘤医院

全程管理组

曲宏岩　哈尔滨医科大学附属肿瘤医院
邱海波　中山大学附属肿瘤医院
张　军　重庆医科大学附属第一医院
张　鹏　华中科技大学同济医学院附属协和医院
周永建　福建医科大学附属协和医院
陶凯雄　华中科技大学同济医学院附属协和医院(组长)

多学科诊疗组

方　勇　复旦大学附属中山医院
伍小军　中山大学附属肿瘤医院
刘凌晓　复旦大学附属中山医院
胡健卫　复旦大学附属中山医院
侯英勇　复旦大学附属中山医院(组长)
饶圣祥　复旦大学附属中山医院
贺轶锋　复旦大学附属中山医院
崔越宏　复旦大学附属中山医院
翟　刚　山西省肿瘤医院

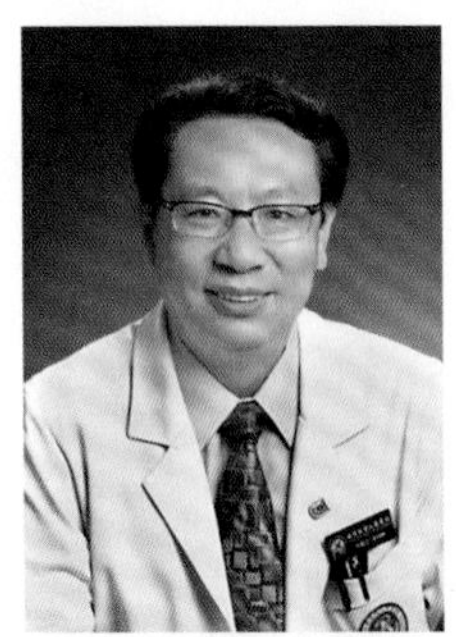

主编简介

叶颖江　教授

主任医师、二级教授、博士研究生导师

北京大学人民医院胃肠外科主任、学科带头人

国家卫生健康委能力建设和继续教育外科学专家委员会副主任委员

国家卫生健康委能力建设和继续教育外科学专家委员会结直肠外科专家委员会主任委员

中国临床肿瘤学会胃肠间质瘤专家委员会主任委员

中国抗癌协会胃肠间质瘤专业委员会副主任委员

中国医师协会肛肠外科医师分会副会长

中国性学会结直肠肛门功能外科分会会长

中国医师协会外科医师分会结直肠外科医师委员会副主任委员兼秘书长

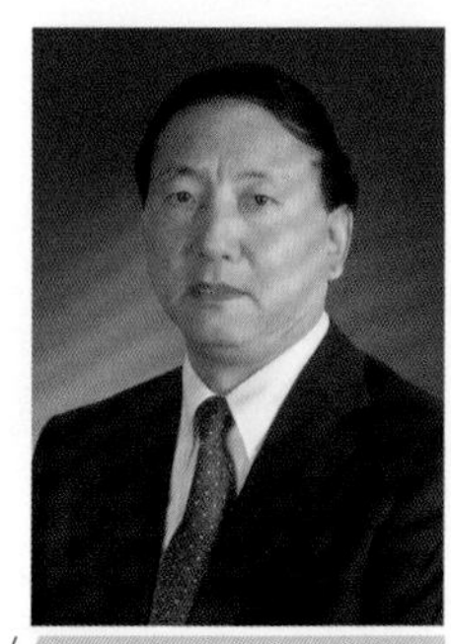

主编简介

秦叔逵　教授

主任医师、二级教授、博士研究生导师
中国人民解放军东部战区总医院秦淮医疗区副院长
全军肿瘤中心主任
国家卫生健康委能力建设与继续教育肿瘤学专家委员会主任委员
中国临床肿瘤学会副理事长
中国临床肿瘤学会胃肠间质瘤专家委员会副主任委员
中国抗癌协会胃肠间质瘤专业委员会副主任委员
《临床肿瘤学杂志》主编

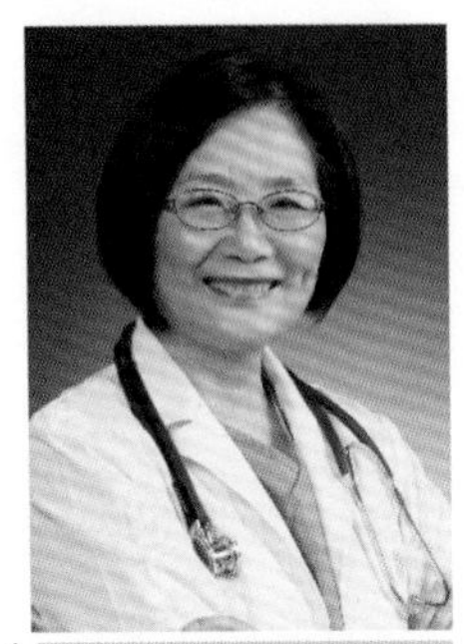

主编简介

沈　琳　教授

主任医师、二级教授、博士研究生导师
北京大学肿瘤医院副院长
北京市肿瘤防治研究所副所长
中国临床肿瘤学会胃肠间质瘤专家委员会首届主任委员
中国抗癌协会肿瘤药物临床研究专业委员会首届主任委员
中国抗癌协会肿瘤精准治疗专业委员会主任委员
中国临床肿瘤学会临床研究专家委员会主任委员
中国女医师协会临床肿瘤专业委员会主任委员
中国抗癌协会胃肠间质瘤专业委员会副主任委员

序一

胃肠间质瘤（gastrointestinal stromal tumor，GIST）是一类起源于胃肠道间叶组织的肿瘤，占全部胃肠道恶性肿瘤的0.1%~3%。1983年Mazur和Clark利用电镜和免疫组织化学方法对胃间质肿瘤的组织来源进行观察，首先提出了GIST的概念，并给予了具体的描述。

已知GIST是一种交界性肿瘤，一般分为低度恶性和高度恶性，多发于中老年患者，40岁以下患者少见，男女发病率无明显差异。GIST可以发生在胃、小肠、食管、结直肠以及肠系膜、肝脏等部位，大多数原发于胃（50%~70%）和小肠（20%~30%），结直肠占10%~20%，食管占0~6%，而肠系膜、网膜及腹腔后少见，容易发生腹膜和肝转移。常见临床表现无特异性，可有恶心、呕吐、腹痛、贫血、肿块与胃肠道出血等。

GIST 常规诊断主要依靠病理组织学检查，光镜下由梭形细胞、上皮样细胞和偶尔的多形性细胞排列成束状或弥漫分布，免疫组织化学法检测通常为 CD117、DOG-1 和 CD34 标志物表达阳性，而 *C-KIT* 或 *PDGFRA* 基因的异常激活和获得性突变是其重要的分子特征，但是有 10%~15% 的 GIST 不存在 *C-KIT* 或 *PDGFRA* 基因的突变，被称为野生型 GIST，主要包括琥珀酸脱氢酶功能缺失型 GIST、*BRAF* 突变型 GIST，以及Ⅰ型神经纤维瘤病型 GIST。在治疗手段上，主要为外科手术切除和分子靶向药物治疗，但是部分患者依然会出现复发或转移，随着新的治疗靶点药物和监测预后方法的问世应用，患者的预后已经得到显著改善。

四十年来，对于 GIST 的发生机制、组织学特点、诊断和治疗方面的有关研究不断深入，取得了很大的进展。今天，对 GIST 的治疗业已成为精准肿瘤学治疗的典范，也是实体肿瘤采用分子靶向药物治疗最成功的范例之一。在精准医疗时代背景下，随着对 GIST 分子生物学研究的日益深入，GIST 的分子靶向治疗，已经从晚期一线到四线治疗，从术前新辅助治疗到术后辅助治疗，均有着清晰的脉络和针对的药物，极大地提高了患者的客观疗效和生存获益，也为其他实体瘤的诊疗和研究提供了有益的借鉴。

正是为了促进和协助广大的医务人员，特别是基层医院的医师全面掌握 GIST 的临床要点，中国临床肿瘤学会胃肠间质瘤专家委员会专门组织全国部分著名专家学者，精心编写了这本《胃肠间质瘤诊治实用手册》。全书结合国情，兼顾科学性和实用性，各章节均分为“基本理论”和“临床实践”两部分，着重阐述 GIST 的规范化诊治策略、方法和药物，同时反映有关的新知识、新进展，力求重点突出，简明扼要，希望能够作为临床医师的一部口袋书，发挥重要的参考作用。

热情欢迎广大读者在阅读的同时，提供宝贵意见或建议。随着 GIST 研究的进步、新药研发的迭代和临床试验的积累，未来将在再版时进行更新、补充和完善。

秦叔逵

2022 年 4 月 5 日

序二

GIST 是少见肿瘤中非常特殊的肿瘤，一是生物学特征鲜明；二是该疾病的多学科治疗发展迅速；三是在实体瘤靶向治疗领域一直是引领、示范的先头兵。随着研究的深入和临床的积累，发现了更多新问题、新亚型、新困难，虽然有了新的临床研究解决了部分临床问题，也有很多的指南指引我们临床操作，但临床上患者差异很大，情况复杂，而且 GIST 发生的部位、大小、状况、病理状态、基因类型以及患者的身体状态等都影响着临床治疗决策。涉及微创治疗方法的选择与评估、关键部位手术方式和范围的选择、晚期患者的综合治疗、术后治疗的选择、基于基因改变以及继发基因改变的治疗选择等。近年来微创外科的发展以及基因组学的发展，使 GIST 的治疗水平提升很快。

但由于 GIST 发病率较低，接诊医生见的患者较少，未必对此类疾病有全面的了解，这样可能就会带来治疗的偏差，甚至误诊误治。为了解决大家临床上的困惑，中国临床肿瘤学会胃肠间质瘤专家委员会牵头，并联同中国抗癌协会胃肠间质瘤专业委员会部分专家，根据临床问题书写了这本《胃肠间质瘤诊治实用手册》。

这本手册开始书写前，叶颖江教授和几位主编、编者，反复讨论确定了主题，更重要的是确定了书写形式，既有原则，又有基于具体临床问题的详细回答，以及细致的解释和产生的依据，可以满足不同医生的各种学习需求，特别是还详细展示了一些图文，让阅读者有更直观的深刻印象，并可以基于临床遇到的问题索引找到手册中陈述的解决方法或方案。

GIST 的临床诊断治疗，依据临床特征以及影像、病理、基因等特征，需要多学科共同参与。近年来国内在 GIST 领域，涌现出一批年轻有为的医生和研究者，他们热爱本职工作，对 GIST 有浓厚的兴趣，善于学习和临床积累，对 GIST 有深刻的认识和见解。有了他们，才有了这本手册翔实、精彩内容的呈现，图文并茂的展示以及基于临床问题的解答；有了他们才有了国内 GIST 的发展和治疗水平的提高，也才有了这本手册的高水平呈现。这是一本国内 GIST 领域最完善、最翔实、最客观、最实用、最能解决大家临床问题的手册。

当然，书写过程中，难免会有些遗漏，或有些争议的临床问题未必都能满足大家的需要，我们也会随时跟进并收集大家的反馈意见，以备将来更新。

沈　琳

2022 年 3 月 28 日

前言

GIST 是最常见的胃肠道间质来源肿瘤，也是消化道肿瘤中唯一阐明了肿瘤驱动基因后命名的一类实体肿瘤，2000 年世界卫生组织（World Health Organization，WHO）才在消化系肿瘤分类中将胃肠间质瘤作为一种独立的疾病确立出来。2003 年美国国家综合癌症网络（National Comprehensive Cancer Network，NCCN）在《软组织肉瘤指南》中列出针对 GIST 的临床实践指南，2004 年欧洲肿瘤内科学会（European Society for Medical Oncology，ESMO）发表了针对 GIST 的共识意见。国内致力于 GIST 诊治的专家在 2006 年成立了中国 GIST 诊疗专家组，2010 年成立了国内第一个 GIST 学术组织——中国临床肿瘤学会（CSCO）胃肠间质瘤专家委员会。

回首二十余年来的 GIST 诊治进展，这类疾病的诊疗模式无时不体现着精准医学和多学科诊疗的身影，首先，GIST 的靶向治疗药物从传统的酪氨酸激酶抑制剂（tyrosine kinase inhibitor，TKI）甲磺酸伊马替尼、舒尼替尼、瑞戈非尼到新上市的阿伐替尼、瑞派替尼，使 GIST 特别是晚期 GIST 患者有了更多的选择、更多的机会。其次，GIST 的治疗已势不可挡地进入了精准分型、精准治疗的时代，*KIT*/*PDGFRA* 野生型 GIST 的致病基因逐渐被揭示清楚，无论是 *SDH* 缺陷型 GIST，*NF1*、*BRAF*、*PIK3CA* 突变 GIST，*ETV6-NTRK3* 融合基因突变 GIST，从过去一无所知、无药可医到今天逐渐揭开面纱，治疗有的放矢。第三，随着临床基因分型的需求，分子病理学技术的更新，特别是第二代 NGS 测序技术（包括组织检测、血液循环肿瘤细胞 DNA/ 微小残留病灶（ctDNA/MRD）的成熟和推广，规范化的基因检测和结果解读已经成为临床的刚需。第四，尽管局限性 GIST 的治疗日趋成熟，但一早一晚两类肿瘤成为目前治疗的难点：随着小 GIST 内镜治疗技术的出现，特殊部位如胃食管结合部、近幽门等涉及器官功能保留的小 GIST 有了除腹腔镜手术以后更多的微创治疗选择；晚期 GIST 正是有了更多的药物选择，患者可能得到更多降期、转化的机会，也正是有了更先进的基因检测技术，使得晚期 GIST 患者用药更精准，外科手术在晚期 GIST 中再次有了用武之地。

尽管我国 GIST 发病率在 14/1 000 000 左右，但由于我国人口基数巨大，同时随着内镜筛查技术的普及和老百姓健康查体意识的提升，GIST 患者数量呈逐年升高的趋势。然而目前国内专注于此类疾病诊治的中心和专家仍存在巨大的缺口，临床实践中也总会遇到很多省市级临床诊治中心对此类疾病存在困惑的情况。尽管目前国内外关于 GIST 的指南或共识已经很多，但将临床指南理论与临床实际操作相结合的 GIST 书籍目前仍然稀缺，使得很多基层医生在遵循指南进行诊疗过程中存在一定困难。因此，CSCO 胃肠间质瘤专家委员会牵头并联合了国内 33 家顶尖 GIST 诊疗中心的 59 位专家，历经一年余的时间精心编写了这本《胃肠间质瘤诊治实用手册》，采用图文并茂的形式，将“基本理论”和“临床实践”结合，涵盖了“病理诊断”“内镜及影像诊断”“内科治疗”“外科治疗”“全程管理”“多学科诊疗”六大板块，相信本书必将成为 GIST 诊疗医生专业化、规范化培训道路上不可或缺的宝典之一。

本书编撰过程中得到了很多前辈、同道乃至患友的帮助和支持，书写过程中难免会有些纰漏，欢迎各位读者多提宝贵意见、批评指正。

叶颖江

2022 年 4 月 2 日

目录

第一章

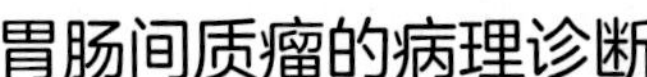

胃肠间质瘤的病理诊断

第一节　胃肠间质瘤的标本处理和取材

【基本理论】

规范化处理各种类型的标本对胃肠间质瘤(gastrointestinal stromal tumor,GIST)的病理诊断和分子检测至关重要。建有生物样本库的单位在标本固定前可留取适当的新鲜肿瘤组织,以备日后相关的检测所需。手术切除的标本除拍摄肿瘤在新鲜状态下的形态外,最为重要的是标本要及时固定,特别需要手术相关科室能密切配合,确保离体后的标本能在半小时内固定于 10% 中性缓冲福尔马林固定液内。对体积较大的标本,有时需要分层切开,以达到标本的充分固定。内镜活体组织检查(以下简称活检)或内镜手术的标本处理和及时固定也需要内镜相关医技人员的密切配合。包括活检标本在内,各种类型标本的转运需要由本院的医务人员来完成,不可让患者或家属自行将标本送至病理科,以免出现任何差错。病理科在接收到标本时需要做好相关信息和送检标本的核对工作。少数医院在标本离体后会立即由医务相关人员直接将标本送至病理科,由病理医生从事标本前处理、取材及标本后处理相关工作。拍摄标本在固定前及固定后的大体图片(包括切面),标本下方配有标尺。

除核对相关信息外,病理医生在大体检查时应注意描述肿瘤的数量、具体部位(黏膜下、消化道壁固有肌层内、浆膜下或腹盆腔)和大体形态(包括切面),记录有无出血、囊性变或坏死等继发性改变,并进行体积(长径、纵径和横径)测量。

【临床实践】

1. GIST 标本包括哪些类型?

GIST 的标本包括各类活检标本和手术标本。

活检标本包括内镜活检标本、超声内镜引导细针穿刺抽吸(endoscopic ultrasonography guided fine needle aspiration，EUS-FNA）标本、超声或 CT 引导下空芯针穿刺活检（core needle biopsy，CNB）标本。

手术标本包括开腹手术标本、腹腔镜手术标本、内镜手术标本和腔镜 - 内镜联合手术标本等。一般情况下，不建议术中对肿瘤进行切取活检。

2. 各类 GIST 标本在送往病理科前需做什么处理？

各类活检标本取出后应立即固定，固定液采用 10% 中性缓冲福尔马林固定液。固定时间应为 6~48 小时。

各类手术标本应在离体后 30 分钟内固定，固定液的量至少 3 倍于标本体积。对于直径≥2cm 的肿瘤组织必须每隔 1cm 予以切开，以达到充分固定。适宜固定时间为 12~48 小时。

标本固定前，测量肿瘤体积（长径、纵径和横径），可描述并拍摄新鲜标本的大体形态，包括外观和切面，标本下方应放置标尺。如有假包膜，观察假包膜是否完整，并记录。

内镜下切除标本应在固定前对切缘进行涂色，有助于病理医生进一步判断镜下切缘情况（累及与否，以及与最近切缘的距离）。

建有生物样本库的单位经获取患者知情同意后，对于手术切除标本可在固定前留取不影响病理诊断的适量新鲜肿瘤组织，将其放入液氮或移置 -80℃超低温冰箱保存，以备日后检测和研究之用。

3. 病理科接收到 GIST 标本后如何处理？

除核对送检标本的基本信息外，对各类标本需核对临床送检标本数量，记录每块组织的大小及肿瘤组织是否完整。送检活检标本必须全部取材。组织过小者（如穿刺标本）应包于纱布或柔软的滤水纸中以免丢失，必要时加以染料标记。

对手术切除标本，病理医生在取材前可拍摄肿瘤固定后的大体形态，测量肿瘤体积（长径、纵径和横径）。视不同质地和颜色予以充分取材，如有肉眼可见的坏死灶，应估算坏死灶占肿瘤的百分比。肿块最大径 <2cm，应全部取材；肿块最大径 2~5cm，应至少每 1cm 取材 1 块，必要时全部取材；肿块最大径 >5cm，应每 1cm 至少取材 1 块，例如最大径为 10cm 的肿块至少取材 10 块。推荐取材组织块体积：不大于 2cm×1.5cm×0.3cm。

靶向治疗后的手术标本，需仔细观察原肿瘤部位的改变并进行记录，将肉眼判断疑似病灶全部取材；直径≤5cm 者每 1cm 至少取材一块，必要时全部取材；直径 >5cm 者最大剖面完全取材。

4. 取完材后的标本如何处理？

取材剩余组织为避免腐变应始终保存于足量且

足够浓度的10%中性缓冲福尔马林固定液中，以备诊断过程中或诊断报告签发后的标本复查或补充取材之需。

剩余标本处理的时限：建议在病理诊断报告签发2周后，未接到临床反馈信息，未发生因外院会诊意见分歧而要求复审等情形下，由医院按相关规定处理。

（刘绮颖　王坚）

第二节　胃肠间质瘤的基本病理诊断

【基本理论】

根据肿瘤细胞的形态将GIST分为梭形细胞型、上皮样型和梭形细胞-上皮样混合型三种亚型，其中上皮样型和梭形细胞-上皮样混合型多见于胃以及部分胃肠道外GIST，原发于肠道的GIST则多为梭形细胞型。此外，GIST还有一些特殊病理形态，包括多形性和去分化型，肿瘤的间质也可有胶原化、骨化/钙化、黏液样变和出血性改变，以及肿瘤发生囊性变和坏死等。从事GIST病理诊断的病理医师应熟悉GIST的各种形态学表现。

【临床实践】

1. GIST 的基本病理形态在镜下是什么样的表现?

(1) 梭形细胞型:占 50%~70%,主要由形态相对一致的梭形细胞组成,瘤细胞的密度、异型性和核分裂象因病例而异(图 1-1A~D)。部分胃 GIST 病例于核端可见空泡(图 1-1E)。少数病例中可见瘤巨细胞(图 1-1F)。梭形细胞多呈束状或交织状排列(图 1-1G),有时可见器官样、假菊形团样或栅栏状排列等(图 1-1H)。

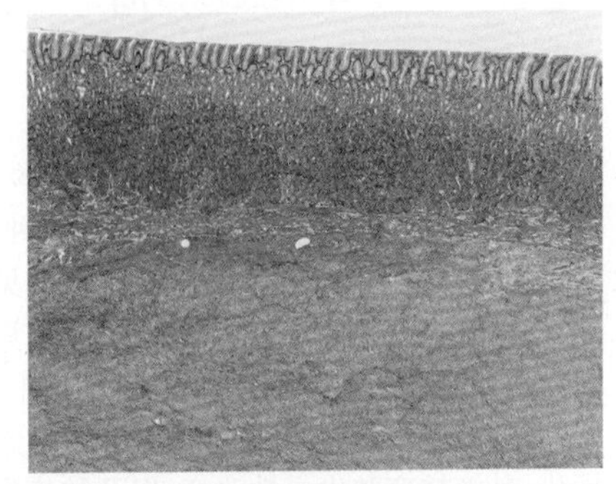

图 1-1 A

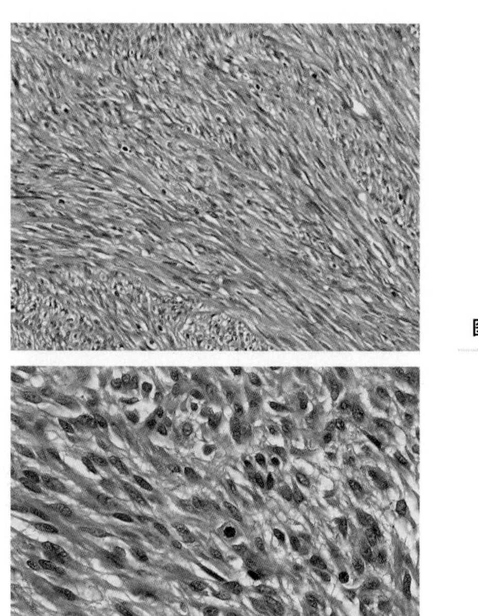

图 1-1 B

图 1-1 C

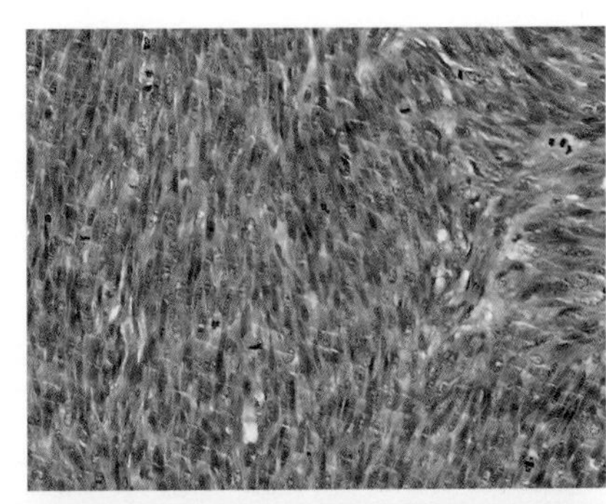

图 1-1 D

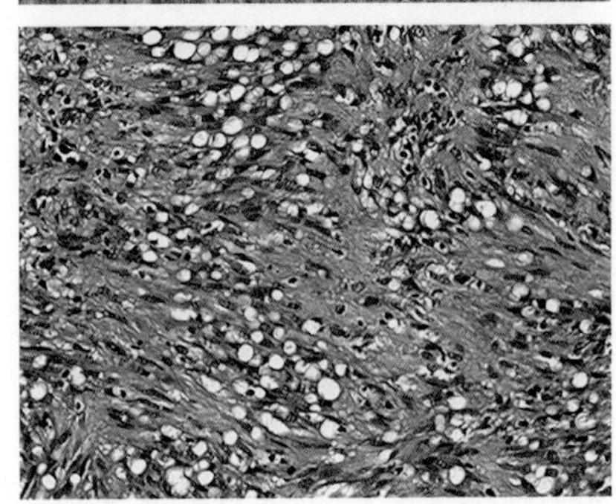

图 1-1 E

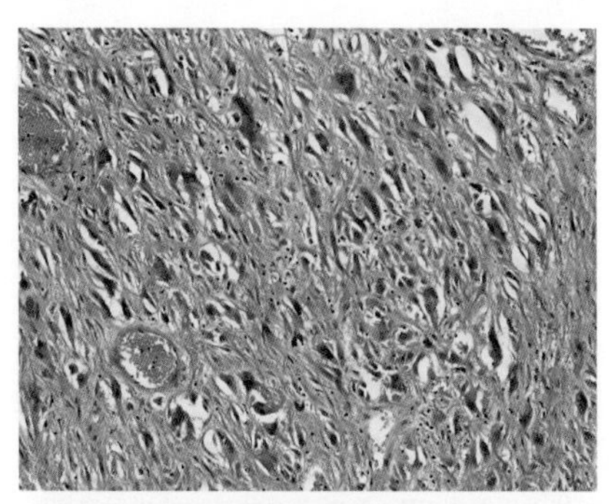

图1-1 F

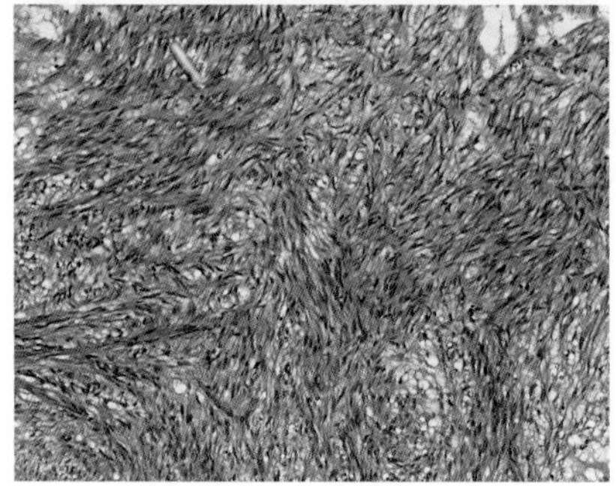

图1-1 G

图 1-1 H

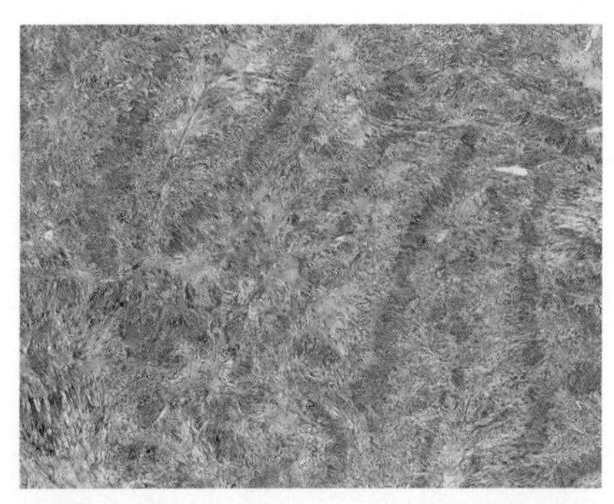

图 1-1 梭形细胞型 GIST 的组织学特征

A. 低倍镜下肿瘤位于胃壁内，HE×5；B. 条束状排列的梭形瘤细胞，HE×40；C. 瘤细胞可见少量核分裂象，HE×60；D. 瘤细胞可见较多核分裂象，HE×40；E. 瘤细胞核端可见空泡，HE×40；F. 少数病例内可见散在的瘤巨细胞，部分瘤细胞可呈印戒样，HE×20；G. 瘤细胞呈交织状排列；H. 瘤细胞呈栅栏状排列，HE×5。

(2) 上皮样型：占 20%~40%，瘤细胞呈上皮样、圆形或多边形，胞质可淡染、嗜伊红色（嗜酸性）或透亮状（图 1-2A~C），少数病例细胞可呈印戒样或蜘蛛网状(图 1-2D)，部分病例可显示明显的多形性(图 1-2E)。核分裂象多少不等，因病例而异（图 1-2F），通常较少见。瘤细胞多呈弥漫片状、巢状或结节状排列。

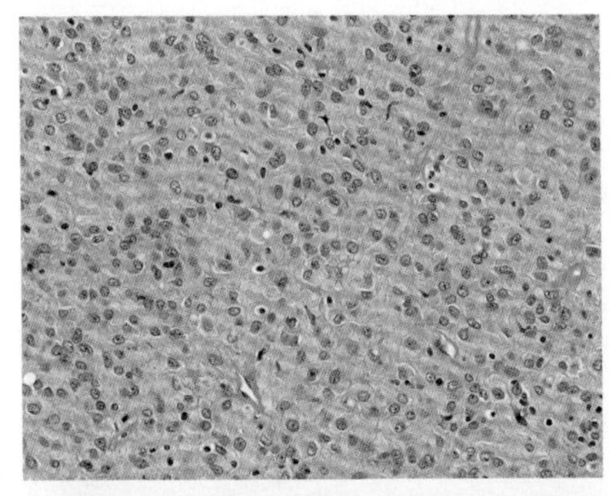

图 1-2 A

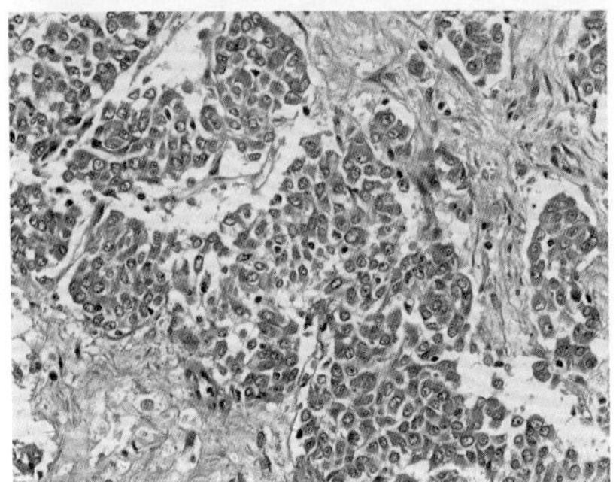

图 1-2 B

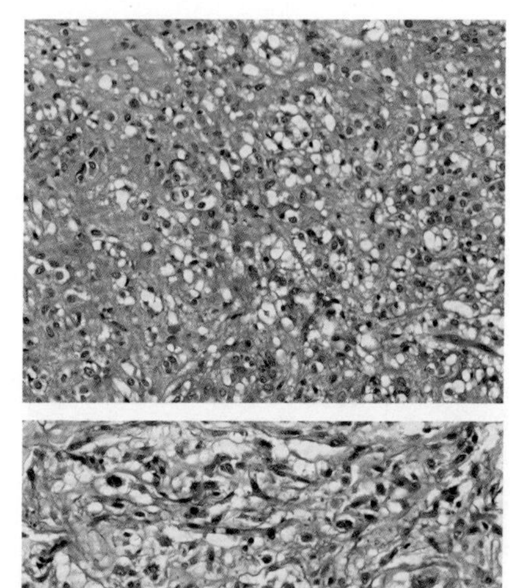

图 1-2 C

图 1-2 D

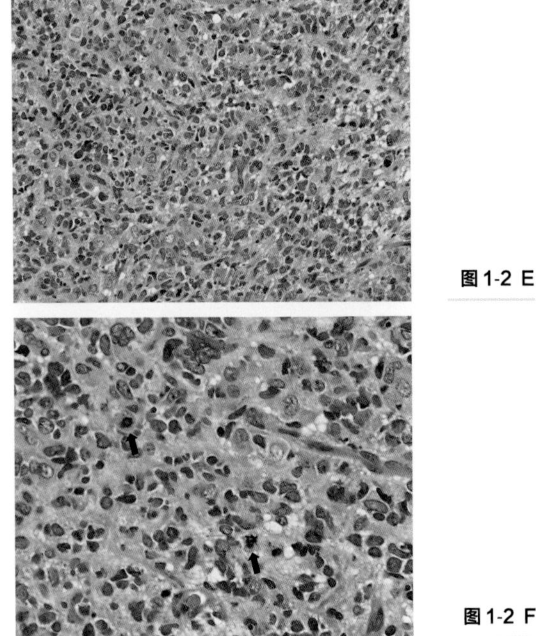

图 1-2　上皮样型 GIST 的组织学特征

A. 瘤细胞呈上皮样，胞质淡染，HE×40；B. 瘤细胞胞质呈嗜伊红色，HE×40；C. 瘤细胞胞质呈空泡状，HE×40；D. 瘤细胞呈蜘蛛网状，HE×40；E. 少数病例瘤细胞显示多形性，HE×40；F. 部分病例可见较多核分裂象（箭头），HE×80。

（3）梭形细胞 - 上皮样混合型：占 10%。由梭形细胞和上皮样细胞混合组成，两种成分之间可有相对清楚的界限（图 1-3），或有移行。

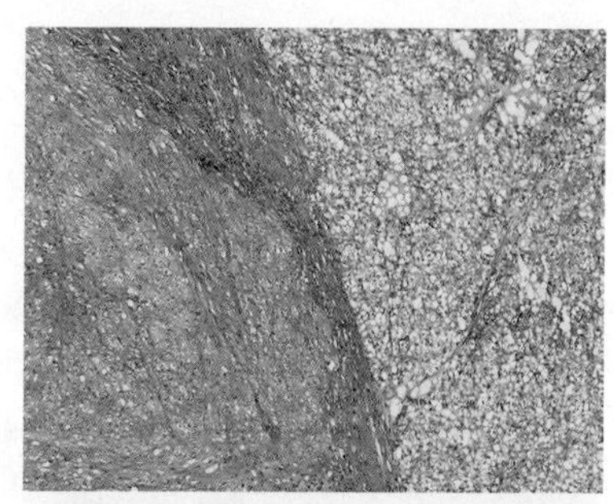

图 1-3 A

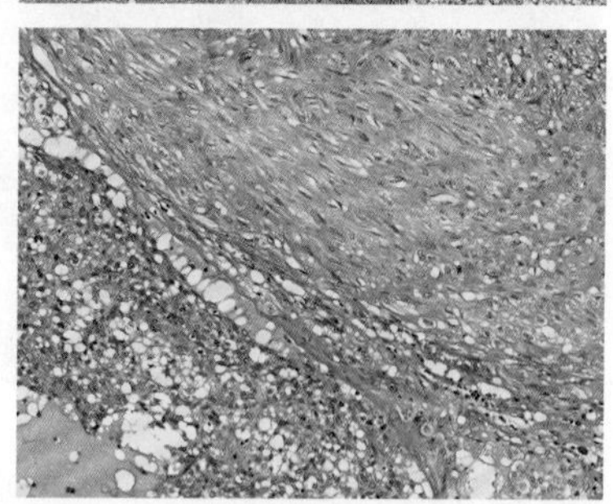

图 1-3 B

图 1-3 梭形细胞 - 上皮样混合型 GIST 的组织学特征

A. 两种成分之间可有相对清楚的界限，HE×10；B. 左下视野为上皮样区域，右上视野为梭形细胞区域，HE×20。

2. GIST 的特殊病理形态有哪些?

GIST 的特殊病理形态包括:①局部区域间质可有胶原纤维(图 1-4A),部分病例可伴有间质玻璃样变性,明显时可呈硬化改变,或伴有钙化,多见于小 GIST 或微小 GIST 中。小肠 GIST 中常可见丝团样纤维(skeinoid fiber)(图 1-4B)。②5% 的病例中间质可伴有黏液样变(图 1-4C),黏液样区域较为广泛时易被误诊。③少数病例的间质内可见较多的炎症细胞浸润(图 1-4D)。④部分病例可有出血和囊性变(图 1-4E)。⑤高侵袭性病例中可见片状凝固性坏死,瘤细胞可围绕血管呈周皮细胞瘤样(pericytoma-like)生长(图 1-4F)。

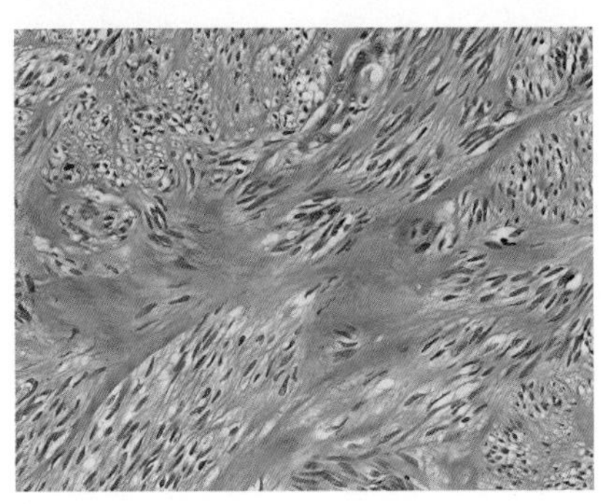

图 1-4 A

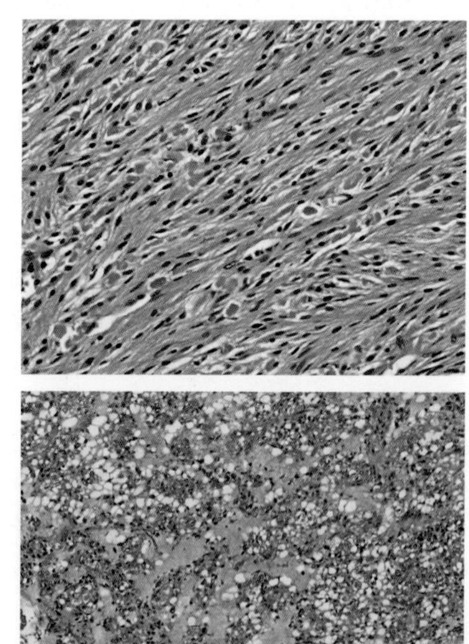

图 1-4 B

图 1-4 C

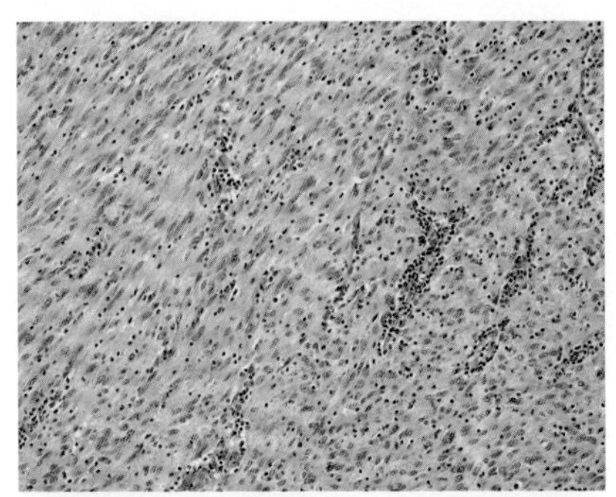

图 1-4 D

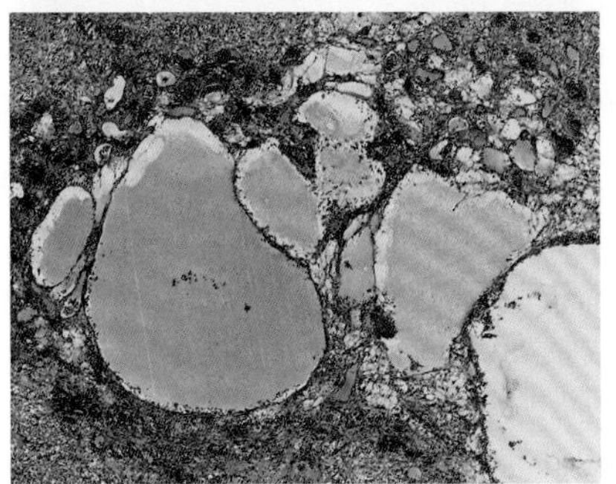

图 1-4 E

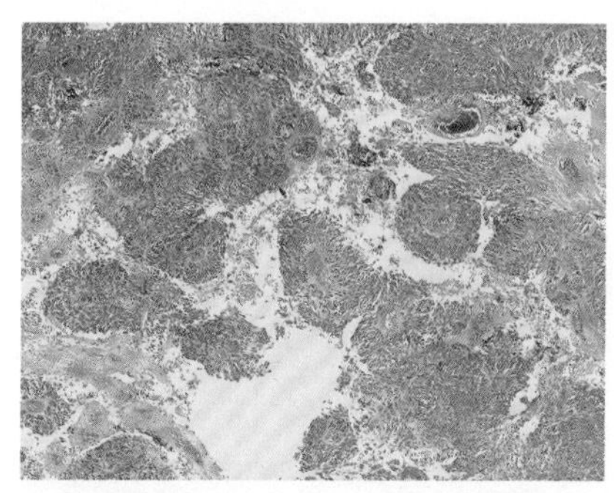

图 1-4 F

图 1-4 GIST 的特殊形态

A. 间质伴有玻璃样变性，HE×40；B. 小肠 GIST 中的丝团样纤维，HE×40；C. 间质黏液样变，HE×40；D. 间质内和血管周围炎症细胞浸润，HE×40；E. 出血囊性变，HE×40；F. 片状凝固性坏死，瘤细胞围绕血管呈周皮细胞瘤样，HE×7。

3. 什么是去分化 GIST？

去分化（dedifferentiation）是指在一些低级别或低度恶性的肿瘤中出现高级别恶性肿瘤（通常为高级别肉瘤）区域，或原先为低级别肿瘤，肿瘤复发或进展后表现为高级别恶性肿瘤的形态。

去分化 GIST 指在 GIST 中出现高级别非 GIST 肉瘤，可为原发或继发，部分病例可继发于靶向治疗后。去分化成分可为横纹肌肉瘤、血管肉瘤、多形性未分化肉瘤或其他少见类型的肉瘤类型。

第三节　胃肠间质瘤靶向治疗后的病理改变

【基本理论】

随着临床综合诊治水平的不断提升，GIST 术前新辅助靶向治疗的病例日益增多。GIST 经靶向治疗后其镜下形态会发生程度不等的改变，疗效显著时在镜下难以找见残留的瘤细胞，如不了解术前相关的临床治疗情况，不了解 GIST 靶向治疗后的病理改变，病理医师有可能将其误诊。另外，目前对 GIST 术前新辅助靶向治疗的病理学效应（pathological response，PR）判断尚无统一的标准，PR 与肿瘤的预后是否有明确的相关性尚有待积累更多的病例研究。

【临床实践】

1. GIST 经靶向治疗后会发生哪些改变?

经靶向治疗以后，瘤细胞密度明显降低，表现为瘤细胞成分稀疏，间质常伴有广泛的胶原化，可伴有组织细胞反应、含铁血黄素沉着和炎症细胞浸润（图 1-5A~D），部分病例可见坏死 / 囊性变。

部分病例肿瘤组织对靶向治疗的反应存在显著的异质性(图 1-5E),一些区域显示有明显的靶向效应,而另一些区域则仍可见残留的肿瘤组织(图 1-5F)。

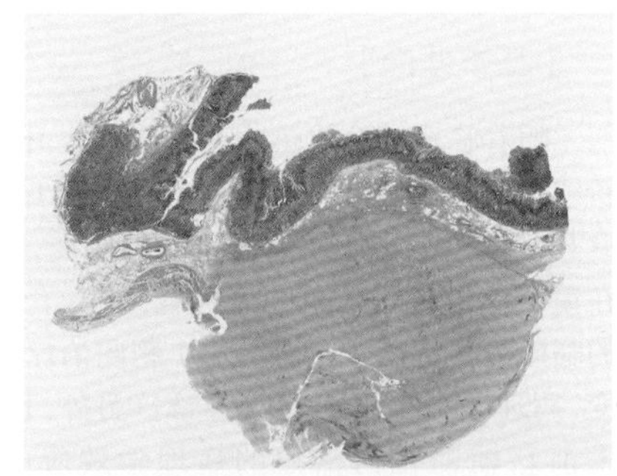

图 1-5 A

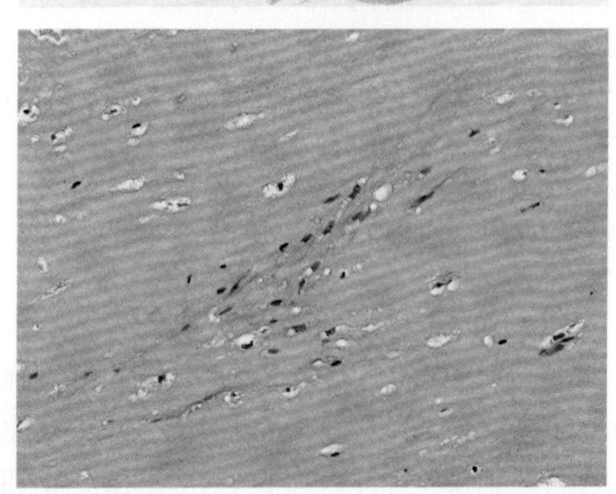

图 1-5 B

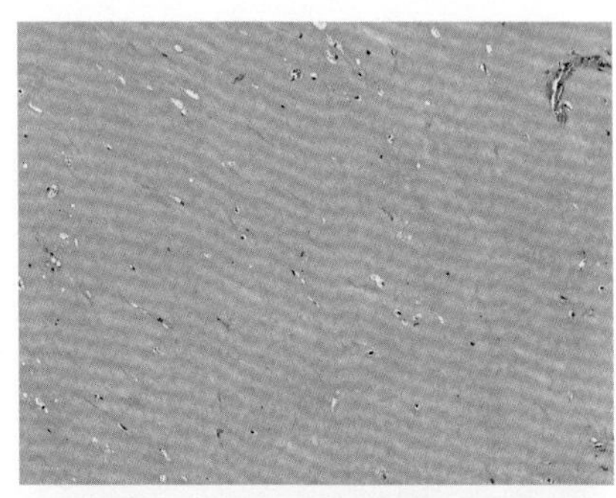

图 1-5 C

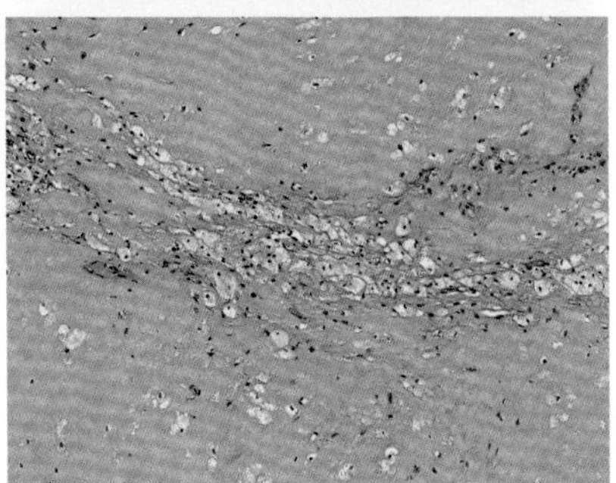

图 1-5 D

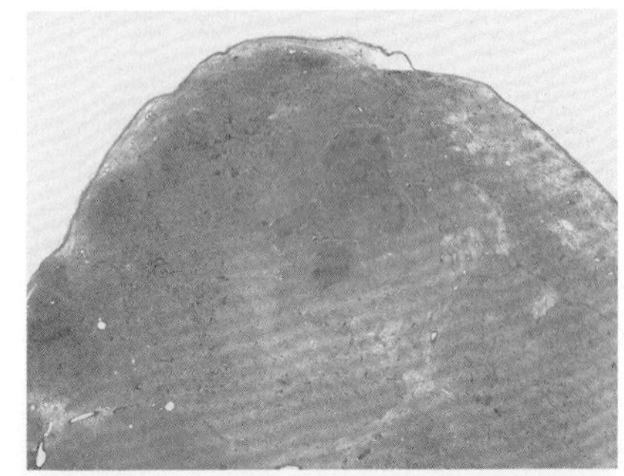

图 1-5 E

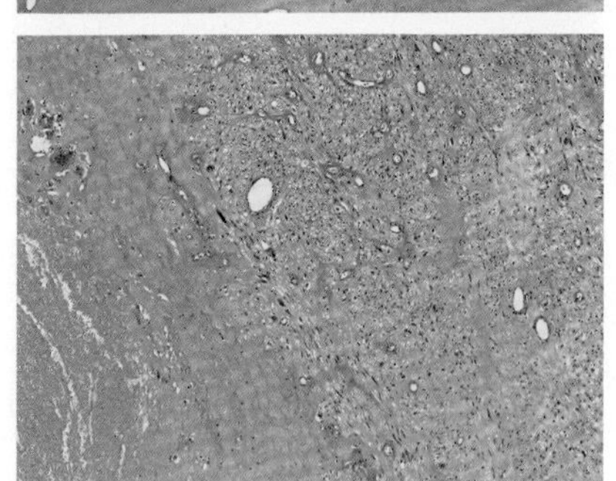

图 1-5 F

图 1-5 GIST 靶向治疗后的病理形态

A. 靶向治疗(甲磺酸伊马替尼)后依稀可见肿瘤轮廓,HE×0.99;B. 残留稀疏的瘤细胞,HE×40;C. 间质广泛胶原化,HE×20;D. 局部可见组织细胞反应,HE×20;E. 靶向治疗(阿伐替尼)后隐约可见残留的肿瘤区域,HE×1;F. 一些区域仍可见残留的肿瘤组织,HE×10。

2. 目前对靶向治疗有无评判标准以助于判断疗效/预后?

目前临床上对甲磺酸伊马替尼(格列卫)靶向治疗的疗效评判主要根据影像学 Choi 标准。近年来,经靶向治疗后再手术切除的标本逐渐增多,靶向治疗后的 PR 评估与治疗及预后的相关性日益得到重视,表 1-1 为试用的靶向治疗后 PR 评估,供参考使用。对靶向疗效的判断(包括不同分子分型的靶向治疗)及预后的相关性等研究尚有待于积累更多的病例分析。

表 1-1 GIST 术前靶向治疗后的 PR 评估(试用)*

完全效应	无瘤细胞残留
高度效应	稀疏瘤细胞残留(残留瘤细胞≤5%)
部分效应	明显瘤细胞残留(5%< 残留瘤细胞≤95%),但可见间质胶原化、组织细胞反应、炎症细胞浸润、含铁血黄素沉着和坏死等改变
零级效应	瘤细胞和间质均无相应变化(残留瘤细胞 >95%)

注:*. 靶向治疗前肿瘤诊断已经活检病理证实。

3. 靶向治疗后 GIST 会发生其他病理形态改变吗?

靶向治疗后,少数病例可发生去分化,包括异源性分化,如转化为横纹肌肉瘤(图 1-6)和血管肉瘤等。

图 1-6 A

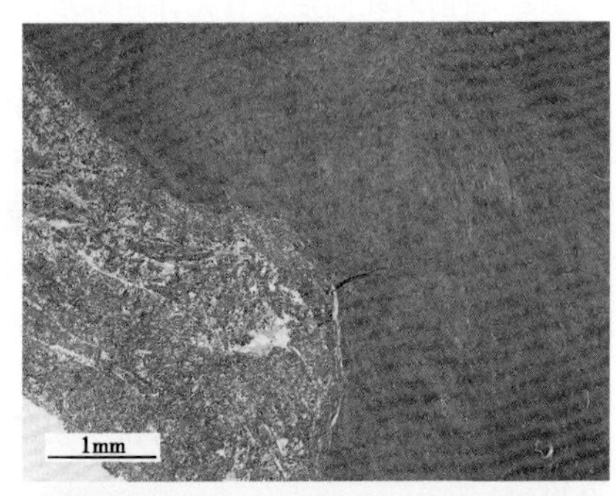

图 1-6 B

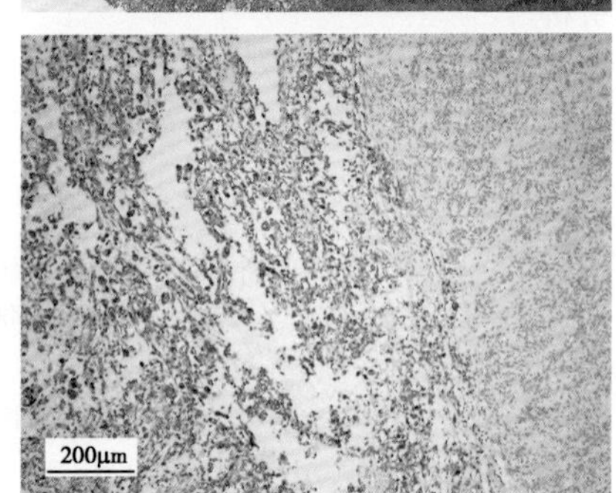

图 1-6 去分化 GIST 的组织学形态

A. 左下为横纹肌肉瘤成分，右大半区域为 GIST，HE×40；B. desmin 标记，左侧为横纹肌肉瘤区域，右侧为 GIST 区域（图片由海军军医大学长海医院白辰光医师提供）。

第四节　胃肠间质瘤的免疫组织化学

【基本理论】

免疫组织化学标记在 GIST 的诊断和鉴别诊断中起着非常重要的作用。从事 GIST 病理诊断的病理医师在申请免疫组织化学标记时需慎重选择标记物，尤其是对各类活检标本(包括细针穿刺、内镜活检和 CNB)。GIST 的必做标记包括 CD117、DOG1 和 Ki-67，如肿瘤发生于胃，则还需加做琥珀酸脱氢酶 B(SDHB)。CD34 作为可选项。镜下形态呈上皮样时，可加做 PDGFRA 标记，如呈弥漫强阳性，提示有 *PDGFRA* 基因突变的可能性，但需经分子检测进一步明确。其他标记物包括 SMA 和 h-caldesmon 等在 GIST 中可有不同程度地表达，但均非 GIST 标记物，对 GIST 的诊断没有实际价值。作为鉴别诊断的其他标记，包括 AE1/AE3、S-100 蛋白和 desmin 等，如镜下形态并不支持相关肿瘤，非必要无需做。

【临床实践】

1. GIST 应该做哪些免疫组织化学检查?

对手术切除标本，如病理形态上首先考虑为

GIST 时，应首先采用 CD117 和 DOG1 两个必做标记。如肿瘤发生于胃，加用 SDHB 标记，特别是上皮样型或梭形细胞 - 上皮样混合型 GIST。另常规加用 CD34 和 Ki-67 标记。其他标记非必要可不做。

对活检标本，因活检组织较少，如临床怀疑为 GIST，病理医生也考虑为 GIST 时，宜先直接采用 CD117 和 DOG1 标记，如为阳性则还可用剩余的组织尝试分子检测。不宜采用过多的免疫组织化学标记用于鉴别诊断，以尽可能地减少组织的损耗，以备后续分子检测所需。对活检标本，切片时可连续切 15 张左右白片备用。另外，在切片修理蜡块时所产生的蜡屑应注意保留，可置于 Eppendorf 管内，留作分子检测的备用材料。

需注意的是，CD117 和 DOG1 标记均需加用阳性对照(图 1-7)。阳性样本可采用既往诊断明确的 GIST 病例，且 CD117 和 DOG1 标记均呈弥漫强阳性者，取材多余下来的肿瘤可制备成数小块阳性对照蜡块备用。

SDHB 可用于识别 *SDH* 缺陷型 GIST，特别是发生于儿童和青年女性患者。肿瘤呈多结节状，形态呈上皮样型或梭形细胞 - 上皮样混合型者，可加做 SDHA 标记，如表达缺失则提示为 *SDHA* 突变型 GIST。

CD117/DOG1 标记阳性但 *KIT/PDGFRA* 基因突

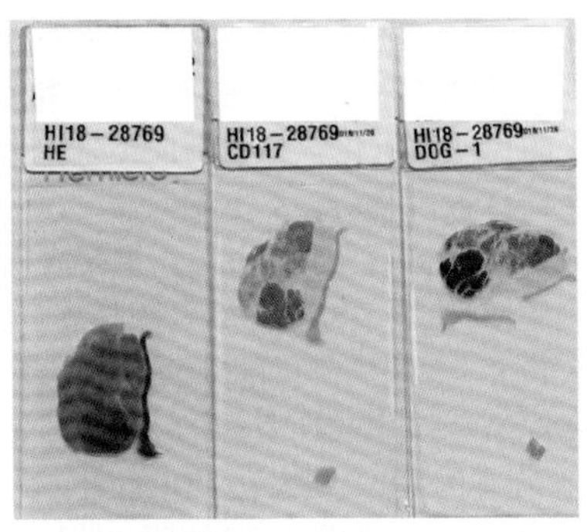

图 1-7 GIST 的免疫组织化学
加做阳性对照的 CD117 和 DOG1 标记。

变阴性的病例，在除外 *SDH* 缺陷型 GIST 后可尝试加做 BRAF（推荐检测抗体为 clone VE1）和 panTRK（推荐检测抗体为 clone EPR17341），作为免疫组织化学筛查，但仍需分子检测明确。如肿瘤发生于小肠，呈多结节性，且临床有Ⅰ型神经纤维瘤病者，需注意 *NF1* 相关性 GIST 的可能性。

对上皮样 GIST 可加做 PDGFRA 标记，弥漫阳性者提示可能为 *PDGFRA* 基因突变，但仍需加做分子检测进一步明确。需注意的是，PDGFRA 抗体并不特异，在 CD117 和 DOG1 均为阴性时不能仅凭 PDGFRA 标记阳性诊断 GIST。

2. 如何判断免疫组织化学标记结果?

与其他大多数肿瘤的免疫组织化学判读有所不同,GIST 的免疫组织化学标记判读不采用半定量方式,即无 +、++、+++ 之分。

CD117 常为弥漫强阳性表达,主要表现为细胞质 / 细胞膜阳性(图 1-8A),少数呈现核周点状(高尔基体样)阳性。少数病例仅部分细胞表达或不表达,特别是 D842V 突变上皮样型(图 1-8B)。

几乎所有的 GIST 均表达 DOG1,且多为弥漫强阳性(图 1-8C)。DOG1 是 GIST 敏感且特异的诊断标志物,常与 CD117 联合使用,CD117 弱阳性或阴性的上皮样 GIST 常可表达 DOG1(图 1-8D)。

50%~70% 的 GIST 表达 CD34,不同部位的表达率有所不同,其中以小肠 GIST 表达率为最低。但是 CD34 在其他间叶源性肿瘤(如孤立性纤维性肿瘤、血管肿瘤、平滑肌肿瘤等)可有不同程度的表达。CD34 配合 CD117 和 DOG1 标记有助于明确 GIST 的诊断。

SDH 缺陷型 GIST 表现为 SDHB 表达缺失(图 1-8E),肿瘤内的血管内皮或表面的黏膜可作为内在阳性对照。SDHA 表达缺失则提示为 *SDHA* 突变型(图 1-8F)。

多数 GIST 病例中的 Ki-67 增殖指数偏低,常 <10%(图 1-8G),但部分病例 Ki-67 增殖指数较高,可 >20%(图 1-8H),常与高侵袭性相关。

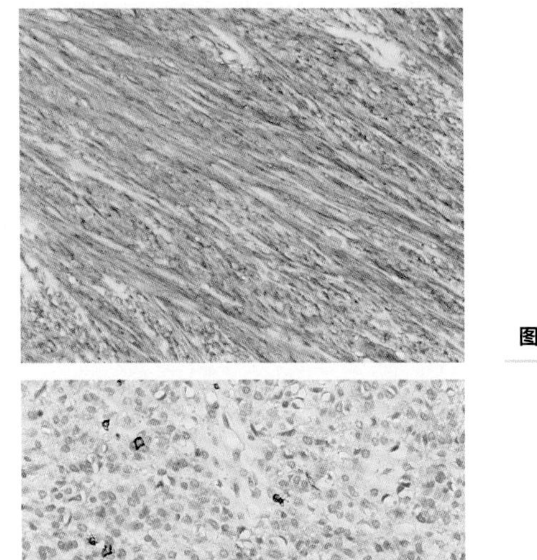

图 1-8 A

图 1-8 B

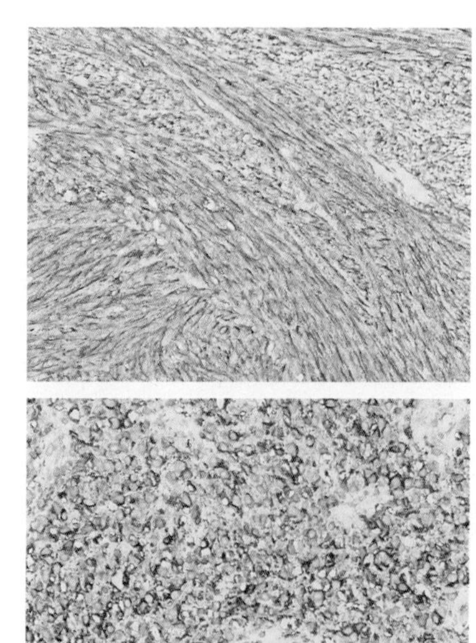

图 1-8 C

图 1-8 D

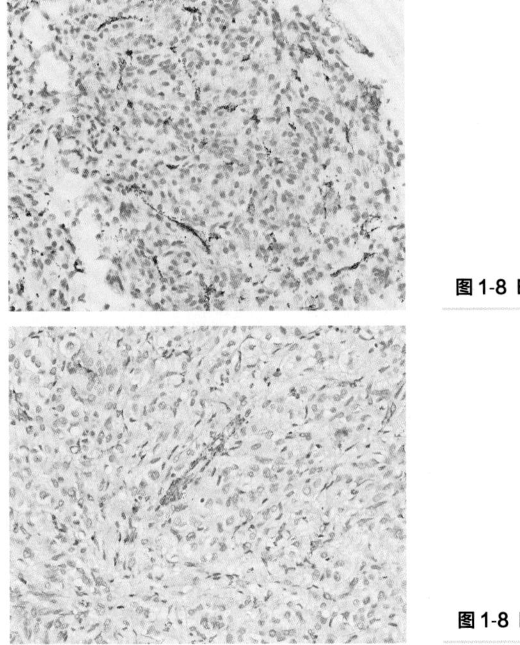

图 1-8 E

图 1-8 F

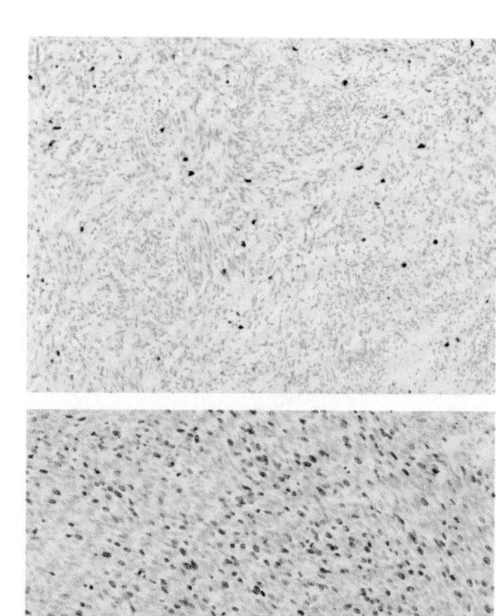

图 1-8 G

图 1-8 H

图 1-8 GIST 的免疫组织化学

A. 梭形瘤细胞弥漫表达 CD117;B. 上皮样瘤细胞不表达 CD117,间质内肥大细胞阳性;C. 梭形瘤细胞弥漫表达 DOG1;D. 上皮样 GIST 表达 DOG1;E. 瘤细胞失表达 SDHB;F. 瘤细胞失表达 SDHA;G. 多数 GIST 的 Ki-67 在 5%~10%;H. 少数 GIST 的 Ki-67>20%。

(刘绮颖 王坚)

第五节 胃肠间质瘤的分子检测

【基本理论】

分子检测可为术前或术后 GIST 的靶向治疗提供重要的信息。所有拟在术前或术后进行靶向治疗的 GIST 病例均应加做分子检测，根据具体的基因突变类型决定靶向治疗策略。从事 GIST 治疗的临床医生不能仅根据免疫组织化学 CD117 标记阳性即采用靶向治疗。目前常用的分子检测为一代测序（Sanger 测序），基本满足大多数 GIST 病例的基因突变检测需求，有条件的公立机构应尽可能开展，以满足临床对靶向治疗相关检测的需求。国内少数单位或机构也正在尝试针对 GIST 的二代测序检测，不仅可以检测经典型 GIST 中的 *KIT/PDGFRA* 基因突变，也可以检测涉及基因突变（包括 *SDHx*、*BRAF* 和 *NF1* 等）的野生型 GIST。疑为基因重排（如 *NTRK3* 重排）的 GIST 需加做荧光原位杂交（fluorescence in situ hybridization，FISH）或 RNA-seq 明确。

【临床实践】

1. 哪些 GIST 患者需要做分子检测?

大多数 GIST 具有 *KIT* 或 *PDGFRA* 基因活化突变，

少数病例涉及其他分子改变。对 GIST 进行分子检测的目的是明确肿瘤的基因突变类型，从而协助临床制订靶向治疗策略。

GIST 分子检测的适应证包括：①活检病理证实为 GIST，术前拟行靶向治疗；②原发可切除 GIST，术后评估为中 - 高危拟行靶向治疗者；③复发性或转移性 GIST 拟行一线治疗者；④继发耐药性 GIST；⑤常规病理诊断困难者。

GIST 的分子检测也可应用于：①鉴于 GIST 恶性潜能及后续潜在治疗的需求，对低危和极低危 GIST 也可考虑基因突变测序；②同时或异时多发性 GIST，可分别同时加以分子检测，部分病例可显示出不同的基因突变类型。有研究发现经治疗的晚期 GIST 患者会存在多个继发突变，呈高度时间和空间异质性，且会随着治疗线数的增加而更加复杂，产生高风险以及后续的耐药问题，也建议及时行分子检测，从而调整治疗方案。

对晚期不能进行组织活检的患者，在获取患者知情同意后可尝试液体活检，但目前液体活检在 GIST 领域仍处于探索研究阶段，检测结果可供参考，但不能单纯依靠液体活检结果指导 GIST 诊治。

2. 分子检测包括哪些内容?

常规检测 *KIT* 基因包括第 9、11、13、17 号外显子，

PDGFRA 基因包括第 12、14 和 18 号外显子。对发生继发突变的肿瘤加做 *KIT* 基因第 14 和 18 号外显子检测。

野生型 GIST 的分子检测包括 *SDHx*（*SDHA/B/C/D*）、*BRAF*、*NF1*、*KRAS* 和 *PIK3CA* 基因突变检测，*FGFR1*、*NTRK3* 和 *BRAF* 基因重排检测。

3. 分子检测方法包括哪些？

目前对经典型 GIST 的分子检测主要采用一代测序（Sanger 测序）。

野生型 GIST 的分子检测可采用二代测序（DNA-seq+RNA-seq）。二代测序中的基因组应包含野生型 GIST 所涉及的基因突变类型和基因重排类型。*NTRK3* 重排 GIST 可采用 FISH 检测，或经 NGS 检测后再采用 FISH 检测对检测结果加以验证。

4. 分子检测可采用哪些标本类型？

可适用于分子检测的标本包括各类活检和手术切除标本。

对于一些晚期不能行活检的患者尝试体液（外周血）检测循环肿瘤 DNA（circulating tumor DNA，ctDNA）。

备有生物样本库的单位或机构，可采用冷冻的新鲜肿瘤组织或已经提取保存的 DNA。

5. GIST 常见的 *KIT*/*PDGFRA* 基因突变有哪些?

(1) *KIT* 基因活化突变:发生频率依次为第 11 号外显子(约 70%)、第 9 号外显子(约 10%)、第 13 号外显子(约 1.5%)、第 17 号外显子(约 1%)和第 14 号外显子(<1%),极少数为第 8 号外显子突变。

KIT 第 11 号外显子突变是 GIST 中最常见的突变,约占所有 GIST 病例的 70%。突变方式包括缺失突变、点突变、重复插入突变和混合突变,其中缺失突变约占 70%,以 557 或 558 号密码子缺失最常见;点突变约占 25%,最常发生于 556~560 号密码子(图 1-9A)。超过 80% 的 *KIT* 第 11 号外显子突变 GIST 位于胃。

KIT 第 9 号外显子突变是 *KIT* 基因中第二常见的突变类型,约占所有 GIST 病例的 10%。超过 95% 的 *KIT* 第 9 号外显子突变方式为 6 个核苷酸插入突变,导致 502~503 号密码子重复(图 1-9B)。此外,*KIT* 第 9 号外显子突变在肠道 GIST 中更为常见,仅有约 2% 的胃 GIST 携带该突变。

KIT 第 13、17 号外显子突变在原发 GIST 中较为少见,分别约为 1.5% 和 1%。第 13 号外显子突变多为 p. K642E 并常出现于胃 GIST,第 17 号外显子突变多涉及 822 号密码子(p.N822K)并常见于小肠 GIST。但需注意的是在甲磺酸伊马替尼继发耐

药的 GIST 中 *KIT* 第 13 和 17 号外显子继发突变比例较高。

(2) *PDGFRA* 基因突变:*PDGFRA* 与 *KIT* 基因具有同源性,两种突变在 GIST 中互斥。*PDGFRA* 突变的发生率较低,约占所有 GIST 病例的 5%~10%,大多数 *PDGFRA* 突变的 GIST 发生在胃,通常为上皮样细胞型或梭形细胞 - 上皮样混合型,常伴黏液样间质改变。

PDGFRA 最常见突变类型为点突变,以第 18 号外显子中 D842V 突变最为常见(图 1-9C),占 *PDGFRA* 突变的 60%~65%,约占所有 GIST 的 5%,第 14 号外显子突变约占所有 GIST 的 1%,多为 p.N659K 和 p.N659Y,第 12 号外显子突变在 GIST 中的占比 <1%,包括替代突变、缺失突变和插入突变。

6. 继发性突变多为什么基因突变?

继发性突变通常发生于接受甲磺酸伊马替尼治疗 6 个月以上,且获得初始应答或肿瘤稳定后再次发生进展的 GIST 患者。*KIT* 基因继发性突变较为多见(65.6%),突变多位于 ATP 结合区(第 13 及 14 号外显子)或活化环(第 17 及 18 号外显子);*PDGFRA* 基因继发性突变相对少见,可为第 18 号或第 14 号外显子。

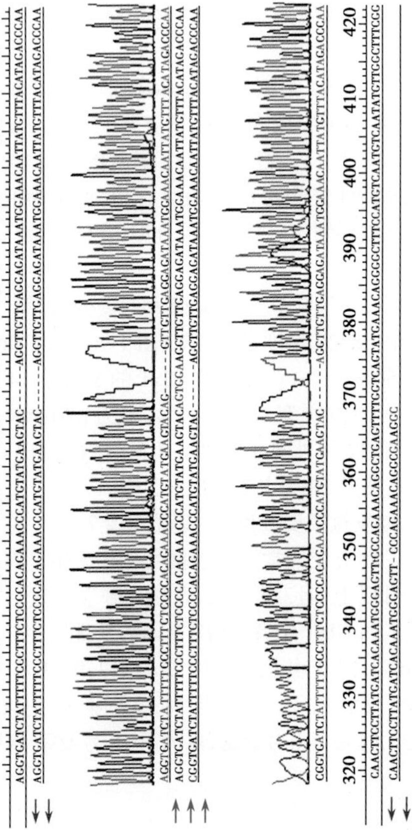

A

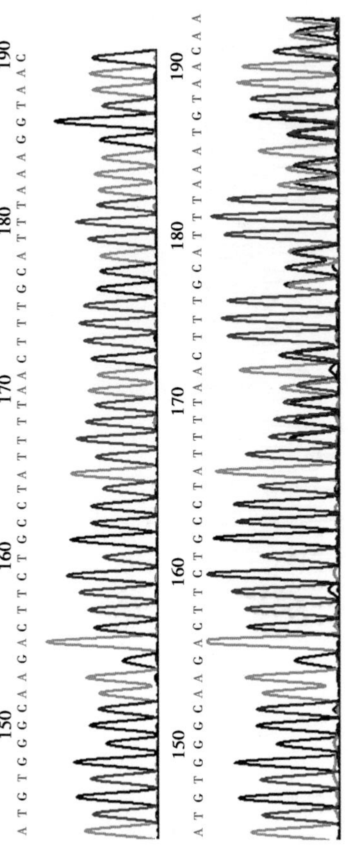
150
160
170
180
190
A T G T G G G C A A G A C T T C T G C C T A T T T T A A C T T T G C A T T T T A A A G G T A A C
150
160
170
180
190
A T G T G G G C A A G A C T T C T G C C T A T T T T A A C T T T G C A T T T T A A A T G T A A C A A
B

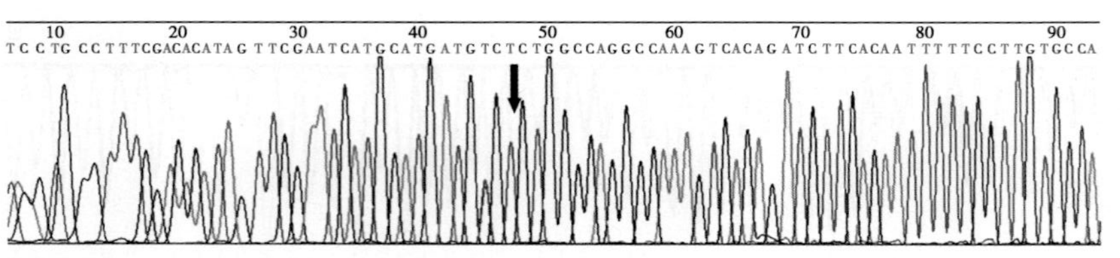

图 1-9 GIST 的 *KIT/PDGFRA* 基因突变

A. 胃 GIST：第 11 号外显子检出 6 个碱基纯合性缺失：c.1669~1674del TGGAAG。该缺失可造成第 557 位密码子色氨酸(Trp，W)和 558 位密码子赖氨酸(lys，K)的缺失；B. 小肠 GIST 中 *KIT* 第 9 号外显子突变：可见 c.1504~1509dup GCCTAT(杂合性)，导致 p.502~503dup AY。(上图为 *KIT* 基因第 9 号外显子野生型序列，下图为该病例正向测序结果)；C. *PDGFRA* 基因第 18 号外显子 D842V 突变(842 GAC>GTC)。

7. *KIT/PDGFRA* 基因突变与分子靶向治疗疗效有无相关性?

KIT/PDGFRA 基因突变与分子靶向治疗疗效相关。明确基因突变具体类型对评估肿瘤生物学行为、制订整体治疗策略具有参考价值,检测报告中应对基因突变具体类型加以描述。

KIT 突变中第 13 号外显子突变预后相对其他 *KIT* 突变较好。*KIT* 第 11 号外显子缺失突变较之非缺失突变预后差,特别是 557~558 号缺失突变生物学行为较其他缺失突变更差。*KIT* 第 9 号外显子突变型 GIST 对甲磺酸伊马替尼敏感性相对差,晚期患者需增加甲磺酸伊马替尼剂量,但目前暂无证据表明 *KIT* 第 9 号外显子突变的患者接受辅助治疗应增加甲磺酸伊马替尼剂量。

PDGFRA 突变型 GIST 患者整体预后较好,但 *PDGFRA* 第 18 号外显子 D842V 突变型 GIST 对甲磺酸伊马替尼及舒尼替尼等均原发耐药,研究表明阿伐替尼对该类型晚期 GIST 具有良好效果,有望成为该类型 GIST 的治疗首选。此外,*SDH* 缺陷型 GIST 对甲磺酸伊马替尼反应差,具有抑制肿瘤血管生成作用的靶向药物如舒尼替尼或瑞戈非尼可能有一定治疗效果。

8. 除经典型和野生型外，GIST 的其他遗传学异常还包括哪些？

早期最常见的遗传学改变为 14q 丢失，可见于 60%~70% 的 GIST，主要涉及 *MAX*（MYC-associated factor X）基因失活性突变，导致 p16 失活突变和影响细胞周期（包括 *CDKN2A*、*TP53* 和 *RB1* 基因等），其他遗传学异常包括 22q（0~50%）、1p（0~50%）和 15q（0~40%）丢失。晚期遗传学改变主要为位于 Xp21.1 上的肌萎缩蛋白基因（dystrophin）失活，可见于 90% 的转移性 GIST。高危 GIST 可有 *CDKN2A*、*TP53* 和 *RB1* 失活突变。

第六节 野生型胃肠间质瘤的分类

【基本理论】

野生型 GIST（wild-type GIST）指的是镜下形态符合 GIST，免疫组织化学标记 CD117 和/或 DOG1 阳性，但分子检测无 *KIT/PDGFRA* 基因突变者。约 85% 的儿童 GIST 和 10%~15% 的成人 GIST 为野生型 GIST。野生型 GIST 包括 *SDH* 缺陷型、*BRAF* 突变型、*NF1* 相关型、*NTRK3* 重排型和 *FGFR1* 重排型等，随着检测技术的不断进步，真正意义上的四重野生型 GIST 越来越少。虽然少见，但因涉及不同的治疗策略，临床和病理医生都应该熟悉各种野生型 GIST 的临床病理特点及其相应的分子改变。

【临床实践】

1. 野生型 GIST 包括哪些类型？

根据是否有 SDHB 表达缺失大致可分为两大类（图 1-10）：

（1）*SDH* 缺陷型 GIST（SDH-deficient GIST）：占 GIST 的 5%~7.5%，从分子改变上包括 *SDHx* 亚单位突变和 *SDHC* 甲基化（表突变），从临床上包括散发性、Carney 三联征相关性和 Carney-Stratakis 综合征相关性 *SDH* 缺陷型 GIST。

（2）非 *SDH* 缺陷型 GIST：比较少见，包括 NF1 相关性、*BRAF* 突变型、*RAS* 突变型和所谓的四重野生型（包括 *PIK3CA* 突变、*FGF1* 重排、*NTRK3* 重排和 *BRAF* 重排）非 *SDH* 缺陷型 GIST 等。

2. 各型野生型 GIST 有何临床病理学特点？

（1）*SDH* 缺陷型 GIST：约占野生型 GIST 的半数，包括：

1）散发性 *SDH* 缺陷型 GIST：无综合征相关，发生于儿童和青年人，女性多见。肿瘤发生于胃，镜下常呈多结节性或呈丛状生长方式（图 1-11A），瘤细胞

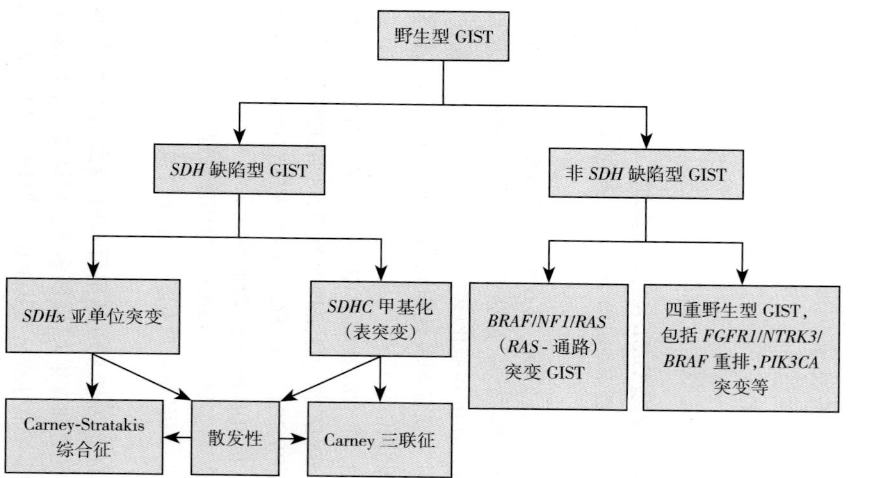

图 1-10 野生型 GIST 的分型

呈上皮样(图 1-11B),也可为梭形细胞 - 上皮样混合型,约 50% 的病例可见淋巴管内瘤栓(图 1-11C),10% 左右的病例可见区域淋巴结内转移(图 1-11D)。免疫组织化学标记显示瘤细胞可表达 CD117 和 DOG1(图 1-11E),但 SDHB 表达缺失(图 1-11F)。分子检测显示约半数病例 *SDH* 亚单位(*SDHA*、*SDHB*、*SDHC* 或 *SDHD*)功能丧失性胚系突变,其中约 30% 为 *SDHA* 突变(多为胚系突变),免疫组织化学 SDHA 失表达,20% 为 *SDHB*、*SDHC* 或 *SDHD* 突变。另半数病例 *SDHC* 增强子高甲基化和 *SDH* 复合体表观基因沉默,常过表达胰岛素样生长因子受体 1R(IGF1R)。

2) Carney 三联征相关性 *SDH* 缺陷型 GIST:无家族性,可伴发肺软骨瘤(常为多灶性)和肾上腺外副神经节瘤,仅 22% 的病例同时合并三种肿瘤,53% 同时有 GIST 和肺软骨瘤,24% 同时有 GIST 和副神经节瘤。其他可伴发的肿瘤包括嗜铬细胞瘤、肾上腺腺瘤和食管平滑肌瘤。由 *SDHC* 甲基化所致,标记 SDHB 为阴性,标记 SDHA 为阳性。

3) Carney-Stratakis 综合征相关性 *SDH* 缺陷型 GIST:是一种遗传学疾病,为常染色体显性遗传,不全外显。由 *SDHB*(10%)、*SDHC*(80%)和 *SDHD*(10%)的胚系失活性突变所致,突变导致蛋白表达丢失,标记 SDHB 为阴性。

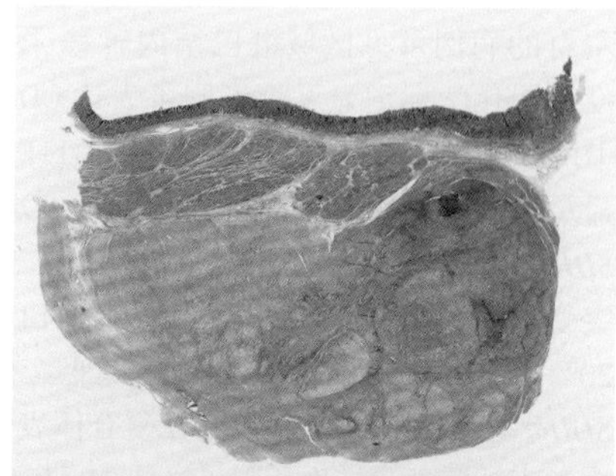

图 1-11 A

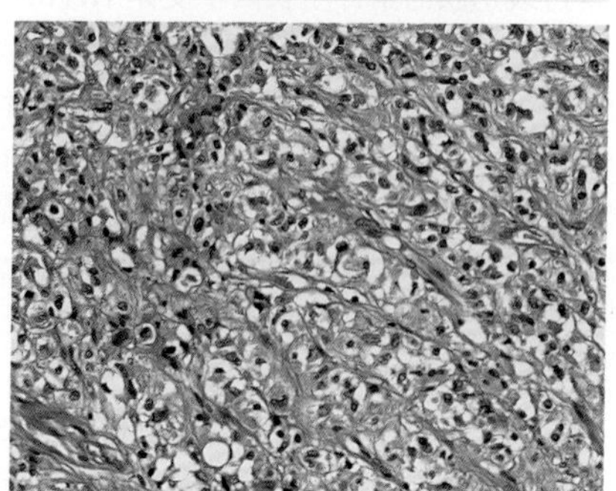

图 1-11 B

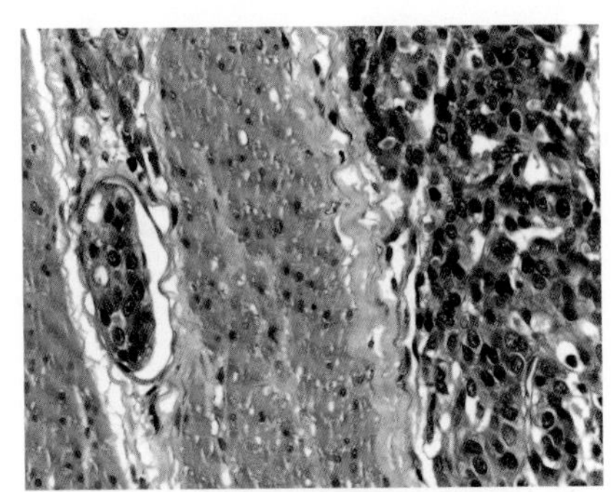

图1-11 C

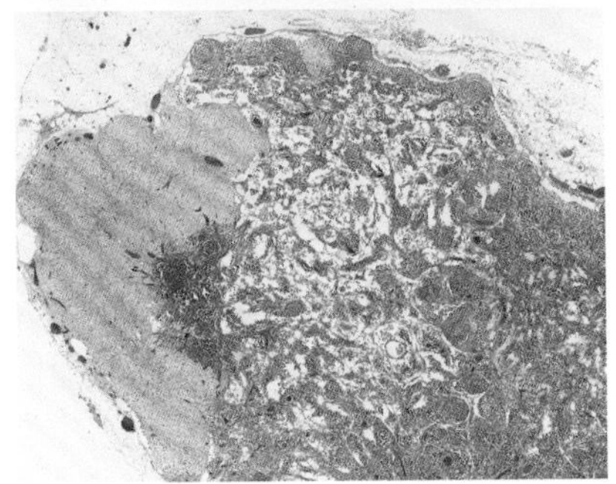

图1-11 D

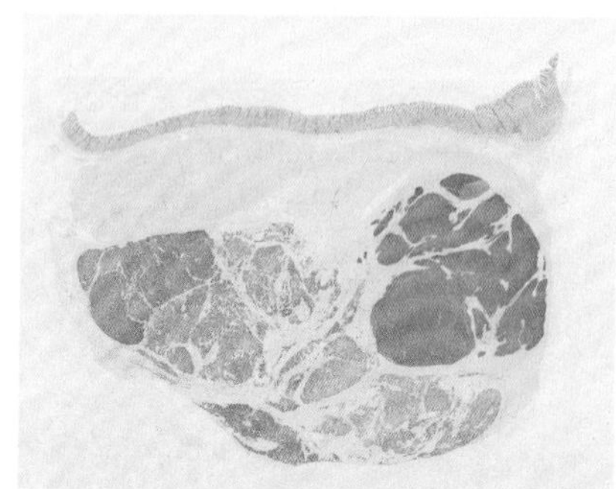

图 1-11 E

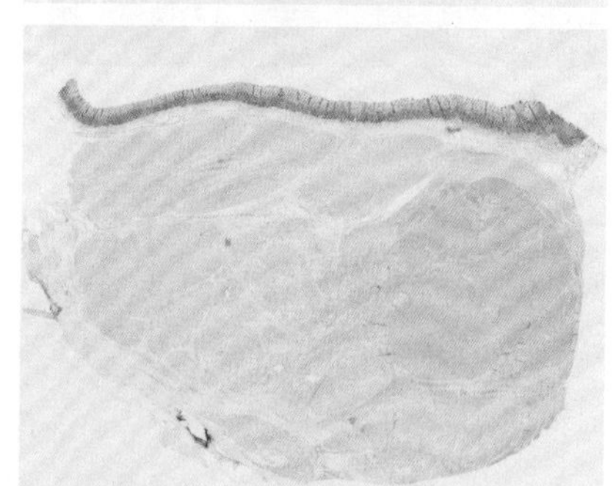

图 1-11 F

图 1-11 *SDH* 缺陷型 GIST

A. 低倍镜下肿瘤呈多结节性,HE×0.77;B. 瘤细胞呈上皮样,HE×40;C. 脉管内见瘤栓,HE×40;D. 淋巴结内转移灶,HE×3;E. 瘤细胞表达 CD117,IHC×0.8;F. 瘤细胞失表达 SDHB,HE×0.87。

(2) 非 *SDH* 缺陷型 GIST

1) *BRAF* 突变型非 *SDH* 缺陷型 GIST：占野生型 GIST 的 4%~6%，好发于小肠(56%)，其次为胃(22%)。组织形态上多为梭形细胞型，免疫组织化学标记仍显示 CD117 和 DOG1 阳性。分子检测显示 *BRAF* 基因第 15 号外显子(p.V600E)突变。少数情况下为耐药性二次突变。BRAF 免疫组织化学抗体 VE1 可帮助识别 *BRAF* 突变型 GIST。

2) NF1 相关性非 *SDH* 缺陷型 GIST：GIST 在 NF1 患者中的发生率为 7%。NF1 相关性 GIST 的患者年龄相对轻，肿瘤多发生于空肠和回肠，常为多结节性，常伴有卡哈尔细胞的增生。分子检测显示 *NF1* 功能丢失性胚系突变，但无热点突变，可为插入 / 缺失或框内移位突变、错义突变。

3) *KRAS/NRAS* 突变型非 *SDH* 缺陷型 GIST：原发耐药 GIST 或 *KIT/PDGFRA* 突变型 GIST 可发生 *RAS* 突变。

4) 四重野生型非 *SDH* 缺陷型 GIST：无 *KIT/PDGFRA/SDH/RAS-P* 信号通路异常，涉及的分子异常包括 NF1 综合征以外的 *NF1* 突变、MYC 相关因子 X(*MAX*)突变、*PIK3CA* 突变和 *ETV6-NTRK3*、*FGFR1-HOOK3*、*FGFR1-TACC*、*BRAF-AGAP3* 或 *BRAF-MKRN1* 等融合基因。

(刘绮颖 王坚)

第七节 胃肠间质瘤的病理诊断思路

【基本理论】

从事 GIST 病理诊断的医师必须熟悉 GIST 的各种形态,合理解读 CD117 和 DOG1 标记结果,熟悉 GIST 的分子改变,并对野生型 GIST 有所了解。已经开展亚专科病理建设的单位,建议由专科病理医生从事 GIST 的病理诊断。对少见类型或特殊类型可请其他单位会诊,通过多学科或专科学组讨论,以达到精准诊治。

【临床实践】

1. 可以根据 CD117 阳性直接作出 GIST 的诊断吗?

虽然 GIST 弥漫性表达 CD117,但对 GIST 强调联合使用 CD117 和 DOG1 标记进行诊断,如 CD117 和 DOG1 均为阳性,可作出 GIST 的病理诊断。单凭 CD117 阳性有误诊的可能性。

2. 除 GIST 外,还有其他 CD117 阳性的肿瘤吗?

有。如发生于胃肠道的尤因肉瘤就可以表达 CD117,将胃肠道尤因肉瘤误诊为 GIST 的情况不少见。发生于腹腔内的精原细胞瘤可表达 CD117,有时也可被误诊为上皮样 GIST。发生于腹膜后的副神经节瘤偶也可表达 CD117,也有被误诊为 GIST 的可能性。还有其他一些肿瘤可表达 CD117，如发生于胃肠道的肾血管平滑肌脂肪瘤，又称血管周上皮样细胞肿瘤（perivascular epithelioid cell tumor，PEComa）和发生于直肠和肛管的恶性黑色素瘤等。

3. 有无 CD117 阴性、DOG1 阳性的 GIST？

有，特别是具有 *PDGFRA* 基因突变的上皮样型或梭形细胞 - 上皮样混合型 GIST。常需加做分子检测进一步明确诊断。除 GIST 外，一些非 GIST 肿瘤如平滑肌肉瘤和低度恶性纤维黏液样肉瘤等可程度不等地表达 DOG1。

4. 有无 CD117 阳性、DOG1 阴性的 GIST？

极为罕见，对这些病例需首先除外非 GIST 肿瘤，仍不能排除 GIST 时需加做分子检测（包括 NGS）。

5. 有无 CD117 和 DOG1 均为阴性的 GIST？

CD117 和 DOG1 均为阴性的肿瘤大部分为非 GIST，在诊断为 CD117/DOG1 阴性的 GIST 前首先需除外其他肿瘤类型，最后仍考虑为 GIST 时，需加做分子检测明确。如有 *KIT* 或 *PDGFRA* 基因突变者则可符合 GIST 的诊断，但这种情形极为少见。另需注意有一个例外病种，即胃肠道炎性纤维性息肉，瘤细胞不表达 CD117 和 DOG1，但表达 CD34 和 PDGFRA，分子检测可有 *PDGFRA* 基因突变。

GIST 的病理诊断思路参见图 1-12。

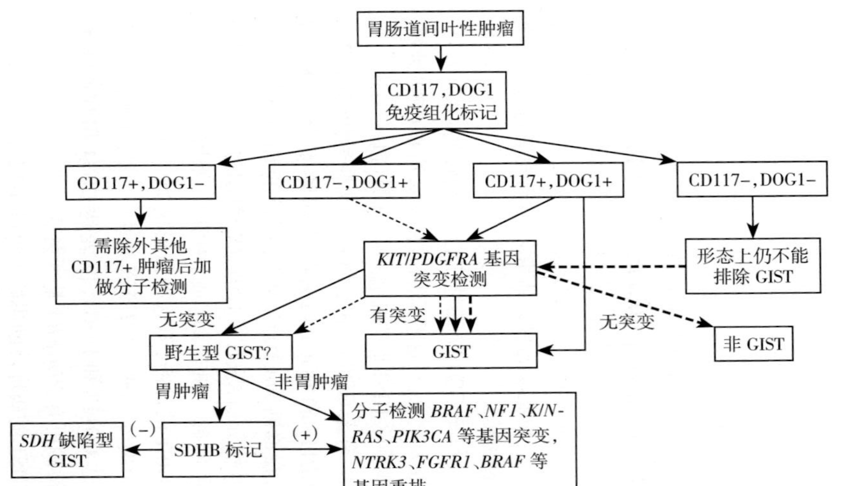

图 1-12 GIST 的病理诊断思路

第八节　胃肠间质瘤的鉴别诊断

【基本理论】

常有一些发生于胃肠道的非 GIST 间叶源性肿瘤不仅在临床和影像学上可类似 GIST,在病理上也容易被误诊为 GIST,如胃肠道平滑肌瘤、胃肠道神经鞘瘤和肠系膜纤维瘤病等。从事 GIST 病理诊断的病理医生应该熟悉这些非 GIST 肿瘤的临床病理学特点,有助于诊断和鉴别诊断,避免误诊误治。

【临床实践】

容易被误诊为GIST的胃肠间叶性肿瘤包括哪些?

胃肠道平滑肌瘤:发生于消化道的平滑肌瘤主要位于食管下段和贲门,前者体积多较小,常呈息肉样,后者相对大,可位于消化道壁内,影像学上与 GIST 较难区分。组织学上,与 GIST 相比,瘤细胞密度明显较低,低倍镜下,肿瘤整体呈嗜伊红色,主要由分化良好的平滑肌细胞组成,核无异型性,也无核分裂象。瘤细胞弥漫强阳性表达 a-SMA、desmin 和 h-caldesmon,不表达 CD117、DOG1 和 CD34。但需注意的是,肿瘤内常可见表达 CD117 和 DOG1 的非肿瘤性细胞(间质卡哈尔细胞或肥大细胞),可被误判为CD117和DOG1阳性。分子遗传显示无*KIT/PDGFRA*基因突变。

胃肠道型神经鞘瘤:多发生于胃,其次是结肠。界限清楚,肿瘤边缘常可见淋巴细胞套。组织学上由条束状、交织状或梁索样排列的梭形细胞组成,瘤细胞间可有程度不等的纤维化。瘤细胞弥漫强阳性表达S-100蛋白和SOX10,不表达CD117和DOG1。

炎性纤维性息肉:常发生于中老年人,多见于小肠,其次是胃和结肠。病变多位于黏膜或黏膜下,少数累及全层。由增生的梭形纤维母细胞组成,可围绕血管呈同心圆状排列,间质疏松,常可见嗜酸性粒细胞浸润。梭形细胞常表达CD34和PDGFRA,但不表达CD117和DOG1。分子检测可显示*PDGFRA*基因突变,但无*KIT*基因突变。

炎性肌纤维母细胞肿瘤:多发生于儿童和青年人,常位于大网膜和肠系膜,可累及胃壁或肠壁。组织学上由条束状排列的梭形或胖梭形肌纤维母细胞组成,间质伴有程度不等的淋巴细胞和浆细胞浸润。瘤细胞表达ALK,程度不等表达a-SMA和desmin,不表达CD117和DOG1。FISH检测可显示*ALK*基因重排。

肠系膜纤维瘤病:多发生于青壮年,常为散发性,部分病例与加德纳综合征(Gardner syndrome)相关。

直径 10~20cm，常与肠壁粘连。切面呈灰白色，质韧。组织学上，与 GIST 相比，瘤细胞密度相对低，由条束状或交织状排列的纤细纤维母细胞组成，呈条索状平行排列，间质疏松水肿或有胶原化，部分病例内可见瘢痕疙瘩样胶原纤维。瘤细胞多灶性表达 a-SMA 和 desmin，常表达 b-catenin，部分病例可弱阳性表达 CD117 和 DOG1（因抗体稀释度不同而异）。分子检测可显示 *b-catenin* 基因突变。

其他肿瘤类型：包括相对少见的胃肠道 PEComa、胃肠道平滑肌肉瘤、丛状纤维黏液瘤、胃母细胞瘤、GLI1 改变间叶性肿瘤、胃肠道神经束膜瘤和胃血管球瘤等。

第九节　胃肠间质瘤的危险度评估

【基本理论】

GIST 的危险度评估适用于完全切除的原发 GIST。鉴于便捷性与操作简单性，《中国临床肿瘤学会（CSCO）胃肠间质瘤诊疗指南 2021》推荐采用美国国立卫生研究院（National Institutes of Health，NIH）2008 改良版。其他评估系统包括 WHO/ 美国武装部队病理研究所（Armed Forces Insititute of Pathology，

AFIP)、NCCN 指南、热像图和列线图。需要指出的是，没有一种评估系统是完美无缺的，各单位可结合本单位具体情况使用。此外，对 GIST 的危险度评估临床和病理可有不一致的情形，从事 GIST 靶向治疗的临床医生应熟悉 GIST 的危险度评估系统，并综合临床、影像和病理等各方面的资料进行分析和研判。

【临床实践】

1. GIST 的危险度评估主要参考哪些参数？

目前仍根据肿瘤大小、核分裂象计数（$5mm^2$）、肿瘤原发部位和肿瘤是否破裂四种参数进行评估。

2. 哪些标本类型不适合做危险度评估？

以下几种情形不做危险度评估：①各类活检标本，包括细针穿刺活检、CNB 和内镜活检等；②已发生复发和/或转移的 GIST；③经过靶向治疗的 GIST；④*SDH* 缺陷型 GIST，与普通型 GIST 有所不同，危险度评估不适用于 *SDH* 缺陷型 GIST。

需要注意的是，穿刺活检所获得的组织有限，通常 $<5mm^2$，故对原发性肿瘤进行穿刺活检常难以对危险度做出评估，但可客观计数高倍视野以及总的核分裂象数量，尤其是核分裂象易见者，供临床决策时参考。

3. GIST 危险度评估系统有哪些？目前我国采用哪一种评估系统？

原发可切除 GIST 术后复发风险评估系统包括 NIH 2008 改良版、第五版 WHO 分类(2019 年版消化系统肿瘤和 2020 年版软组织和骨肿瘤分类)、AFIP 分类、《NCCN 胃肠间质瘤指南(2021 年第 1 版)》(表 1-2~ 表 1-6),以及热像图(图 1-13)和列线图(诺模图,图 1-14)。

鉴于便捷性与操作简单性,中国临床肿瘤学会(CSCO)胃肠间质瘤专家委员会推荐沿用 NIH 2008 改良版,其可能更适合亚洲人种。在《中国胃肠道间质瘤诊断与治疗专家共识(2013 年版)》对 NIH 2008 版中的错误进行修订的基础上,《中国胃肠间质瘤诊断治疗共识(2017 年版)》将 NIH 2008 分级中的中危标准“直径 <5cm,核分裂象(6~10) /5mm^2,任意部位”进一步修改为“直径≤2cm,核分裂象(>5~10) /5mm^2,任何”,如此可基本涵盖全部 GIST 病例,但发生于胃的这部分病例数较少,尚缺乏循证医学证据。

需要指出的是,没有一种评估系统是完美无缺的,比如同样是直径为 4cm 的 GIST,核分裂象 5/5mm^2 为低危,核分裂象 6/5mm^2 即为中危,仅 1 个核分裂象计数的差异在临床治疗上可能差别就很大。此外,对 GIST 的危险度评估临床和病理可有不一致的情形,从事 GIST 靶向治疗的临床医生应熟悉 GIST 的危险度评估系统，并综合临床、影像和病理等各方面的资料进行分析和研判。

表 1-2 原发 GIST 切除术后危险度分级（NIH 2008 改良版）

危险度分级	肿瘤直径 / cm	核分裂象 / $5mm^{-2}$	肿瘤原发部位
极低	≤2	≤5	任何
低	>2~5	≤5	任何
中等	≤2	>5~10	任何 *
	>2~5	>5~10	胃
	>5~10	≤5	胃
高	任何	任何	肿瘤破裂
	>10	任何	任何
	任何	>10	任何
	>5	>5	任何
	>2~5	>5	非胃原发
	>5~10	≤5	非胃原发

注：*. 针对原分级不足，中国临床肿瘤学会胃肠间质瘤专家委员会进行修正。

表 1-3　GIST 患者的预后（基于长期随访资料，第五版 WHO 分类）

预后分组	肿瘤参数		疾病进展（患者百分数）[a]	
	核分裂象 / $5mm^{-2}$	肿瘤大小 / cm	胃 GIST	小肠 GIST
1	≤5	≤2	0	0
2	≤5	>2~5	1.9	4.3
3a	≤5	>5~10	3.6	24
3b	≤5	>10	12	52
4	>5	≤2	0[b]	50[b]
5	>5	>2~5	16	73
6a	>5	>5~10	55	85
6b	>5	>10	86	90

注：[a]. 基于 AFIP 1 784 名患者的研究；[b]. 病例数较少。

表 1-4　原发性 GIST 疾病进展风险评价表（AFIP 分类）*

核分裂 / $5mm^{-2}$	大小 / cm	胃	十二指肠	空 / 回肠	直肠
≤5	≤2	无(0)	无(0)	无(0)	无
	2~5	极低度(1.9%)	低度(4.3%)	低度(8.3%)	低度(8.5%)
	5~10	低度(3.6%)	中度(24%)	**	**
	>10	中度(10%)	高度(52%)	高度(34%)	高度(57%)

续表

核分裂/5mm^{-2}	大小/cm	胃	十二指肠	空/回肠	直肠
>5	≤2	**	**	**	高度(57%)
	2~5	中度(16%)	高度(73%)	高度 50%)	高度(52%)
	5~10	高度(55%)	高度(85%)	**	**
	>10	高度(86%)	高度(90%)	高度(86%)	高(71%)

注:*. 基于肿瘤相关死亡和肿瘤转移而定义。数据来自 1 055 例胃 GIST,629 例小肠 GIST,144 例十二直肠 GIST 和 111 例直肠 GIST;**. 这些组因食管和胃肠道外 GIST 的病例数少,不足以预测恶性潜能。

表 1-5 《NCCN 胃肠间质瘤指南(2021 年第 1 版)》胃 GIST 恶性潜能评估

肿瘤大小/cm	核分裂象计数/50HPF	预测生物学行为(转移率)
≤2	≤5	0
≤2	>5	0
>2~5	≤5	1.9%
>2~5	>5	16%
>5~10	≤5	3.6%
>5~10	>5	55%
>10	≤5	12%
>10	>5	86%

注:50HPF 对应 5mm^{-2}。

表 1-6 《NCCN 胃肠间质瘤指南(2021 年第 1 版)》
非胃 GIST 恶性潜能评估

肿瘤大小 / cm	核分裂象计数 / 50HPF	预测生物学行为（转移率）
≤2	≤5	0
≤2	>5	50%~54%
>2~5	≤5	1.9%~8.5%
>2~5	>5	50%~73%
>5~10	≤5	24%
>5~10	>5	85%
>10	≤5	34%~52%
>10	>5	71%~90%

注:50HPF 对应 $5mm^{-2}$。

4. 病理医生如何根据自己使用的显微镜换算 $5mm^2$？

各单位或各病理医生使用的显微镜目镜有所不同,可做相应换算(表 1-7)。大多数病理医生使用的显微镜目镜是 22mm,故实际观察 21 个 40 倍视野(HPF),相当于 $5mm^2$。

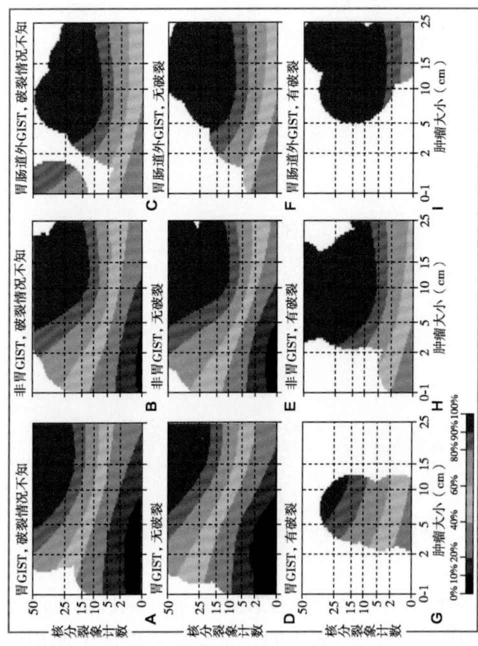

图 1-13 GIST 危险度评估热像图

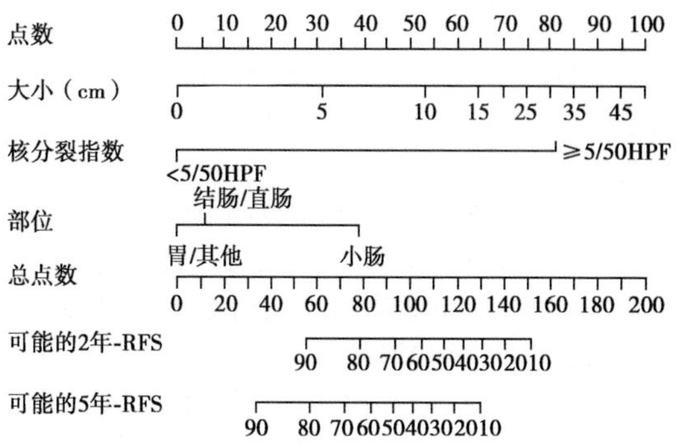

图 1-14　GIST 危险度评估列线图

RFS.recurrence-free survival，无复发生存。

表 1-7　目镜视场数和 40× 物镜视野 /HPF 数目换算

目镜视场数	40× 物镜视野直径 /mm	40× 物镜视野下面积 / mm^2	$5mm^2$ 对应的 40× 物镜视野 /HPF	$10mm^2$ 对应的 40× 物镜视野 /HPF
18	0.45	0.16	31	62
20	0.5	0.2	25	50
22	0.55	0.24	21	42
25	0.625	0.31	16	32

5. 如何判断肿瘤破裂情况?

病理科有时也会收到破裂的肿瘤标本,但肿瘤的破裂情况需要由从事 GIST 手术治疗的临床或内镜科医生提供。

以下几种情形属于肿瘤破裂:①肿瘤完整性受到破坏(破裂),合并或不合并肿瘤组织细胞溢出;②血性腹水;③肿瘤部位的胃肠道穿孔;④分块切除肿瘤、肿瘤的切开和肿瘤内解剖。

以下四种情况不纳入 GIST 危险度分级的肿瘤破裂范畴:①肿瘤部位的黏膜缺损、肿瘤向胃肠道腔内破裂穿孔或造成消化道出血;②镜下肿瘤细胞的腹膜浸透(T_{4a})或仅有医源性的腹膜破损;③未发生并发症的经浆膜面空芯针或细针穿刺活检;④R1 切除者。

上述 GIST 肿瘤破裂或非破裂的临床情况,可由自发性或医源性原因造成。

6. GIST 有 TNM 分期吗?

有。WHO(2019 年版消化系统肿瘤和 2020 年版软组织和骨肿瘤分类)列出了 GIST 的 TNM 分期和 pTNM 分期(表 1-8、表 1-9)。

表 1-8 GIST 的 TNM 分期

T:原发性肿瘤	
T_X	原发性肿瘤不可评估
T_0	无原发性肿瘤证据
T_1	肿瘤直径≤2cm
T_2	2cm< 肿瘤直径≤5cm
T_3	5cm< 肿瘤直径≤10cm
T_4	肿瘤直径 >10cm
N:区域淋巴结	
N_X*	区域淋巴结不可评估
N_0	无区域淋巴结转移
N_1	有区域淋巴结转移
M:远处转移	
M_0	无远处转移
M_1	有远处转移

注:*. 因 GIST 极少发生区域淋巴结转移,故对一些临床或病理不能评估区域淋巴结的病例可视为 N_0。

表 1-9 GIST 的 pTNM 分期和组织病理学分级

pTNM 分期	
pT 和 pN 对应于 T 和 N	
pM:远处转移	
pM_1 远处转移在镜下得到证实	
G:组织病理学分级	
GIST 的组织病理学分级取决于有丝分裂率	
低有丝分裂率	≤5/5mm²
高有丝分裂率	>5/5mm²

注:pT_0 和 pT_X 不是有效分类。

胃 GIST 和小肠 GIST 的分期见表 1-10 和表 1-11。大网膜 GIST 的分期可参考胃 GIST 的分期,食管、结直肠和肠系膜 GIST 的分期参考小肠 GIST 的分期。

表 1-10 胃 GIST 的分期

	T	N	M	核分裂象
ⅠA	T_1,T_2	N_0	M_0	低
ⅠB	T_3	N_0	M_0	低
Ⅱ	T_1,T_2	N_0	M_0	高
	T_4	N_0	M_0	低
ⅢA	T_3	N_0	M_0	高

续表

	T	N	M	核分裂象
ⅢB	T_4	N_0	M_0	高
Ⅳ	任何 T	N_1	M_0	任何
	任何 T	任何 N	M_1	任何

表 1-11　小肠 GIST 的分期

	T	N	M	核分裂象
Ⅰ	T_1,T_2	N_0	M_0	低
Ⅱ	T_3	N_0	M_0	低
ⅢA	T_1	N_0	M_0	高
	T_4	N_0	M_0	低
ⅢB	T_2,T_3,T_4	N_0	M_0	高
Ⅳ	任何 T	N_1	M_0	任何
	任何 T	任何 N	M_1	任何

7. 其他类型的恶性肿瘤在评估临床分期时常采用 TNM 分期，为什么 GIST 较少采用？

与其他类型的恶性肿瘤不同，除少数病例外（如 *SDH* 缺陷型 GIST），GIST 极少发生区域淋巴结转移，故 TNM 分期对 GIST 的临床指导意义价值有限。

第十节 胃肠间质瘤的规范化病理报告

【基本理论】

GIST 的病理报告应该规范化，必须准确地注明肿瘤原发部位、肿瘤大小、核分裂象计数（个 /$5mm^2$）和肿瘤破裂等情况。一些临床病理形态指标（如血管浸润、神经浸润、脂肪浸润、黏膜浸润、肿瘤性坏死、异型性、肌层浸润、围绕血管呈周皮瘤样等）可反映在 GIST 病理报告中，这些形态学指标对判断 GIST 的生物学行为可能有一定的价值，但目前并未作为 GIST 的危险度评估参数使用。病理报告中应附有免疫组织化学标记结果，分子检测结果可另附。

【临床实践】

推荐的 GIST 结构化报告是什么形式？

推荐的 GIST 手术标本（术前未经靶向治疗者）病理报告见表 1-12。

表 1-12　GIST 病理报告

标本类型:□开腹手术 □内镜手术 □腹腔镜手术 □双镜联合手术 □其他________

肿瘤来源:□原发 □复发 □转移

发生部位:□食管 □胃,具体部位:____□小肠,具体部位:____
□结肠,具体部位____ □直肠 □十二指肠 □阑尾
□网膜 □肠系膜 □腹腔 □盆腔 □腹膜后
□其他____

具体位置:□黏膜下 □肌壁内 □浆膜下 □浆膜外 □其他____

组织学类型:□梭形细胞型 □上皮样型 □梭形细胞 - 上皮样混合型 □ 去分化型

肿瘤数目和大小:□单发,____cm(长径 × 横径 × 纵径)
□多发,具体部位和数目:____,
大小或直径范围:____cm

核分裂象:□ ≤5 /$5mm^2$(具体数值____/$5mm^2$)
□ >5~10/$5mm^2$(具体数值____/$5mm^2$)
□ >10/$5mm^2$(具体数值____/$5mm^2$)

肿瘤坏死:□无 □有,约占____%

肿瘤破裂:□否 □是 □不能判断

腹腔播散:□无 □有 □不能判断

其他病理特征:____________

□ 无特殊

□ 瘤细胞显示多形性

- □ 瘤细胞显示____度异型性
- □ 肿瘤性浸润,浸润____
- □ 出血囊性变
- □ 周皮瘤样生长方式
- □ 间质黏液样变性

续表

□ 间质胶原化
□ 间质钙化
□ 间质明显淋巴细胞浸润
□ 其他________(自填,如核端空泡形成、丝团样纤维等)
假包膜情况:□完整 □不完整 □无假包膜 □不能判断
手术切缘:□阴性 □阳性
区域淋巴结:□无 □有,具体______(受累淋巴结数 / 淋巴结总数)
免疫组织化学:□CD117______ □DOG1______ □CD34______
□Ki-67______ □SDHB(胃 GIST)________
□其他________
分子检测:□*KIT*________
□*PDGFRA*________
□其他________
□*SDHx* □*BRAF* □*NF1* □*NTRK3* □*FGFR1*
□*K/N-RAS* □*PIK3CA*
危险度评估或预后分组:
□NIH 2008 改良版________
□WHO(第五版)________
□其他________
□AFIP______ □NCCN______ □热像图______ □列线图_____
TNM 分期:________

推荐的靶向治疗后 GIST 病理报告参见表 1-13。

表 1-13　靶向治疗后 GIST 病理报告

标本类型:□开腹手术 □内镜手术 □腹腔镜手术 □双镜联合手术 □其他 ________

肿瘤来源:□原发 □复发 □转移

发生部位:□食管 □胃,具体部位:________ □小肠,具体部位:________ □结肠,具体部位:______ □直肠 □十二指肠 □阑尾 □网膜 □肠系膜 □腹腔 □盆腔 □腹膜后 □肝 □其他______

具体位置:□黏膜下 □肌壁内 □浆膜下 □浆膜外 □ 肝实质内 □其他______

组织学类型 *:□梭形细胞型 □上皮样型 □梭形细胞 - 上皮样混合型 □ 去分化型

肿瘤数目和大小:□单发,______cm(长径 × 横径 × 纵径)
□多发,具体部位和数目:____,大小或直径范围:____cm

肿瘤破裂:□否 □是 □不能判断

腹腔播散:□否 □是,________□不能判断

靶向治疗后病理改变(可复选):

□ 间质广泛胶原化

□ 肿瘤坏死:

□无 □有,约占____%

□ 组织细胞反应

□ 含铁血黄素沉着

□ 淋巴细胞浸润

□ 其他(自填)

手术切缘:□阴性 □阳性

假包膜情况:□完整 □不完整 □无假包膜 □不能判断

续表

区域淋巴结：□无 □有，具体________（受累淋巴结数 / 淋巴结总数）

术前活检病理编号：□本院________ □会诊________

术前病理组织学类型：□梭形细胞型 □上皮样型 □梭形细胞 - 上皮样混合型 □ 去分化型

术前免疫组织化学：□CD117____ □DOG1____ □CD34____ □Ki-67____

术前分子检测：□*KIT*____
□*PDGFRA*____

术前靶向治疗：□具体药物_____ □剂量_____ □服用时间____

靶向治疗后病理反应评估：________________

完全效应	无瘤细胞残留
高度效应	稀疏瘤细胞残留（残留瘤细胞≤5%），间质广泛胶原化
部分效应	明显瘤细胞残留（5%< 残留瘤细胞≤95%），但可见间质胶原化、组织细胞反应、炎症细胞浸润、含铁血黄素沉着和坏死等改变
零级效应	瘤细胞和间质均无相应变化（残留瘤细胞 >95%）

（王坚 喻林 孙燕 叶庆）

参考文献

[1] KARAKAS C, CHRISTENSEN P, BAEK D, et al. Dedifferentiated gastrointestinal stromal tumor: Recent advances [J]. Ann Diagn Pathol, 2019(39): 118-124.

[2] MIETTINEN M, KILLIAN J K, WANG Z F, et al. Immunohistochemical loss of succinate dehydrogenase subunit A (SDHA) in gastrointestinal stromal tumors (GISTs) signals SDHA germline mutation [J]. Am J Surg Pathol, 2013, 37(2): 234-240.

[3] HUSS S, PASTERNACK H, IHLE M A, et al. Clinicopathological and molecular features of a large cohort of gastrointestinal stromal tumors (GISTs) and review of the literature: BRAF mutations in KIT/PDGFRA wild-type GISTs are rare events [J]. Hum Pathol, 2017(62): 206-214.

[4] CASTILLON M, KAMMERER-JACQUET S F, CARIOU M, et al. Fluorescent in situ hybridization must be preferred to pan-TRK immunohistochemistry to diagnose NTRK3-rearranged gastrointestinal stromal tumors (GIST) [J]. Appl Immunohistochem Mol Morphol, 2021, 29(8): 626-634.

[5] PAPKE D J JR, FORGÓ E, CHARVILLE G W, et al. PDGFRA immunohistochemistry predicts PDGFRA mutations in gastrointestinal stromal tumors [J]. Am J Surg Pathol, 2021, 46(1): 3-10.

[6] GÓMEZ-PEREGRINA D, GARCÍA-VALVERDE A, PILCO-JANETA D, et al. Liquid biopsy in gastrointestinal stromal tumors: ready for prime time[J]. Curr Treat Options Oncol, 2021, 22(4): 32.

[7] SERRANO C, VIVANCOS A, LÓPEZ-POUSA A, et al. Clinical value of next generation sequencing of plasma cell-free DNA in gastrointestinal stromal tumors [J]. BMC Cancer, 2020, 20(1): 99.

[8] LIEGL B, KEPTEN I, LE C, et al. Heterogeneity of kinase inhibitor resistance mechanisms in GIST [J]. J Pathol, 2008, 216(1): 64-74.

[9] NAMLØS H M, BOYE K, MISHKIN S J, et al. Noninvasive detection of ctDNA reveals intratumor heterogeneity and is associated with tumor burden in gastrointestinal stromal tumor [J]. Mol Cancer Ther, 2018, 17(11): 2473-2480.

[10] DU J, WANG S, WANG R, et al. Identifying secondary mutations in Chinese patients with imatinib-resistant gastrointestinal stromal tumors (GISTs) by next generation sequencing (NGS)[J]. Pathol Oncol Res, 2020, 26(1): 91-100.

[11] MIRANDA C, NUCIFORA M, MOLINARI F, et al. KRAS and BRAF mutations predict primary resistance to imatinib in gastrointestinal stromal tumors [J]. Clin Cancer Res, 2012, 18(6): 1769-1776.

[12] LASOTA J, FELISIAK-GOLABEK A, WASAG B, et al. Frequency and clinicopathologic profile of PIK3CA mutant GISTs: molecular genetic study of 529 cases [J]. Mod Pathol, 2016, 29(3): 275-282.

[13] SHI E, CHMIELECKI J, TANG C M, et al. FGFR1 and NTRK3

actionable alterations in "Wild-Type" gastrointestinal stromal tumors [J]. J Transl Med,2016,14(1):339.

[14] TORRENCE D,XIE Z,ZHANG L,et al. Gastrointestinal stromal tumors with BRAF gene fusions. A report of two cases showing low or absent KIT expression resulting in diagnostic pitfalls [J]. Genes Chromosomes Cancer,2021,60(12):789-795.

[15] HEINRICH M C,MAKI R G,CORLESS C L,et al. Primary and secondary kinase genotypes correlate with the biological and clinical activity of sunitinib in imatinib-resistant gastrointestinal stromal tumor [J]. J Clin Oncol,2008,26(33):5352-5359.

[16] LEE J H,KIM Y,CHOI J W,et al. Correlation of imatinib resistance with the mutational status of KIT and PDGFRA genes in gastrointestinal stromal tumors:a meta-analysis [J]. J Gastrointestin Liver Dis,2013,22(4):413-418.

[17] SCHAEFER I M,WANG Y,LIANG C W,et al. MAX inactivation is an early event in GIST development that regulates p16 and cell proliferation [J]. Nat Commun,2017(8):14674.

[18] PANTALEO M A,ASTOLFI A,URBINI M,et al. Dystrophin deregulation is associated with tumor progression in KIT/PDGFRA mutant gastrointestinal stromal tumors [J]. Clin Sarcoma Res, 2014(4):9.

[19] HEINRICH M C,PATTERSON J,BEADLING C,et al. Genomic aberrations in cell cycle genes predict progression of KIT-mutant gastrointestinal stromal tumors (GISTs)[J]. Clin Sarcoma Res,

2019(9):3.

[20] IBRAHIM A, CHOPRA S. Succinate dehydrogenase-deficient gastrointestinal stromal tumors [J]. Arch Pathol Lab Med, 2020, 144(5):655-660.

[21] HUSS S, PASTERNACK H, IHLE M A, et al. Clinicopathological and molecular features of a large cohort of gastrointestinal stromal tumors (GISTs) and review of the literature: BRAF mutations in KIT/PDGFRA wild-type GISTs are rare events [J]. Hum Pathol, 2017(62):206-214.

[22] ANDERSSON J, SIHTO H, MEIS-KINDBLOM J M, et al. NF1-associated gastrointestinal stromal tumors have unique clinical, phenotypic, and genotypic characteristics [J]. Am J Surg Pathol, 2005, 29(9):1170-1176.

[23] LASOTA J, FELISIAK-GOLABEK A, WASAG B, et al. Frequency and clinicopathologic profile of PIK3CA mutant GISTs: molecular genetic study of 529 cases [J]. Mod Pathol, 2016, 29(3):275-282.

[24] TORRENCE D, XIE Z, ZHANG L, et al. Gastrointestinal stromal tumors with BRAF gene fusions. A report of two cases showing low or absent KIT expression resulting in diagnostic pitfalls [J]. Genes Chromosomes Cancer, 2021, 60(12):789-795.

[25] THWAY K, NG W, BENSON C, et al. DOG1 Expression in low-grade fibromyxoid sarcoma: a study of 11 cases, with molecular characterization [J]. Int J Surg Pathol, 2015, 23(6):454-460.

[26] NISHIDA T, HØLMEBAKK T, RAUT C P, et al. Defining tumor

rupture in gastrointestinal stromal tumor [J]. Ann Surg Oncol, 2019, 26(6): 1669-1675.

[27] WHO Classification of Tumours Editorial Board. WHO classification of tumours of the digestive systems [M]. 5th ed. Lyon: IARC Press, 2019.

[28] WHO Classification of Tumours Editorial Board. WHO classification of tumours. Soft tissue and bone tumours [M]. 5th ed. Lyon: IARC Press, 2020.

第二章

胃肠间质瘤的内镜及影像诊断

第一节　胃肠间质瘤的内镜及超声内镜

【基本理论】

消化内镜诊断GIST具有独特的优势。消化内镜直接观察消化道内腔，GIST主要以消化道黏膜下肿物（submucosal tumor，SMT）的形式被发现。消化道SMT是位于黏膜肌层、黏膜下层、固有肌层等病变的统称，除GIST外，还有异位胰腺、平滑肌瘤、脂肪瘤、血管瘤、神经鞘瘤、颗粒细胞瘤、神经纤维瘤等。这些病变在内镜下观察形态类似，难以鉴别，故统称为SMT。消化道GIST缺乏特异性临床症状与体征，多数患者在内镜检查时偶然发现。

随着内镜检查的普及以及超声内镜检查术(endoscopic ultrasonography,EUS)的发展与成熟,消化道 GIST 的检出率大幅提高。EUS 对于鉴别诊断消化道 GIST 具有重要意义,它可显示消化道管壁的层次结构,可判断瘤体的回声、起源、大小及形态,同时提供其内部结构,以及与毗邻组织器官的关系、有无淋巴结转移等信息,对肿瘤的定位和治疗方法的选择有重要的提示作用。EUS 鉴别良恶性肿瘤的敏感度和特异度分别为 64% 和 80%。

【临床实践】

1. GIST 消化内镜及超声内镜影像表现的差异性?

消化内镜下观察 GIST 通常为类圆形丘状或球状隆起,少数表现为半环形隆起,大多数瘤体表面黏膜光滑(图 2-1),部分瘤体顶端可有出血糜烂,少部分瘤体表面不平整,可出现凹陷性溃疡。EUS 显示 GIST 通常为起源于固有肌层,少部分起源于黏膜肌层,小的肿瘤通常呈均一的低回声结构、边界清晰(图 2-2);而大的肿瘤可表现为边界不规则、内部回声均匀或不均匀(肿瘤内部可能有高回声光团、无回声坏死区或其他改变)。如 EUS 显示肿块边界不清晰,囊样改变,

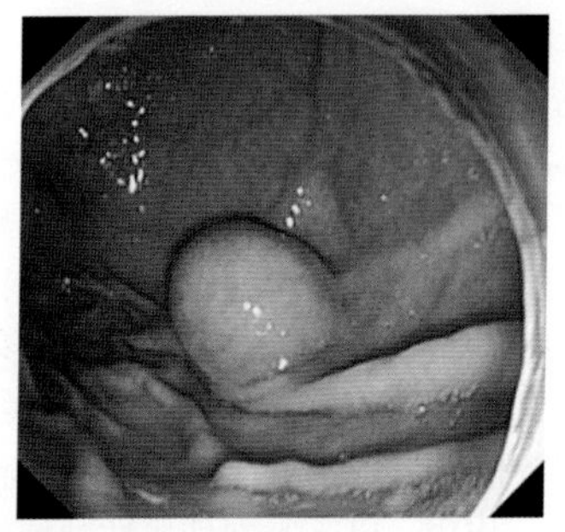

图 2-1 GIST 在内镜下的图像

GIST 在内镜下表现为黏膜下向腔内呈息肉状生长的病变。

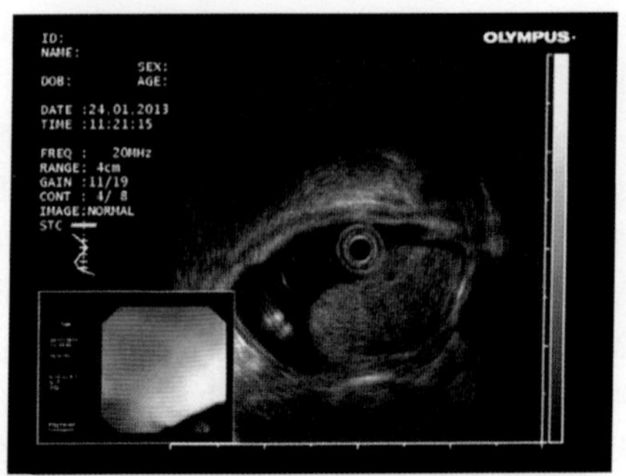

图 2-2 GIST 在 EUS 下的图像

GIST 在 EUS 下多表现为低回声，起源于固有肌层。

溃疡形成，出现焦点回声，内部异质化，则考虑恶性风险较高，应尽快手术切除。但 EUS 也有它的局限性，其仅能显示肿物的某一个截面，该截面显示出的起源层次可能与其他截面不符合；其次，由于超声系统分辨率的限制以及各种超声伪像的干扰，使得超声内镜成像不稳定；另外，操作者主观判断以及不正确的操作都可能导致误诊。因此，一定要和 CT 相结合，才能正确评估肿瘤与周围血管、脏器的毗邻关系。

2. EUS 的临床应用及优缺点?

EUS 不但能够临床诊断 GIST，也可以进行穿刺活检并完成病理诊断。鉴于病理诊断关系到 GIST 后续治疗方案的选择，故其比仅仅 EUS 影像观察更有价值。消化内镜下采用活检钳夹取组织方法通常仅可诊断黏膜表浅病变，但黏膜深层及以下和管壁外病变，往往无法获取有效组织完成病理诊断，因此一般不推荐此方法。超声内镜引导细针穿刺抽吸术(endoscopic ultrasound-guided fine needle aspiration，EUS-FNA)是在超声内镜引导下细针穿刺肿瘤以及周围肿大淋巴结的方法。鉴于其有效性和安全性，EUS-FNA 被认为是术前确诊 GIST 的标准方法。EUS-FNA 的弊端在于当肿瘤较小且位于黏膜层或之下时，获得组织不足会影响针刺活检病理诊断的准确性。此外，当取样不包括恶性组织时会存在取样误差，其报道诊断准确率为62%。据《NCCN胃肠道间质瘤诊疗指南(2021年第1版)》,因存在损伤黏膜或造成黏膜下组织粘连而增加手术难度、出血、穿孔、肿瘤播散等风险,术前行病理活检并非必要环节。

(胡健卫 周平红)

第二节 胃肠间质瘤的CT及MRI扫描

【基本理论】

GIST的影像学检查手段分为常规手段(CT)与备选手段(MRI、PET/CT、上消化道造影)。CT兼顾循证证据与可及性、普适性,是作为定性定位、诊断与鉴别诊断、可切除性评价、生物学行为评估和靶向治疗疗效评价的基本手段;MRI及PET-CT/MRI尽管有循证证据,但目前可及性及普适性不高,可作为CT增强扫描禁忌或CT诊断存疑时的备选。

(一)检查手段选择

1. 计算机断层扫描(CT) CT增强扫描在评价GIST病变定性、定位、诊断、范围测量、成分评估、周围脏器侵犯、播散转移等方面具有重要价值,可作为GIST治疗前评估和治疗疗效评价的常规方法。检查部位应包括腹盆腔，扫描范围包括全腹盆（膈顶到盆底）。

2. 磁共振成像（MRI） MRI 目前作为 GIST 的候补影像检查手段。推荐对 CT 造影剂过敏者或 CT 疑诊肝转移者应用。肝细胞特异性造影剂有助于提高 MRI 对肝转移瘤的检出和数目判断。MRI 弥散加权成像（diffusion-weighted imaging，DWI）有助于小病灶的检出及靶向治疗疗效的预测和评价。

3. 正电子发射计算机体层显像仪（positron emission tomography and computed tomography，PET/CT） 影像学功能成像手段，可反映组织内部代谢改变而成为影像学形态成像的补充。目前可用于 CT 疑诊远处转移的进一步诊断手段。功能代谢成像还可为 GIST 靶向治疗疗效的评价提供敏感指标。目前不做常规推荐，可结合临床具体情况应用。

（二）检查流程规范

CT 与 MRI 检查需要规范的前处置以保证图像质量。包括低张、气 / 水充盈和呼吸训练 3 个项目。检查前空腹 6~8 小时。如无禁忌，于检查前 15~20 分钟肌内注射丁溴东莨菪碱或山莨菪碱（654-2）10mg，低张起效后进入扫描流程。胃 GIST 患者 CT 检查采用气充盈（口服发泡剂 3~6g）或水充盈（口服纯水 800~1 000ml），MRI 检查采用水充盈。呼吸训练 1~2

次，保证屏气平稳及呼吸均匀。

常规仰卧位扫描，气充盈可均匀充盈扩张胃腔；水充盈因存在重力影响，如为胃远端 GIST 者可采用右侧卧位扫描，保证病变区域的充分充盈扩张，突出病变显示及准确测量范围。扫描范围自膈顶至盆底。成像层厚≤5mm。

腹盆 CT 需增强，建议结合平扫及最少双期增强（动脉晚期和静脉期，分别对应注射造影剂后 40 秒及 70 秒；必要时可结合延迟期扫描），如有含碘造影剂应用禁忌者建议备选 MRI 检查。

胃及小肠 GIST 的 MRI 检查序列包括呼吸触发 / 屏气 TSE-T2WI 序列，屏气单次激发半傅立叶采集 HASTE 序列，梯度回波 T1WI 序列，DWI（建议多 b 值成像，高 b 值应≥800s/mm^2）及三期或多期动态增强成像。呼吸触发 T2WI 存在运动伪影时可补充长 TR 单次激发 FSE 序列。远端胃 GIST 行 DWI 检查时为避免气液平造成磁敏感伪影干扰，建议采用右侧卧位扫描。MRI 是直肠 GIST 检查的首选手段，应行高分辨 T2WI 成像，及三平面图像显示与周围脏器及肛提肌关系。

胃肠走行迂曲，为了清晰显示 GIST 病灶的形态、范围、外侵情况及与邻近脏器的关系，需常规联合轴、冠、矢状位三平面进行观察。各方位成像层厚均应

≤5mm。CT 检查应灵活应用窗技术，提高小病灶的检出率。

【临床实践】

1. GIST 影像检查前是否需要低张前处置?

胃肠 GIST 影像检查可能受到胃扩张度及胃肠蠕动影响，需要规范低张前处置以提高小病灶的检出率，客观反映病灶征象特点。低张处置可减少胃肠蠕动、利于充盈剂存留、减轻 MRI 运动伪影；胃壁张力减低还有利于正常胃壁的充分延展，消除或减轻胃壁增厚假象，更好的定位及观察小的 GIST 病变。目前发表的临床研究多数都采用了低张前处置。

2. 胃 GIST 影像检查前是否需要口服对比剂充盈胃腔?

胃 GIST 的 CT 检查前推荐口服阴性充盈剂扩张胃腔。可采用水充盈(口服温水)或气充盈(口服发泡剂)，两种充盈方式各具优缺点。水充盈操作简便，但仰卧位扫描时远端胃可能充盈不足，需结合右侧卧位扫描。气充盈不受重力影响，仰卧位扫描即可均匀充盈胃各部，但对低张效果要求相对高，操作流程相对烦琐。目前尚无对照研究证明某种充盈剂具备绝对优势。胃 MRI 检查前推荐采用温水充盈。

3. GIST 影像检查可否只做平扫?

不可以。GIST 是富血供肿物,需要结合增强扫描后肿瘤的强化特征与其他间叶源性肿瘤(平滑肌瘤、神经鞘瘤等)进行鉴别诊断。增强扫描后病灶与正常胃肠壁强化幅度的差异也有助于小 GIST 的检出和显示。强化幅度和均匀度还有助于肿瘤危险度的评估。此外,GIST 靶向治疗后疗效评价的 Choi 标准,也需要增强静脉期 CT 值作为重要的评价指标。如果患者有碘过敏等禁忌证,可以 MRI 作为替代。

4. GIST 的 MRI 检查应包括哪些序列?

常规序列应包括 T2WI、DWI 和平扫及增强 T1WI。T2WI 可分辨胃壁层次及 GIST 病变组织特征,为 MRI 检查的主要序列。推荐首选呼吸触发(轴位)及屏气(冠、矢状位)TSE 序列。T1WI 平扫及增强采用脂肪抑制三维容积内插扰相梯度回波序列。MRI 无电离辐射损伤,在保证动脉晚期和静脉期两个基本时相的前提下,可根据临床需要选择多期增强,包括平扫、动脉期(至少一个动脉期,推荐双动脉期 20~30 秒 /35~40 秒)、静脉期(60~90 秒)及延迟期(120~180 秒)。MR 弥散加权成像可辅助 GIST 的检出、诊断和鉴别诊断及疗效评价,已写入《中国临床肿瘤学会(CSCO)胃肠间质瘤诊疗指南 2021》。SS-EPI 是目前 DWI 应用最广泛的序列。为了方便层间比较及多

b 值图像匹配，胃及小肠 GIST 建议采用呼吸触发或屏气扫描。

（唐磊　李佳铮）

第三节　胃肠间质瘤的其他检查手段

【基本理论】

^{18}F-脱氧葡萄糖（fluorodeoxyglucose，FDG）PET/CT 作为一种融合 CT 和 PET 两种检查方式的显像模式，可以同时获得解剖结构和功能代谢的信息，因而能以较高的灵敏度和特异性检出病灶，其在 GIST 诊断分期、危险度分级、治疗决策制订、药物治疗效果评价、判断患者生存预后及随访监测中有重要价值，尤其体现在分期及早期疗效评估方面。

1. PET/CT 在 GIST 诊断分期、危险度分级和手术治疗决策制订方面的应用

GIST 在 PET/CT 上既可表现为不同程度的异常放射性摄取（PET 表现，如摄取程度、分布等），也能提供形态学信息（CT 表现，如大小、边界、密度等）。因此，PET/CT 显像可有效地克服单一显像模式的缺点，整合 PET 和 CT 两种显像模式的优势，发挥“1+1>2”的

作用，提高对 GIST 的诊断效能。GIST 缺乏特征性的临床表现，且早期肿瘤较小，因此常因无明显异常症状而被忽略，较大肿瘤在确诊时多已出现多发转移。GIST 最常见的转移部位是肝和腹膜(图 2-3)，常通过血行或种植转移，也可转移至肺、骨骼等，淋巴结转移相对少，但对于特殊基因类型的 GIST，如琥珀酸脱氢

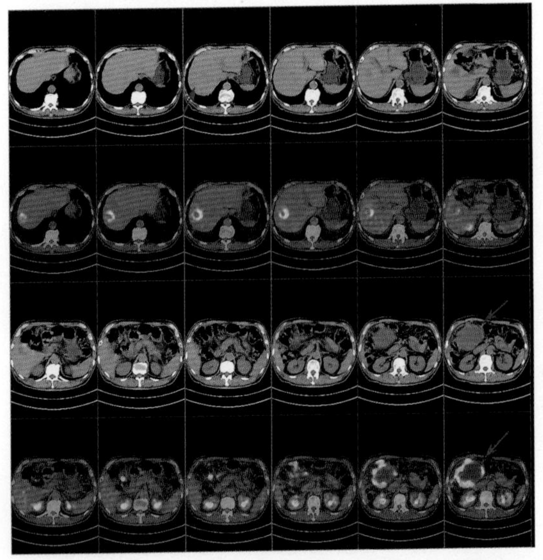

图 2-3 小肠 GIST 肝及腹腔腹膜多发转移

酶(succinate dehydrogenase,SDH)缺陷型GIST,淋巴结转移相对常见。因此,作为一种“双显像模式”“一站式”的全身显像检查,PET/CT在原发及转移灶诊断方面均优势明显,有助于GIST分期的确定。众所周知,所有的GIST都有恶性潜能,因此需要根据临床病理因素对患者复发转移的风险进行评估,找到出现复发转移风险较高的GIST亚类,针对性地制订、调整治疗方案。目前广泛应用的GIST危险度分级标准,是Joensuu提出的改良NIH标准,即根据肿瘤大小、核分裂象计数(/50HPF)、肿瘤位置及肿瘤破裂几个参数,将GIST分为极低危、低危、中危、高危四个级别。即使极低危、低危患者也存在转移可能。PET/CT全身显像既可以有效显示原发病灶,如提供肿瘤原发部位、大小以及反映病灶生物学活性的最大标准摄取值(maximum standard uptake value,SUV_{max})等重要信息,也可发现可能存在的转移病灶,进而有利于判断手术与否、指导手术方式和选择手术时机,对治疗决策有重要影响。

2. PET/CT评价GIST药物治疗效果

对不可直接切除的或临界可切除的GIST,术前使用分子靶向药物(如TKI等)治疗可减小肿瘤体积,创造手术机会,减少手术风险。而对已广泛转移的GIST,TKI、甲磺酸伊马替尼等已证实有显著的治疗效果，并开始广泛应用于临床。对初始不可切除的GIST，可应用 ^{18}F-FDG PET/CT 监测病情变化，及早评估根治性手术或姑息手术的可行性及时机。

3. PET/CT 随访监测 GIST 复发及转移

PET/CT 同样在 GIST 的预后预测和随访监督方面发挥着较重要的作用。通过 ^{18}F-FDG PET/CT 检查获得的 SUV_{max}、肿瘤代谢体积（metabolic tumor volume，MTV）和糖酵解总量（total lesion glycolysis，TLG）等参数都对 GIST 的预后有较高的预测价值。GIST 无论极低危、低危、还是高危，都应长期随访。高危 GIST 无论手术还是靶向治疗，复发或转移的概率都较高。肿瘤原发部位、肝脏和腹膜是 GIST 术后或靶向治疗后最常出现复发或转移的部位，其他部位如肺、骨骼、皮肤、淋巴结等也并不罕见。对于 GIST 的随访，目前多采用腹、盆腔增强 CT 检查，疾病进展时需增加胸部 CT 检查。而对于一些小的肝或腹膜病灶以及不伴骨质破坏的骨转移灶，PET/CT 能够整合 PET 和 CT 的优势，发现代谢增高或不增高的病灶。PET/CT 可早期发现肿瘤复发和进展，有利于及时改变治疗策略，避免耽误治疗时机。

综上，^{18}F-FDG PET/CT 以其代谢和解剖相结合的显像模式，在 GIST 的诊断分期、危险度分级、治疗决策制订、药物治疗效果评价、判断患者生存预后及随访监测中发挥着重要作用。《中国胃肠道间质瘤诊断治疗共识(2017 年版)》及《NCCN 胃肠道间质瘤诊疗指南(2021 年第 1 版)》均对 ^{18}F-FDG PET/CT 在 GIST 的部分应用价值给予了肯定。尽管如此,来自更多、更大型的多中心前瞻性临床试验的临床证据支持仍是必需的。

【临床实践】

1. GIST 在 PET/CT 上的具体影像表现是什么?PET/CT 中的两种显像模式如何发挥互补作用?

GIST 按生长方式分为内生型(图 2-4)、外生型(图 2-5)和混合型(图 2-6),但大多表现为外生肿块样生长,可伴溃疡形成,呈潜掘状、烧瓶状或裂隙状,肿块体积较大时常伴囊变、黏液变、出血、坏死等,密度混杂不均,偶见团块状钙化(图 2-7)。然而,GIST 在 PET 上的表现缺乏特异性,一些假阳性改变(如胃肠道的炎性 / 非特异性摄取等)以及一些假阴性病变(如部分低度恶性的 GIST、病灶坏死或黏液样变性等)也会干扰诊断,甚至导致误诊。这就需要通过借助 PET/CT 中 CT 的解剖定位、诊断,甚至鉴别诊断的功能弥补 PET 诊断中的一些不足。尽管如此,GIST 仍与一些胃肠道其他实体瘤(如平滑肌瘤、小肠腺癌)或淋巴瘤较难鉴别。增强 CT,因其具备较高的解剖分辨率

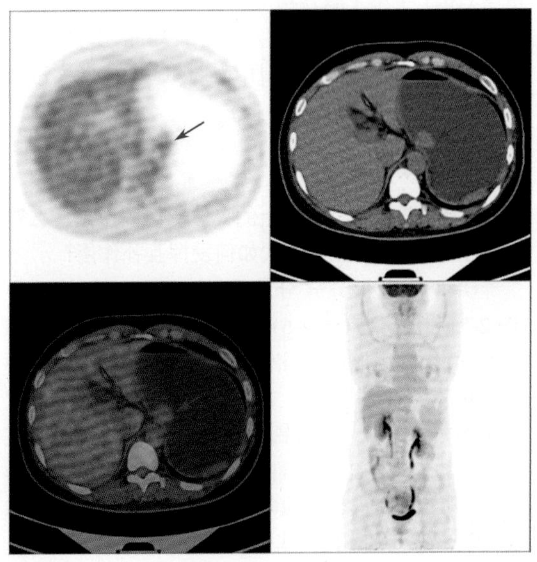

图 2-4 PET/CT 示胃 GIST 腔内型

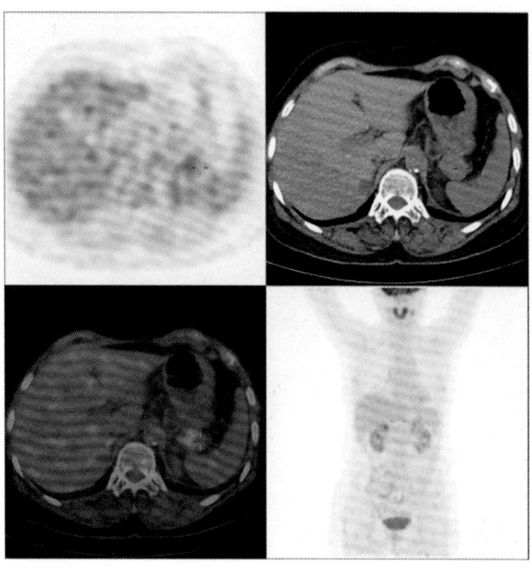

图 2-5　PET/CT 示胃 GIST 腔外型

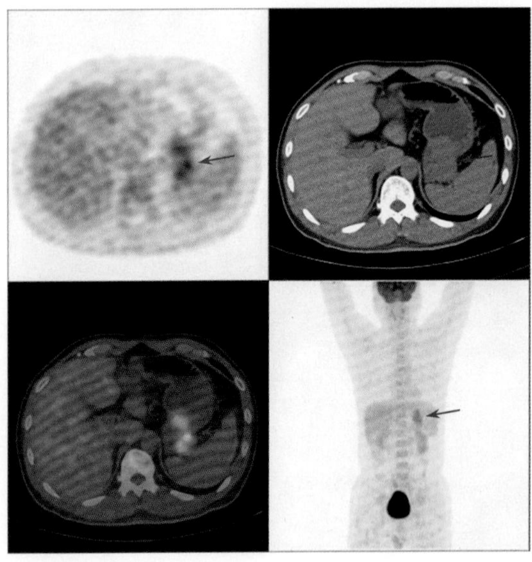

图 2-6 PET/CT 示胃 GIST 混合型

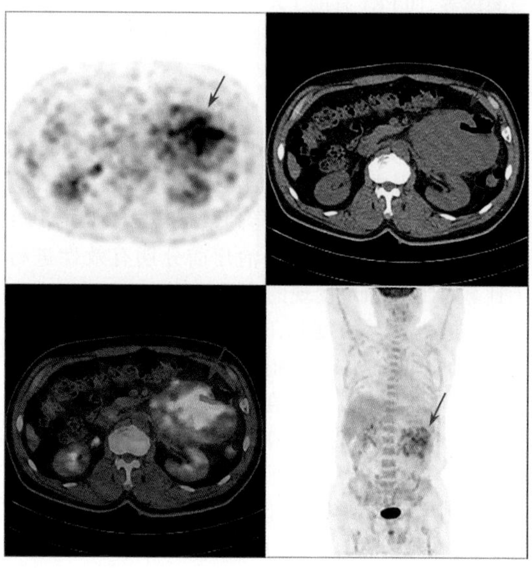

图 2-7　PET/CT 示大体积小肠 GIST

以及可提供病变血运信息，故对 GIST 的诊断具有较高的价值，但是其也有一定的局限性，如病灶较小时易漏诊等，而 PET 有助于发现 CT 易漏诊的较小病灶。

2. PET/CT 对 GIST 转移灶的检测能力较传统影像检查是否更有优势?

Burkill 等研究显示，中危、高危 GIST 在诊断时的转移率达 61%，随访的过程中转移率更是高达 87%，并且转移患者中有近一半再次出现两个部位(肝和腹膜为主)的转移灶。Gayed 等通过 CT 及 ^{18}F-FDG PET 对 54 例确诊 GIST 患者的治疗前分期有效性进行了比较，CT 和 PET 发现的病灶分别为 114 个和 122 个，CT 检查的灵敏度和阳性预测值分别为 93% 和 100%，而 PET 的灵敏度和阳性预测值分别为 86% 和 98%，灵敏度和阳性预测值均无统计学差异。研究结果表明，CT 和 PET 在 GIST 的初始分期的效能相当。Antoch 等对 20 例经病理证实的 GIST 患者中进行靶向治疗前的基线扫描，以比较 CT、^{18}F-FDG PET 及 PET/CT 在分期能力方面的差异，结果发现 PET/CT 探测的病灶数最多，为 282 个，而 PET 只发现了 135 个病灶，CT 则发现 249 个。由此可见 PET/CT 显像较单纯 PET 或 CT 检查具有更高的灵敏度。PET 漏诊主要是由于有些病灶对显像剂摄取不显著或易被误认为生理性摄取，CT 显示的解剖特征可有效弥补这一缺点;CT 漏诊主要是由于病灶较小,特别是转移的淋巴结或不伴骨质破坏的骨转移灶,而 PET 显像上代谢增高有助于发现病变。因此 PET/CT 全身显像较传统影像学检查能发现更多的转移灶。

3. PET/CT 在 GIST 危险度分级方面的应用价值如何?

病理是确诊 GIST 的"金标准",但是其危险度分级的评估则需要联合病理与生物学行为判断。2001 年 NIH 举行的研讨会上,讨论了许多可用于 GIST 危险度分级的评估参数,包括肿瘤大小、组织形态学特征、有丝分裂指数、*c-KIT* 突变类型等,其中以肿瘤大小和有丝分裂指数最受认可。尽管常规影像学检查不难获得肿瘤大小,但最为重要的参数有丝分裂指数却难以在术前获得。尽管通过活检或穿刺可能有一定机会获取,但受限于小病变及位置(黏膜下层),以及有引起肿瘤破溃、出血甚至播散的危险,目前临床上也不作为常规推荐。综上,术前 GIST 的危险度分级预测很困难。

Park 等对 26 例病理证实胃 GIST 并在术前接受 ^{18}F-FDG PET/CT 检查后进行手术的患者进行术后预后因素(NIH 危险度分级和 Ki-67 增殖指数)和术前预后因素(SUV_{max})之间的相关性进行了分析。结果表明,SUV_{max} 与 Ki-67 指数、肿瘤大小、有丝分裂指数和 NIH 危险度分级之间存在显著相关性。低危与高危之间的 SUV_{max} 最佳截止值为 3.94，此时 SUV_{max} 预测肿瘤恶性风险的灵敏度及特异性分别是 85.7%、94.7%。Tokumoto 等人也对术前 ^{18}F-FDG PET/CT 成像后接受手术治疗的 30 例经病理证实的 GIST 患者进行了回顾性分析。研究结果显示 SUV_{max} 预测高危风险的敏感度和特异性分别为 85.7% 和 62.5%，SUV_{max} 最佳截止值为 3.0。而 Miyake 等对原发 GIST 术前 FDG 摄取形式及程度与术后复发风险进行研究，发现环形摄取（环形或半环形摄取伴中心不摄取）的病灶有丝分裂指数高于其他摄取形式的病灶，术前 ^{18}F-FDG 环形摄取或高摄取，是术后复发的独立不良预后因素。

综上，^{18}F-FDG PET/CT 在预测 GIST 危险度方面，表现出较高的灵敏度和特异性，被认为是一种相对安全、无创的 GIST 术前危险度分级评估诊断工具。

4. PET/CT 在 GIST 甲磺酸伊马替尼治疗疗效评估方面的应用价值如何？

前述及 GIST 中用于疗效评估的各种放射学标准包括实体瘤临床疗效评价标准（response evaluation criteria in solid tumor，RECIST）1.1、改良 RECIST、WHO、Choi 标准等，主要为基于肿瘤大小、形态学变化特征的标准，不足以充分评估 GIST 的治疗效果。

1999 年由 Young 等提出了 PET/CT 评估 GIST 治疗疗效的标准，即欧洲癌症研究与治疗组织（European Organization for Research and Treatment of Cancer，EORTC）标准：即在接受甲磺酸伊马替尼治疗的 1 个月内 SUV_{max} 较基线下降超过 25%，为治疗有效或为部分代谢响应的阈值。2009 年 Wahl 等在 RECIST 标准和 EORTC 标准的基础上提出的实体瘤疗效 PET 评价标准（PET response criteria in solid tumor，PERCIST），将 SUV 标准化为体重、瘦体重（SUV corrected by lean body mass，SUL）或体表面积。与基于总体重的 SUV 相比，体表面积和 SUL 更少地依赖于不同人群的身体习性，其中 SUL 峰值是主要选择目标。

靶向治疗后，肿瘤的代谢会在短期内发生变化，主要表现为治疗有效的患者 ^{18}F-FDG 摄取降低，并且肿瘤的代谢变化要早于形态学方面的变化。有研究表明，PET 评价标准的 ^{18}F-FDG 摄取变化比 CT 评价标准的肿瘤体积变化早几周甚至几个月，最短可在开始治疗 24 小时后观察到 SUV 的变化。Yokoyama 等在近期（2021 年）进行的一项 meta 分析研究显示，^{18}F-FDG PET 或 PET/CT 在 GIST 靶向治疗疗效评估方面较 CT 具有更高的灵敏度（89%）和诊断优势比（5.8），总体受试者工作曲线显示出 ^{18}F-FDG PET 或 PET/CT 较 CT 具备更优异的诊断性能。

综上，^{18}FDG-PET/CT 可用于检测 CT 可能不明显的短期和长期肿瘤反应。^{18}F-FDG PET/CT 较 CT 检查在短期及长期疗效评估方面具有明显优势，可避免不必要的无效且昂贵的治疗，对于治疗无效或进展的患者可改变治疗策略，使其获得最佳的治疗效果。

5. PET/CT 在辅助 GIST 药物治疗方案的调整方面发挥的作用是什么?

接受甲磺酸伊马替尼治疗的 GIST 患者可能会出现原发和 / 或继发耐药。原发耐药是指接受治疗的 6 个月内出现肿瘤进展，PET/CT 上可表现为治疗后没有解剖或代谢上的变化或出现体积增大、代谢增高。继发耐药是由于继发突变导致大多数初始治疗有效的患者，在经过一段肿瘤缓解或稳定的时间后，再次出现肿瘤进展。表现为出现新的病灶、病灶体积增大或出现瘤内结节、活性受抑的病灶再次出现代谢活性等。^{18}FDG-PET/CT 扫描可以识别对药物耐药的患者，从而及早改变治疗方案。

近年来，有多个关于 GIST 甲磺酸伊马替尼治疗耐药的研究，大部分仍处于研究阶段。已证明对部分进展患者有益的策略是甲磺酸伊马替尼的剂量递增疗法。但是过度增加甲磺酸伊马替尼的剂量可导致水肿、胃肠道不适等不良反应，因此选择合适的剂量来应对耐药显得尤为重要。有研究发现在剂量增加至800mg,29%的使用400mg的进展患者获得了部分缓解或疾病的长期稳定。还有研究发现,甲磺酸伊马替尼难治性GIST患者停止甲磺酸伊马替尼治疗后会产生“闪耀”现象,即大多数GIST在停止甲磺酸伊马替尼治疗后的几天内发生显著且快速的葡萄糖代谢上调,提示体内还存在不耐药的肿瘤成分,可以在继续使用甲磺酸伊马替尼的基础上加用其他药物。

经PET/CT检查发现的GIST患者甲磺酸伊马替尼治疗过程中的代谢反应有望为个体化治疗方案的调整提供依据,从而以合理的剂量获得最佳的治疗效果。

6. 目前有哪些PET/CT检查相关参数在GIST预后预测中有潜在应用价值?

SUV_{max}、MTV及TLG等PET/CT检查相关参数都有应用于GIST预后预测的潜在价值。Choi等对40例甲磺酸伊马替尼治疗的GIST患者进行研究,通过对治疗前基线PET检查与治疗2个月后的PET检查结果进行比较,发现治疗后SUV_{max}明显下降(超过70%或治疗后绝对值低于2.5)者肿瘤无进展生存期更长。对于治疗前未行PET/CT基线检查的患者,Goerres等发现治疗后中短期(11~111天)无^{18}F-FDG异常摄取的患者较有^{18}F-FDG异常摄取的患者有更长的总体生存期和无进展生存期。病灶TLG是衡量肿瘤负荷的指标，既能反映肿瘤代谢活性，又能反映肿瘤代谢体积。近年来，有研究认为 TLG 在某些肿瘤的预后较 SUV 更有价值。Hwang 等对 62 例局限性 GIST 患者术前行 ^{18}F-FDG PET/CT 分期，通过对 MTV 和 TLG 等代谢指标的分析，发现 MTV 和 TLG 是预测局部原发性 GIST 患者复发的独立预后因素。低 MTV 和 TLG 患者的 5 年无复发生存（recurrence-free survival，RFS）率分别为 96.4% 和 96.6%，高 MTV 和 TLG 患者的 5 年 RFS 率分别为 27.3% 和 23.6%（$P<0.001$）。Albano 等的研究也证实 MTV 和 TLG 与存活率显著相关。MTV 或 TLG 高的患者有预后不良的风险，应密切观察疾病复发。

（王雪鹃　林新峰）

第四节　胃肠间质瘤的检出定位

【基本理论】

GIST 病变检出和定位的影像检查方法，需要结合肿瘤大小、解剖部位及影像检查方法自身特性综合判断。

1. EUS 检查和定位诊断 GIST　发生于食管、胃、结肠时，无论体积大小均可由 EUS 定位或明确诊断。

高频超声的使用为GIST的检出提供了高分辨率的断层成像及GIST诊断相关的诸多信息。例如，针对病变起源的胃壁分层定位（黏膜下层、固有肌层或浆膜层）、病变的成分（液体、脂肪、实体肿瘤或血管）、肿瘤的边界以及从横截面图像中获得的更贴近真实病变大小的直径，EUS具有分层定位的诊断优势。除此以外，超声内镜下细针穿刺活检、超声内镜下CNB等还能获得病变组织以进行组织细胞学检查及分子检测。但EUS对于医师的操作水平要求高，检查时间长，因此不适用于筛查。另外，近距离观察病变是优势也是劣势，其视野局限，不能完成全腹腔及盆腔观。因此，不能明确诊断腹腔内种植转移；不能判断因肿瘤所致并发症，如肠梗阻、腹腔积液等；不能定位和检出胃肠外GIST。

2. CT检查和定位诊断GIST　CT可以用于检出和定位发生于所有解剖部位的GIST及胃肠外GIST。由于EUS不能到达小肠，亦不能探测胃肠道外，因此CT检查作为小肠和胃肠外GIST首诊检查方法。CT平扫及增强扫描不仅能够定性诊断GIST，而且明确GIST生长方式，特别是胃肠腔外病变大小，与周边结构及器官毗邻关系，GIST血供来源，淋巴结、肝转移及腹膜腔种植转移等，以及GIST相关并发症。CT所提供的这些信息为手术策略和药物治疗决策提供客观依据,并成为随访观察的基线影像证据。CT 的局限性在于,难以发现小于 2cm 的 GIST,特别是小于 1cm 的病变。但相关研究显示,CT 检出 1~2cm 胃 GIST 的准确性与 EUS 相似,且能够发现钙化、坏死、肿瘤表面溃疡等特征。对于发生于直肠的 GIST,需明确肿瘤与结构和器官的相互关系,为手术方案制订提供信息,但组织结构细节不能为 CT 所显示。

3. MRI 检查和定位诊断 GIST　MRI 是检出和定位诊断直肠 GIST 和盆底区域胃肠外胃肠间质瘤(EGIST)的首选检查。MRI 由于具有较好的软组织分辨率及多平面成像,有助于显示直肠、肛管、肛管周围肌肉结构、宫颈及阴道、前列腺及尿道等结构和器官与 GIST 关系,为手术计划的制订提供依据。同时,MRI 检查无辐射,适用于孕妇、碘剂过敏者及青少年儿童等人群。但其局限性在于扫描范围有限,不能够显示腹腔及盆腔内转移性病变。

4. PET/CT 检查和定位诊断 GIST　不推荐常规用于 GIST 的检出定位,更不适用于筛选 GIST。但 PET/CT 对于 CT 检出存在困难,小于 2cm 且位于小肠或胃肠外的 GIST 检出具有一定优势;PET 与 CT 融合易于显示全身转移灶,明确 GIST 分期诊断。早期检出 GIST,并建立肿瘤代谢活性的基线,有助于早期治疗疗效评估。

【临床实践】

1. 临床上如何选择检查?

临床上对于尚未明确诊断或怀疑 GIST 而表现出消化道或腹部症状的患者,通常首选 CT 检查。

《中国临床肿瘤学会(CSCO)胃肠间质瘤诊疗指南 2021》对于 GIST 的检出定位,平扫及增强 CT 是Ⅰ级推荐检查方法;对于碘造影剂过敏或存在其他禁忌证患者,平扫及增强 MRI 是Ⅱ级推荐检查方法;对于直肠 GIST 则 MRI 为Ⅰ级推荐。

与之相似《NCCN 胃肠道间质瘤诊疗指南(2021年第 1 版)》和《欧洲肿瘤内科学会(European Society for Medical Oncology,ESMO)胃肠间质瘤临床实践指南 2021》推荐 EUS-FNA 定性诊断≤2cm 胃 GIST,并行危险度评估;同时应用腹部/盆腔增强 CT 和/或腹部/盆腔增强 MRI 完成 GIST 分期诊断。对于 >2cm 的胃 GIST 和位于其他解剖部位的 GIST 需行腹部/盆腔增强 CT 和/或腹部/盆腔增强 MRI 进行定性诊断、危险度评估、分期诊断。除此之外,还应考虑胸部影像学(胸片或 CT)检查。

2. 首选 MRI 行直肠 GIST 影像检查的原因是什么?

发生于直肠的 GIST,特别是发生于直肠下段或肛管区域的 GIST,需决策是否能够保留肛门。因此,与直肠癌相似,需要明确直肠 GIST 下缘与肛缘距离是否小于 5cm,或肿瘤与肛管周围肌肉距离小于 1mm,或肿瘤与相邻器官距离是否小于 1mm 等与保留肛门手术密切相关的信息。相比其他方法而言,高分辨率盆腔 MRI 是目前能够提供上述信息的最佳方法。

(王屹 柴帆)

第五节 胃肠间质瘤的诊断和鉴别诊断

【基本理论】

GIST 是来自间质卡哈尔细胞的胃肠道黏膜下肿瘤,占胃恶性肿瘤的 2%~3%。基于 CT 的高空间分辨率和软组织分辨率,GIST 的生长方式可分为如下四型:Ⅰ型(壁间型)、Ⅱ型(腔内型)、Ⅲ型(腔外型)和Ⅳ型(哑铃型)(图 2-8)。GIST 能发生在胃肠道的任何地方,包括食管、胃、小肠或结肠,也能发生于肠系膜、大网膜或腹膜后。胃是最常见的部位,其次是小肠,很少发生在食管。其中胃体是最常见的部位,其次是胃底和胃窦。

1. GIST 的影像学表现

GIST 的影像学表现根据肿瘤的生长方式和大小不一而表现多样。

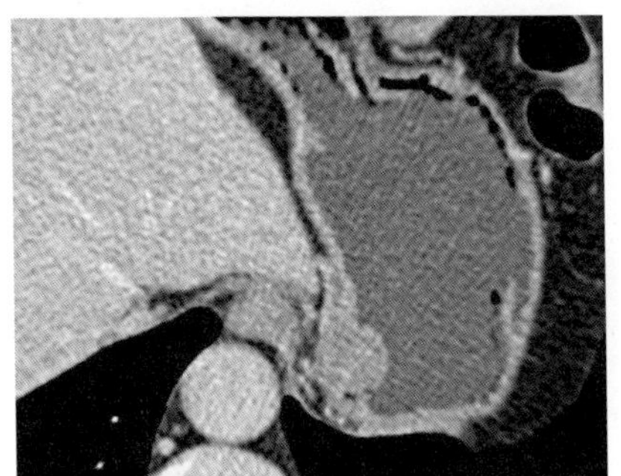

图 2-8 A

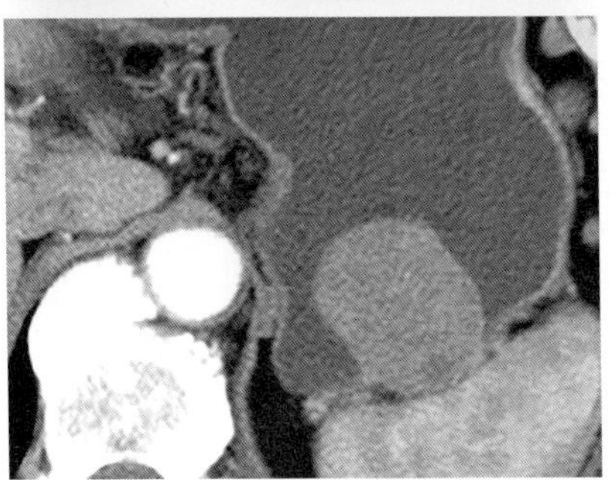

图 2-8 B

图 2-8 C

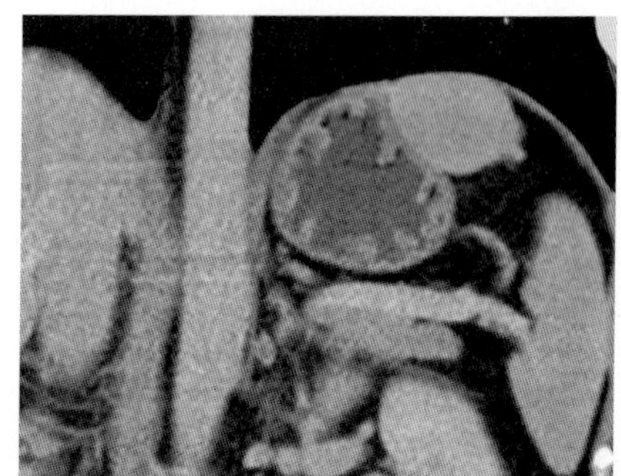

图 2-8 D

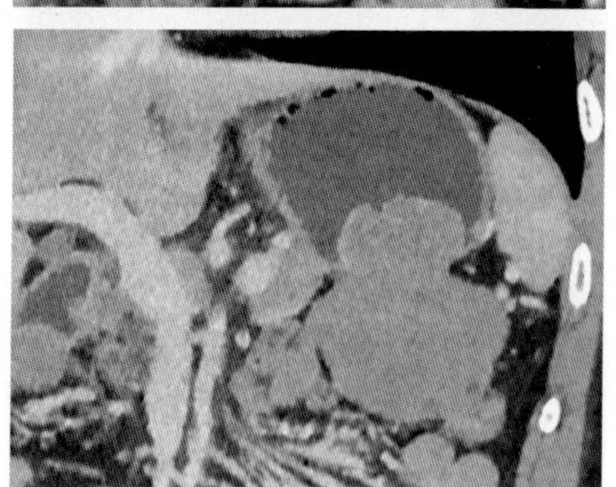

图 2-8 GIST 的生长方式

A. Ⅰ型(壁间型);B. Ⅱ型(腔内型);C. Ⅲ型(腔外型);D. Ⅳ型(哑铃型)。

(1) 上消化道造影：腔内型及哑铃型 GIST 会引起胃腔大小的改变，向腔内凸出的肿块会使胃腔变形、变小，但肿块与正常胃壁分界清晰；覆盖于病变表面的局部黏膜皱襞可变平或消失，但无黏膜破坏；此外，较大肿块会出现黏膜面的溃疡，造影时可见单发或多发龛影，也被称为“牛眼征”（图 2-9）。壁间型和腔外型 GIST，胃腔受压变形不显著，黏膜也无异常，在造影检查时容易漏诊。

(2) CT：GIST 一般为富血供肿块，增强扫描呈持续高强化。GIST 起源于黏膜下，胃肠道黏膜面多光滑连续，呈“桥样”皱襞征象。体积大者常见变性，出血、坏死、囊变，表现为肿块内部不规则片状无强化的低密度区。

小 GIST 表现为壁间型黏膜下肿块，类圆形，边缘光滑，密度均匀，增强后呈轻中度强化。大 GIST 可呈腔内型、腔外型或哑铃型，边缘可分叶，密度均匀或不均匀，增强后明显强化。部分大 GIST 由于胃肠黏膜面发生溃疡，与胃肠腔相通后可在肿块内见气液平面。

GIST 以膨胀性生长方式多见(76%)，边界多清晰，邻近组织多受压推挤，极少发生邻近脏器侵犯(3%)。GIST 可发生肝、腹腔种植等转移，但淋巴结转移少见。多平面重建有助于观察肿瘤与胃壁的关系（图 2-10）。

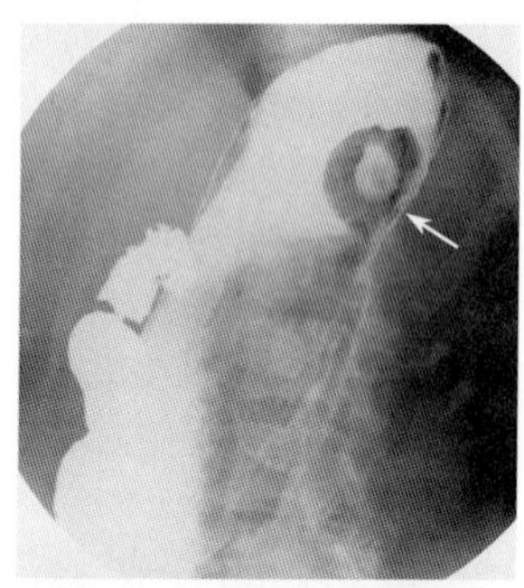

图 2-9 A

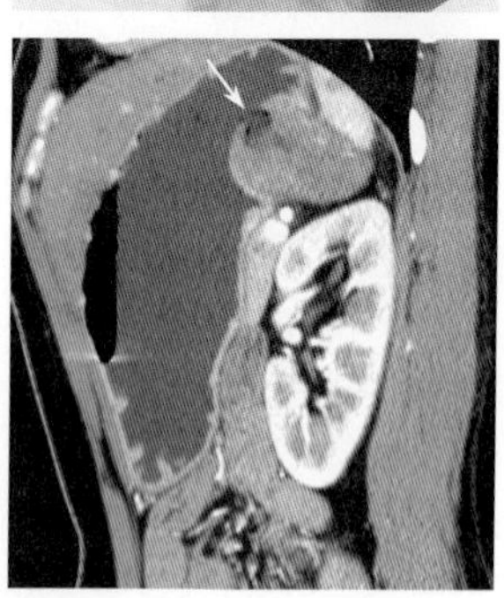

图 2-9 B

图 2-9 GIST 溃疡"牛眼征"表现

35 岁女性，呕血待查。A. 上消化道造影示胃底可见一类圆形充盈缺损，边缘光滑，其内可见小圆形龛影形成，形似"牛眼"（箭头）；B. 增强 CT 矢状位重建示胃底后壁黏膜下可见一大小约 4cm 的软组织肿块影，边界清晰，增强后明显强化，肿块向腔内外生长（哑铃型），表面可见一 1.5cm 大溃疡（箭头）。

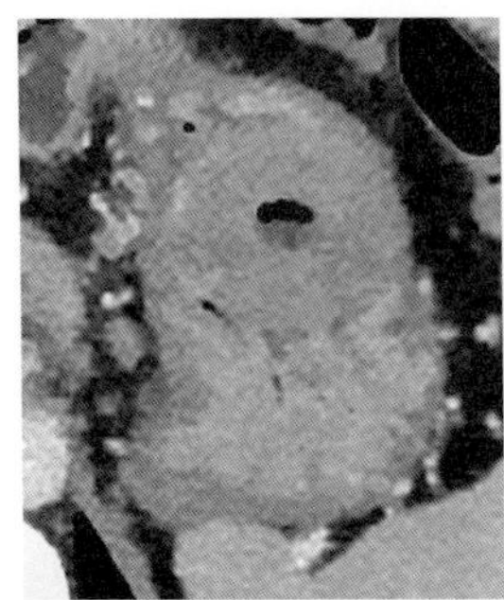

图 2-10 A

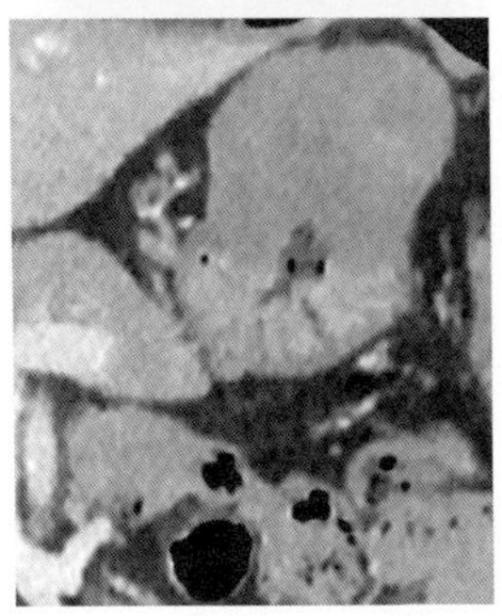

图 2-10 B

图 2-10　GIST 的 CT 多平面重建

56岁女性，间断腹胀。A. 胃体可见一类圆形肿块，其内可见气液平面；B. 冠状位重建可更清晰判断肿块位于胃体大弯侧，为哑铃型，黏膜面可见溃疡。

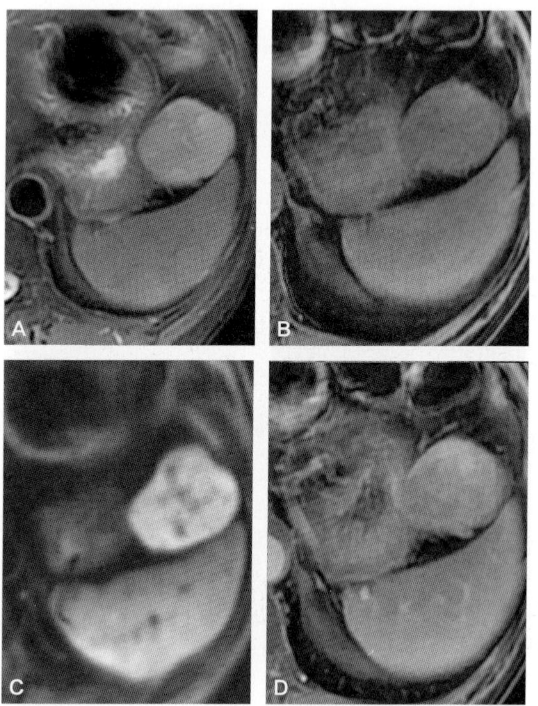

图 2-11 GIST 的 MRI 表现

67岁女性，查体发现腹部占位。胃体大弯侧一异常信号肿块，腔外型，边界清晰，边缘光滑。A. T2WI 上呈稍高信号；B. T1WI 上呈等信号；C. DWI 上呈高信号；D. 增强后明显强化。

(3) MRI:GIST 肿块在 T1WI 上呈等或稍低信号,T2WI 上呈等或稍高信号,DWI 上呈高信号,增强后明显强化(图 2-11)。体积大者内部可出现出血、坏死、囊变,其中出血区域在 T1WI 上呈高信号,增强后无明显强化(图 2-12)。

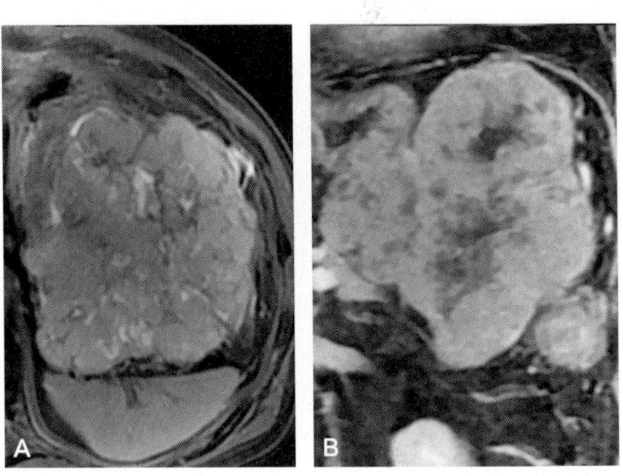

图 2-12 GIST 出血坏死的 MRI 表现

80 岁男性,查体发现腹部占位。A. T1WI 平扫示胃底腔外巨大肿块,边缘分叶,内部可见出血坏死;B. T1WI 增强扫描示病灶增强后不均匀强化,周围脏器推挤而无侵犯。

2. GIST 的鉴别诊断

GIST 需要和平滑肌瘤、神经源性肿瘤、血管球瘤等黏膜下肿瘤进行鉴别，前两者有时单纯依靠影像表现鉴别困难，需要病理免疫组织化学的辅助。GIST 有时也需要和胃淋巴瘤、胃癌等恶性肿瘤进行鉴别。

【临床实践】

1. GIST 和平滑肌瘤、神经源性肿瘤、血管球瘤等黏膜下肿瘤如何进行鉴别?

胃肠道平滑肌瘤为良性肿瘤，同样起源于黏膜下。与 GIST 的鉴别点：胃平滑肌瘤好发于近端胃，密度均匀，形态扁长，强化程度低于 GIST（图 2-13）。

胃肠道神经鞘瘤为良性肿瘤，同样起源于黏膜下，罕见，同样好发于胃体。与 GIST 的鉴别点：胃肠道神经鞘瘤易出现肿大淋巴结，强化程度低于 GIST。胃神经鞘瘤免疫组织化学 CD117、CD34 和 DOG1 阴性，而 S-100 阳性。

胃肠道血管球瘤为良性肿瘤，同样起源于黏膜下，罕见。与 GIST 的鉴别点：胃肠道血管球瘤好发于胃窦和十二指肠，表现为血管瘤样强化模式，强化程度明显高于 GIST（图 2-14）。

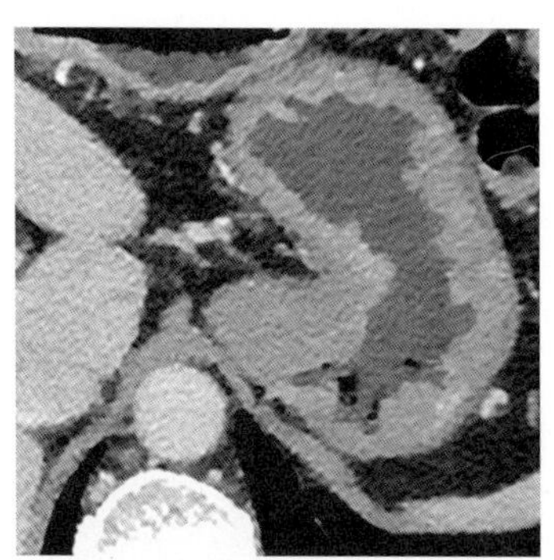

图 2-13　胃平滑肌瘤的 CT 表现

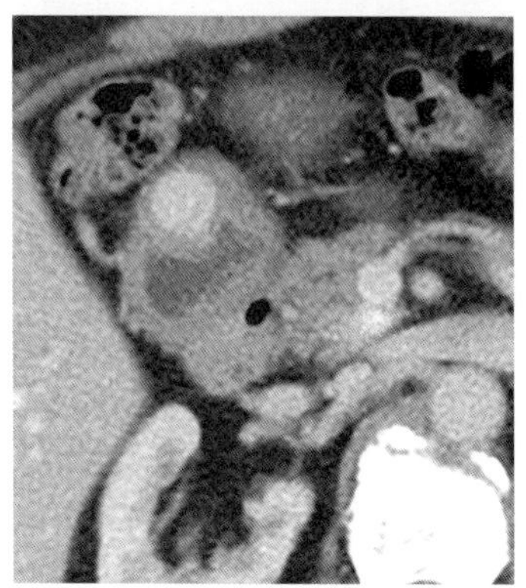

图 2-14　胃血管球瘤的 CT 表现

2. GIST 和胃淋巴瘤、胃癌等恶性肿瘤如何进行鉴别?

胃淋巴瘤:表现为弥漫性胃壁增厚,以累及胃体、胃窦多见。与 GIST 的鉴别点:胃淋巴瘤病变范围广,密度均匀,增强后轻度强化,并且可伴有淋巴结肿大(图 2-15)。

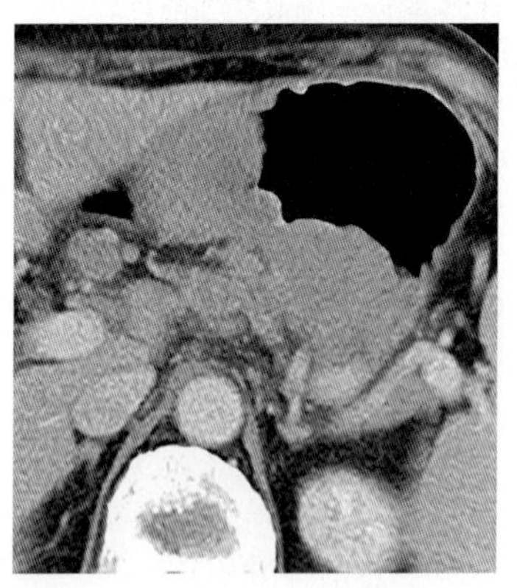

图 2-15 胃淋巴瘤的 CT 表现

进展期胃癌:胃癌 Borrmann Ⅰ型和Ⅱ型可表现为腔内肿块。与 GIST 的鉴别点:胃癌肿块表面的黏膜被破坏,“桥样”皱襞征阴性,且会出现胃周淋巴结转移(图 2-16)。

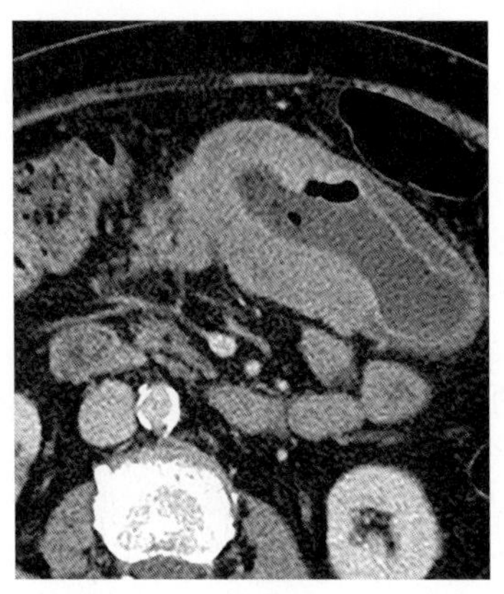

图 2-16　胃癌的 CT 表现
79 岁女性，胃癌伴淋巴结转移。

（王屹　姚旬）

第六节　胃肠间质瘤的术前评估

【基本理论】

手术切除是局限性 GIST 和潜在可切除 GIST 的首选治疗方法。多种影像学方法可在术前对肿瘤进行定位定性、范围测量、评价周围器官侵犯情况，包括内镜、EUS 和腹部增强 CT 等。影像学方法测量的肿瘤大小是术前能够获得的唯一危险度评价标准。

1. 内镜常作为胃肠道病灶初筛手段，其可在消化道内直接观察病变，但对于形态相似的病灶难以进行定性诊断。对于内镜初筛后怀疑胃肠道 GIST 的患者，EUS 可作为进一步检查的影像方法。EUS 可评估肿瘤大小、边缘，并清晰显示胃肠道起源层次、与邻近器官的关系以及周围淋巴结转移情况。对于≤2cm 的 GIST，一旦 EUS 发现边缘不规则，溃疡、出血、囊变、坏死及回声不均匀等与高风险因素，提示存在手术外科手术切除的必要性。然而，由于探查范围有限，EUS 无法明确胃肠道外种植转移及远处淋巴结转移情况，不利于全面评价和术前分期诊断。

2. 腹部增强 CT 是 >2cm GIST 术前评价的首选方法。目的是对于 GIST 原发肿瘤定位、定性、风险因素分析、范围测量、是否侵犯周围器官，淋巴结转移、肝脏转移及腹膜腔种植转移。由于初诊腹腔外转移极其罕见，胸部 CT 极少作为初诊影像诊断方法。CT 增强扫描还可作为 GIST 靶向治疗前后的疗效评价手段，治疗后影像评价不仅限于效果判断，更需明确肿瘤大小及治疗后毗邻关系，为手术决策提供依据。基于 CT 扫描的 Choi 标准是目前临床常用的治疗评效指标之一。此外，近期研究指出，CT 纹理特征及组学分析可为危险度评估提供新指标。

3. 腹部增强 MRI 可作为 CT 增强扫描禁忌或怀疑肝转移而不能确定诊断时的进一步检查手段。DWI 可检测组织中水分子扩散受限程度，其在发现转移灶方面具有高灵敏度；其定量指标表观弥散系数（apparent diffusion coefficient，ADC）可定量反映肿瘤细胞增殖情况、辅助判断 GIST 的良恶性，在临床治疗方案选择及预后预测方面具有重要意义。如常规 MRI 平扫及增强扫描不能确定诊断时，推荐采用肝细胞特异性造影剂，而且 DWI 联合肝脏细胞特异性造影剂将进一步提高诊断敏感性，以发现微小转移瘤，为完全切除提供依据。

4. PET/CT 可用于探查上述影像方法仍无法确定的全身转移灶，是常规影像学检查的有效补充。其定量功能指标基线水平的 SUV_{max} 可反映病灶的生物学活性，协助预测 GIST 的恶性潜能及患者预后情况。

5. 对于发生于胃食管结合部、十二指肠曲及直肠等特殊部位的 GIST 需明确手术相关问题。发生于胃食管结合部者需要矢状位和冠状位重建 CT 图像，明确肿瘤与膈脚、食管、肝脏、脾脏等相邻器官的位置关系。发生于十二指肠的 GIST 需行充分的 CT 检查前准备，令十二指肠充盈，以明确 GIST 与十二指肠乳头间的位置关系，目标是尽最大可能保留胆总管以及胰管等重要器官，避免不必要的胰、胆管及十二指肠切除术。发生于直肠的 GIST 需要 MRI 明确其与直肠肛管及周围结构和器官的关系，尽可能行保肛手术。

【临床实践】

1. 为何不推荐腹部增强 MRI 和 PET/CT 作为 GIST 术前常规检查方法?

MRI 是观察消化道的实用影像手段之一，由于其软组织分辨率较高，且 DWI 在探查水分子自由扩散方面具有高灵敏度，因此，即使未注射造影剂亦可区分肿瘤与邻近脏器，在探查肝转移瘤和盆腔病灶方面的能力优于 CT。但 MRI 扫描存在以下局限性：①MRI 扫描时间明显长于 CT，因此，成像质量会受到胃肠道蠕动的影响；②MRI 空间分辨率低于 CT，限制了其用于评估小病灶的能力；③尽管 MRI 可以从任意方位扫描，但却无法获取三维数据信息，无法根据诊断需求进行后期图像重建；④GIST 原发灶的信号特征缺乏特异性，故 MRI 在鉴别诊断方面能力劣于 CT。

全身 PET/CT 在早期发现 GIST 原发病灶及转移灶方面具有优于其他影像学检查的能力。既往小样本研究结果表明 ^{18}F-FDG 摄取是 GIST 恶性度的预测因素。但其普及率低、价格昂贵的特点限制了其作为

GIST 的常规术前评估方法。目前 PET/CT 多用于评价进展期病灶的分期，以及评估甲磺酸伊马替尼治疗疗效。

2. 腹部增强 CT 与 EUS 在诊断和评估 GIST 危险度方面的准确性如何?

对于直径≤2cm 的小 GIST，腹部增强 CT 扫描的病灶发现率低于 EUS，且难以进行准确定性诊断。但笔者既往研究表明，对于经 EUS 或胃镜已经检测到的直径超过 1cm 的胃小 GIST，腹部增强 CT 的病灶发现率可达 100%，且增强 CT 提示的强化不均匀、坏死等高危因素与 EUS 具有较高或中等一致性，故其在后续随访过程中可起到 EUS 的替代作用。

对于直径 >2cm 的 GIST，腹部增强 CT 的诊断准确性与 EUS 近似，且均可用于术前预测 GIST 危险度分级。Chen 等研究表明，CT 评价的肿瘤直径 >5cm、外生 / 混合型的生长方式，以及 EUS 评价的肿瘤直径 >5cm 和囊变是高危险度 GIST 的独立危险因素；CT 评价的邻近器官侵犯、EUS 评价的浆膜受侵为患者不良预后的独立危险因素。

3. 影像组学在 GIST 的术前诊断方面有何价值?

临床实践中，尽管许多既往研究表明大小、部位、边缘、CT 强化模式等大体影像因素与 GIST 恶性程度及远期预后有关，但临床中仍有一部分缺乏影像不良因素的患者发生远处转移，故术前预测高危险度GIST仍存在挑战。

影像组学可以通过高通量提取定量数据，从而发现肉眼难以评估的影像学特征。影像组学在GIST方面的应用主要包括以下几个方面：

(1) 鉴别GIST与其他肿瘤：Ba-Ssalamah等研究结果表明，基于动脉期及静脉期CT图像的纹理分析在鉴别胃GIST与胃癌、胃淋巴瘤方面具有较高准确性；此外，Lu等发现基于增强CT的直方图特征在鉴别壶腹周围区域的GIST与十二指肠腺癌和胰腺导管腺癌方面具有优越的诊断效能。

(2) GIST危险度分级和预后预测：Ren等发现的大样本研究表明，影像组学模型在术前鉴别高危与低危GIST方面具有优越的诊断效能，训练集和验证集的曲线下面积(area under the curve，AUC)分别可达0.935和0.933。此外，Chen等分别使用支持向量机和残差神经网络的方法建立了预测局限性GIST病理危险度和患者术后3年、5年无复发生存率的组学模型，并得到了良好乃至近乎完美的诊断效能。

(3) 预测GIST突变状态：Xu等比较了影像组学特征和肉眼观察在鉴别*KIT*第11号外显子突变方面的效能，其结果表明影像组学的标准差与*KIT*第11号外显子突变有强相关性，而肉眼无法根据大体影像

特征识别 *KIT* 第 11 号外显子突变状态。尽管如此，目前将影像组学与基因突变状态相关联的研究，即影像基因组学研究较少，未来仍需进一步行大样本量研究探讨。

（王屹　贾晓璇）

第七节　胃肠间质瘤的靶向治疗疗效评估

【基本理论】

目前国际上公认的 RECIST（response evaluation criteria in solid tumors）（表 2-1）将 >1cm 的靶病灶长径缩小 30% 或以上判断为治疗缓解（partial response，PR），增大 20% 或以上判断为治疗进展（progressive disease，PD），相对客观且应用方便。然而，靶向治疗相对于传统化疗作用方式的不同，导致肿瘤在靶向治疗过程中影像学征象变化较为特殊。靶向治疗有效者组织成分改变较早且形式多样，可表现为囊变、黏液变、出血、坏死等多种情况（图 2-17），而肿瘤体积可能缩小不明显，甚至由于囊变或黏液变，显著增多的液性成分导致肿瘤体积明显增大。RECIST 仅考虑肿瘤体积因素，无法反映靶向治疗早期的肿瘤组织成

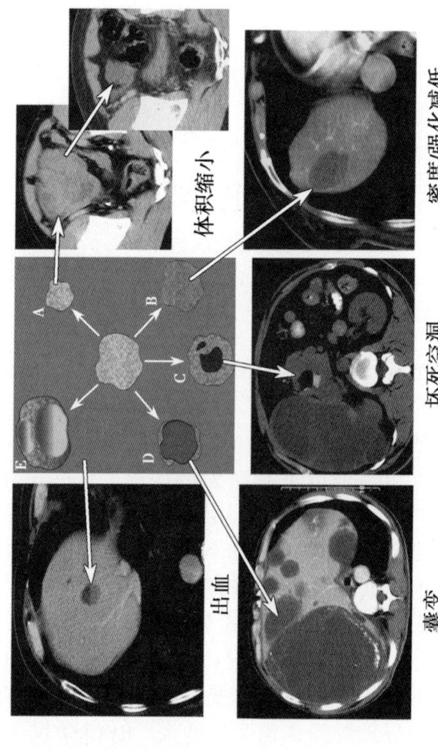

图 2-17 GIST 靶向治疗后组织成分变化形式

分改变，尤其对于囊变导致体积增大病例无法进行客观评估，其评价肿瘤靶向治疗疗效的价值因而备受质疑。

针对 RECIST 存在的问题，Choi 等结合病灶增强 CT 值的变化率提出了新的 GIST 靶向治疗评效标准——Choi 标准（表 2-1）。CT 值（单位为 Hounsfield unit，Hu）是可以反映肿瘤治疗后病理组织学变化的半定量指标。GIST 治疗后组织发生变性、坏死囊变或黏液变，血供随之减少，注射造影剂后碘在肿瘤内部的分布减少，导致强化 CT 值降低。Choi 标准规定：如治疗后 CT 值下降超过 15%，即便体积增大，亦应认为治疗有效（图 2-18）。结果发现 Choi 标准较 RECIST 可更好预测肿瘤进展时间（time to tumor progression，TTP）。

表 2-1　RECIST 1.1 及 Choi 标准定义

疗效	RECIST 1.1	Choi 标准
CR	全部病灶消失，无新发病灶	全部病灶消失，无新发病灶
PR	肿瘤长径缩小≥30%	肿瘤长径缩小≥10% 或肿瘤密度减小≥15% 无新发病灶 非靶病灶无明显进展

续表

疗效	RECIST 1.1	Choi 标准
SD	不符合 CR、PR 或 PD 标准	不符合 CR、PR 或 PD 标准 无肿瘤进展引起的症状恶化
PD	肿瘤长径增大≥20%或出现新发病灶	肿瘤长径增大≥10%,且密度变化不符合 PR 标准 出现新发病灶 新的瘤内结节或已有瘤内结节体积增大

注:CR. complete response,完全缓解;PR. partial response,部分缓解;SD. stable disease,疾病稳定;PD. progressive disease,疾病进展。

为了准确测量相关指标,CT 检查时应注意扫描范围和时相,要有 50~70 秒的静脉期图像。保持基线和各监测时间点扫描参数一致。靶病灶选取参照 RECIST 1.1 规定。测量方法:轴位图像测量肿瘤最大长径;增强静脉期于肿瘤最大层面采用曲线边缘描记法获得肿瘤整体 CT 值(Hu)。基线检查病灶内即有明显囊变区域者,勾画感兴趣区(region of interest,ROI)时应避开。

遇有治疗后肿瘤出血、钙化等特殊情况影响 CT 值主观测量时,可结合 MRI 功能成像进一步观察。MRI 软组织分辨率高于其他影像学方法,且无电离辐

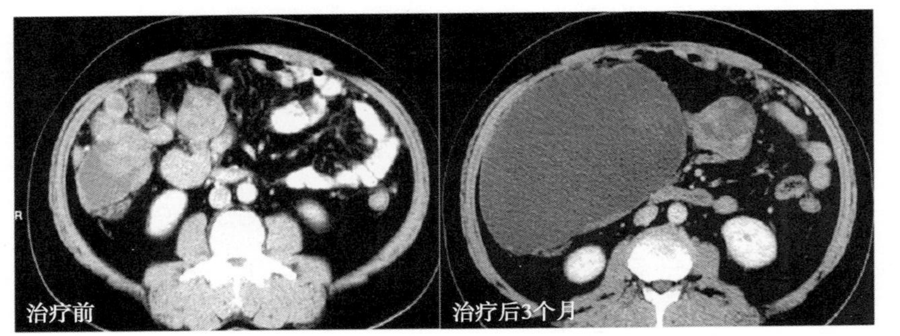

图 2-18　Choi 标准评价疗效

小肠 GIST，用药后 3 个月病灶长径增加 237%，依据 RECIST 1.1，评价为 PD，但该病灶治疗后 CT 值降低 72%，依据 Choi 标准评价为 PR，后续随访观察，该患者无进展生存期（PFS）>6 年。

射,可在短期内反复应用。DWI 是研究相对成熟的功能影像学方法。DWI 可通过水分子扩散运动状态的改变,无创性检测组织内部微观结构的变化。肿瘤组织中细胞密度高、间质成分多,组织间隙中水分子扩散运动受限而在 DWI 上表现为高信号;靶向治疗后肿瘤细胞凋亡,细胞体积缩小、水分子扩散间距增大而运动自由度增高,DWI 图像信号减低,从而早期检出疗效变化(图 2-19)。但目前尚无大样本研究结果提出可供临床应用的阈值标准。

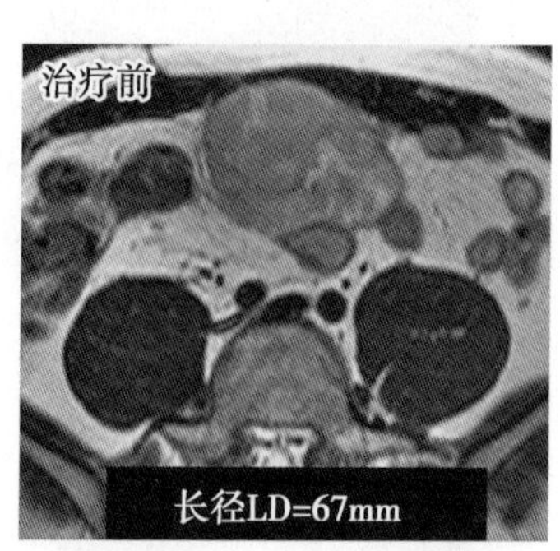

图 2-19 A

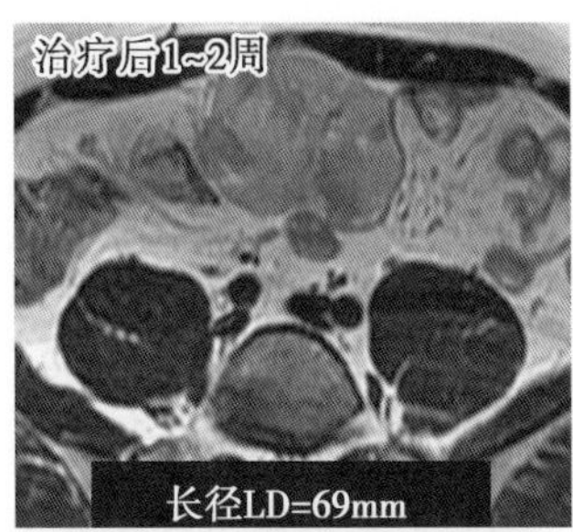

图 2-19 B

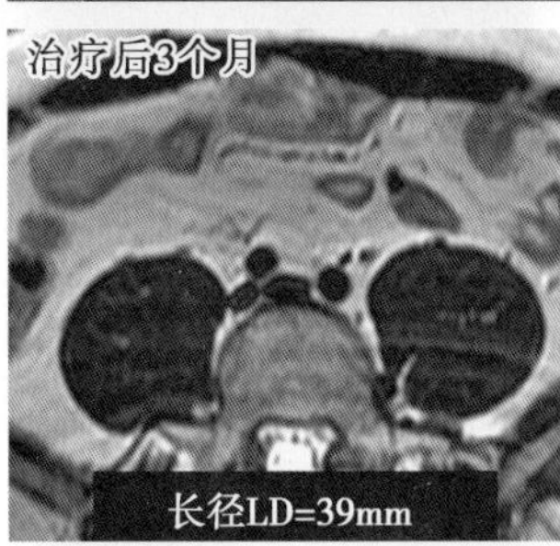

图 2-19 C

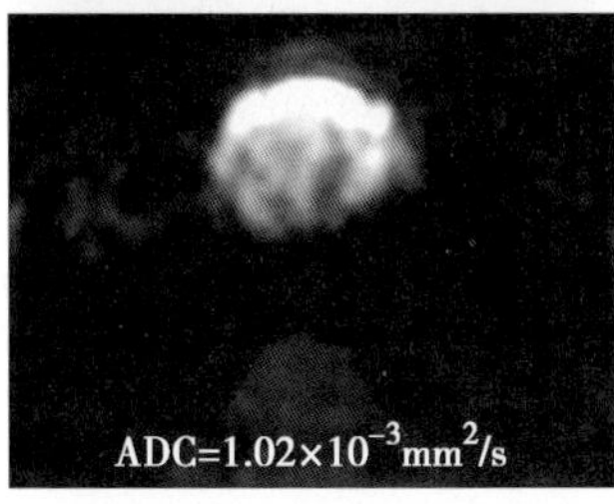

图 2-19 D

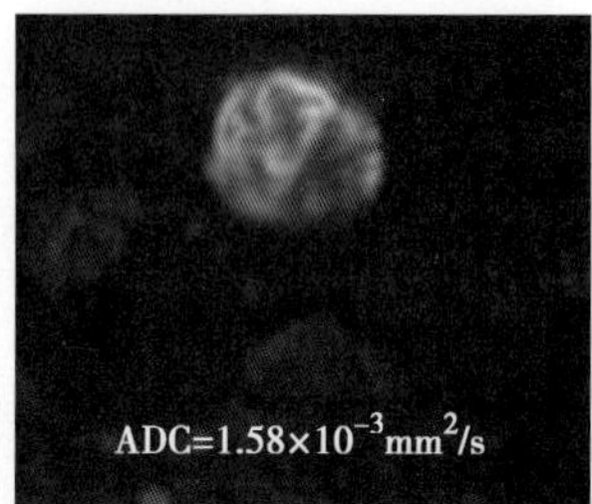

图 2-19 E

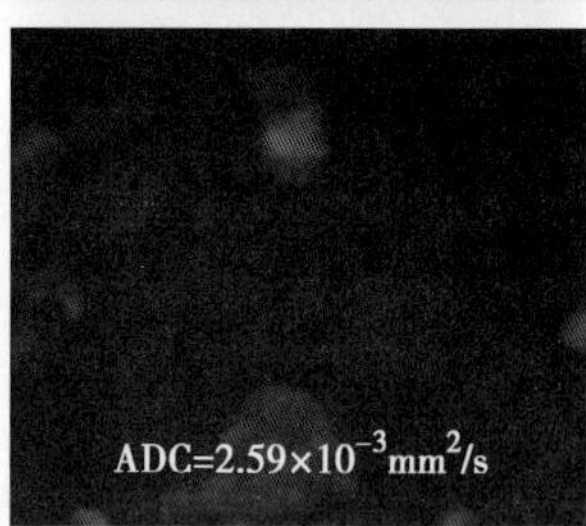

图 2-19 F

治疗有效组：%△ADC=54.9%；%△LD=3.0%

图 2-19 GIST 靶向治疗疗效评价

一例小肠 GIST 患者靶向治疗 DWI 早期预测疗效。A. 治疗前 T2WI 图像显示小肠外生性肿物，混杂长 T2 信号；B. 治疗后 1 周肿瘤体积变化不大；C. 治疗后 3 个月体积明显缩小；D. 治疗前 DWI 图像显示肿瘤呈明显高信号；E. 治疗后 1 周 DWI 信号显著降低；F. 治疗后 3 个月疗效达 PR，DWI 上肿瘤高信号区基本消失；%△ADC=(治疗前 ADC- 治疗后 ADC)/ 治疗前 ADC×100%；%△LD=(治疗前长径 - 治疗后长径)/ 治疗前长径 ×100%。

【临床实践】

1. GIST 靶向治疗后内部坏死、强化减低是否一定代表治疗有效?

肿瘤坏死不一定都代表药物治疗有效。当肿瘤快速进展,体积迅速增大导致内部血供不足时,同样可能发生坏死的情况,此时应结合肿瘤整体形态特征及实性强化部分的特征综合判断。

2. GIST 靶向治疗后瘤内结节进展模式是如何定义的,如何应用?

瘤内结节进展模式(“node-in-cyst”或“node-in-mass”)是 MD Anderson 的 HS Choi 教授于 2007 年发表于 *JCO* 的文章中提到的,是指治疗有效的病灶发生继发耐药,在之前坏死或囊变的肿瘤成分内重新出现高强化实性结节或肿块的征象。影像诊断时应注意鉴别瘤内出血、脓肿等造成强化/信号异常的情况。诊断不清时不要过早给出进展的结论,可结合分子功能影像手段或通过增加访视点等方式进一步确认。

3. 功能影像能否应用于 GIST 靶向治疗的疗效评价?

功能影像主要指除了形态影像学之外的手段,主要包括 PET 及磁共振功能成像序列。PET 可以反映 GIST 组织代谢改变,已被国内外多项指南推荐为

GIST 靶向治疗疗效评价的影像学手段，但目前尚缺乏明确的判效阈值，以及受限于卫生经济学因素无法推广应用。磁共振功能成像应用最多的手段包括弥散加权成像（DWI）以及灌注加权成像（PWI），目前在 GIST 已有多项小样本研究证实其潜在价值，但因受限于不同中心扫描参数的差异，同样缺乏可供临床参考的判效阈值。目前功能影像可作为针对一些特殊情况（如后线药物早期判效）的辅助手段，但无法单独提供疗效判定指标。

（唐磊　李佳铮）

参考文献

[1] CALETTI G, DEVIERE J, FOCKENS P, et al. Guidelines of the European Society of Gastrointestinal Endoscopy (ESGE) Part Ⅱ: Retroperitoneum and large bowel, training [J]. Endoscopy, 1996, 28(7):626-628.

[2] ROSCH T, KAPFER B, WILL U, et al. Accuracy of endoscopic ultrasonography in upper gastrointestinal submucosal lesions: a prospective multicenter study [J]. Scand J Gastroenterol, 2002, 37(7):856-862.

[3] NISHIDA T, GOTO O, RAUT C P, et al. Diagnostic and treatment strategy for small gastrointestinal stromal tumors [J]. Cancer, 2016, 122(20):3110-3118.

[4] LEE H L. Advances in the management of upper gastrointestinal subepithelial tumor: pathologic diagnosis using endoscopy without endoscopic ultrasound-guided biopsy [J]. Clin Endosc, 2016, 49(3): 216-219.

[5] DEMETRI G D, VON MEHREN M, ANTONESCU C R, et al. NCCN Task Force report: update on the management of patients with gastrointestinal stromal tumors [J]. J Natl Compr Canc Netw, 2010, 8(Suppl 2): S1-S44.

[6] 中国医师协会外科医师分会胃肠道间质瘤诊疗专业委员会，中华医学会外科学分会胃肠外科学组. GIST 规范化外科治疗中国专家共识(2018 版)[J]. 中国实用外科杂志，2018，38(9)：965-973.

[7] CASALI P G, ABECASSIS N, ARO H T, et al. Gastrointestinal stromal tumours: ESMO-EURACAN Clinical Practice Guidelines for diagnosis, treatment and follow-up [J]. Ann Oncol, 2018, 29(Suppl 4): iv68-iv78.

[8] CHEN T, XU L, DONG X, et al. The roles of CT and EUS in the preoperative evaluation of gastric gastrointestinal stromal tumors larger than 2 cm [J]. Eur Radiol, 2019, 29(5): 2481-2489.

[9] YU M H, LEE J M, BAEK J H, et al. MRI features of gastrointestinal stromal tumors [J]. AJR Am J Roentgenol, 2014, 203(5): 980-991.

[10] CHOI H, CHARNSANGAVEJ C, FARIA S C, et al. Correlation of computed tomography and positron emission tomography in patients with metastatic gastrointestinal stromal tumor treated at a single institution with imatinib mesylate: proposal of new computed

tomography response criteria [J]. J Clin Oncol,2007,25(13):1753-1759.

[11] DUDECK O,ZEILE M,REICHARDT P,et al. Comparison of RECIST and Choi criteria for computed tomographic response evaluation in patients with advanced gastrointestinal stromal tumor treated with sunitinib [J]. Ann Oncol,2011(22):1828-1833.

[12] 中国临床肿瘤学会胃肠间质瘤专家委员会. 中国胃肠道间质瘤诊断治疗共识(2017 年版) [J]. 肿瘤综合治疗电子杂志,2018,4(1):31-43.

[13] TANG L,ZHANG X P,SUN Y S,et al. Gastrointestinal stromal tumors treated with imatinib mesylate:Apparent diffusion coefficient in the evaluation of therapy response in patients [J]. Radiology,2011,258(3):729-738.

[14] JIA X,LIU YT,ZHAO J,et al. Could computed tomography be used as a surrogate of endoscopic ultrasonography in the screening and surveillance of small gastric Gastrointestinal stromal tumors [J]. Eur J Radiol,2021(135):109463.

[15] FARAG S,GEUS-OEI L-F D E,VAN DER GRAAF W T,et al. Early evaluation of response using ^{18}F-FDG PET influences management in gastrointestinal stromal tumor patients treated with neoadjuvant imatinib [J]. J Nucl Med,2018(59):194-196.

[16] GOERRES G W,STUPP R,BARGHOUTH G,et al. The value of PET,CT and in-line PET/CT in patients with gastrointestinal stromal tumours:long-term outcome of treatment with imatinib

mesylate [J]. Eur J Nucl Med Mol Imaging, 2005 (32): 153-162.

[17] ANTOCH G, KANJA J, BAUER S, et al. Comparison of PET, CT, and dual-modality PET/CT imaging for monitoring of imatinib (STI571) therapy in patients with gastrointestinal stromal tumors[J]. J Nucl Med, 2004, 45 (3): 357-365.

[18] MIYAKE K K, NAKAMOTO Y, MIKAMI Y, et al. The predictive value of preoperative ^{18}F-fluorodeoxyglucose PET for postoperative recurrence in patients with localized primary gastrointestinal stromal tumour [J]. Eur Radiol, 2016 (26): 4664-4674.

[19] YOUNG H, BAUM R, CREMERIUS U, et al. Measurement of clinical and subclinical tumour response using [^{18}F]-uorodeoxy-glucose and positron emission tomography: review and 1999 EORTC recommendations [J]. Eur J Cancer, 1999, 35 (13): 1773-1782.

[20] YOKOYAMA K, TSUCHIYA J, NAKAMOTO Y, et al. Additional value of [^{18}F]FDG PET or PET/CT for response assessment of patients with gastrointestinal stromal tumor undergoing molecular targeted therapy: a meta-analysis [J]. Diagnostics, 2021 (11): 475.

[21] KANG H C, MENIAS C O, GABALLAH A H, et al. Beyond the GIST: mesenchymal tumors of the stomach [J]. Radiographics, 2013, 33 (6): 1673-1690.

[22] LEE M J, LIM J S, KWON J E, et al. Gastric true leiomyoma: computed tomographic findings and pathological correlation [J]. J Comput Assist Tomogr, 2007, 31 (2): 204.

[23] HUR B Y, KIM S H, CHOI J Y, et al. Gastroduodenal glomus

tumors: differentiation from other subepithelial lesions based on dynamic contrast-enhanced CT findings [J]. AJR Am J Roentgenol, 2011, 197(6): 1351-1359.

[24] NISHIDA T, HIROTA S, YANAGISAWA A, et al. Clinical practice guidelines for gastrointestinal stromal tumor (GIST) in Japan: English version [J]. Int J Clin Oncol, 2008, 13(5): 416-430.

[25] KOO D H, RYU M H, KIM K M, et al. Asian consensus guidelines for the diagnosis and management of gastrointestinal stromal tumor [J]. Cancer Res Treat, 2016, 48(4): 1155-1166.

[26] KALKMANN J, ZEILE M, ANTOCH G, et al. Consensus report on the radiological management of patients with gastrointestinal stromal tumours (GIST): recommendations of the German GIST Imaging Working Group [J]. Cancer Imaging, 2012(12): 126-135.

[27] HUH C W, JUNG D H, KIM J S, et al. CT versus endoscopic ultrasound for differentiating small (2-5 cm) gastrointestinal stromal tumors from leiomyomas [J]. AJR Am J Roentgenol, 2019, 213(3): 586-591.

[28] CHEN T, NING Z Y, XU L L, et al. Radiomics nomogram for predicting the malignant potential of gastrointestinal stromal tumours preoperatively [J]. Eur Radiol, 2019, 29(3): 1074-1082.

[29] EISENHAUER E A, THERASSE P, BOGAERTS J, et al. New response evaluation criteria in solid tumours: revised RECIST guideline (version 1.1) [J]. Eur J Cancer, 2009, 45(2): 228-247.

第三章

胃肠间质瘤的内科治疗

第一节　胃肠间质瘤的辅助治疗

【基本理论】

辅助治疗应根据危险度分级(《中国胃肠间质瘤诊断治疗共识(2017 年版)》)、有无肿瘤破裂、基因分型及术后恢复状况,同时结合辅助治疗循证医学证据来共同决定。

原则上,低危或极低危患者不推荐辅助治疗,中危与高危患者推荐辅助治疗。两项辅助治疗的随机对照研究中,甲磺酸伊马替尼辅助治疗可显著改善无复发生存率,3 年辅助治疗可延长总生存期。辅助治疗唯一推荐药物为甲磺酸伊马替尼。推荐术后 4~8

周内开始辅助治疗，在治疗期间可根据患者的不良反应酌情调整药物剂量。

甲磺酸伊马替尼辅助治疗的最终时限尚无统一结论，依据现有循证医学证据与专家共识，推荐胃来源的中危 GIST，甲磺酸伊马替尼 400mg/d 辅助治疗 1 年；非胃（主要为十二指肠、小肠、结直肠）来源的中危 GIST，建议甲磺酸伊马替尼 400mg/d 辅助治疗 3 年。高危患者（无论原发肿瘤部位），建议甲磺酸伊马替尼 400mg/d 辅助治疗 3 年。肿瘤破裂患者，存在更高的复发风险，建议甲磺酸伊马替尼辅助治疗可适当延长。

KIT/PDGFRA 基因突变与辅助治疗疗效存在一定相关性。*KIT* 第 11 号外显子突变辅助治疗获益明确，*KIT* 第 9 号外显子突变与野生型 GIST 辅助治疗能否获益存在争议，*PDGFRA* D842V 突变辅助治疗不获益，不建议辅助治疗。

【临床实践】

1. 辅助治疗最终时限应该为多久?

ACOSOG Z9001 试验与 SSGXVIII/AIO 研究分别评估了甲磺酸伊马替尼辅助治疗 1 年与 3 年的数据，并得出了现有的辅助治疗 3 年时限的推荐意见，但同时也发现，在停止甲磺酸伊马替尼辅助治疗后，患者的复发率出现明显升高的趋势,也提出了辅助治疗 3 年或许仍不足够的问题。目前,已经有进一步延长辅助时间的对照研究在进行中,但尚未有结论。因此,目前关于辅助治疗存在一个"灰色地带",也是医生和患者均在纠结的问题,并出现了诸如"同一个案例,不同医生给出不同的辅助治疗时间建议"的情况,为临床诊疗带来了困难。

对于这个问题,建议遵循诊疗常规来处理,就不会过于纠结,即依据现有循证医学证据与行业指南,对高度复发风险患者均推荐辅助治疗 3 年,肿瘤破裂患者适当延长时间。同时,鼓励开展延长辅助治疗时间的临床研究以弥补循证医学证据的不足。当然,对于临床评估停药后复发风险较高的患者,在辅助治疗 3 年停药后,建议进行密切随诊,便于早期监测到复发,以提供最佳治疗方案。

2. *KIT* 基因第 9 号外显子突变与野生型 GIST 术后是否推荐辅助治疗?

同样来自 ACOSOG Z9001 试验与 SSGXVIII/AIO 研究的亚组分析均显示,*KIT* 基因第 9 号外显子突变与野生型 GIST 术后接受甲磺酸伊马替尼辅助治疗未显示出无复发生存的获益,因此,引出了该两类人群是否应接受辅助治疗的问题。

如果我们从国内外指南的视角来看这个问题就

会发现，目前尚没有任何指南明确提出这两类患者术后不推荐接受甲磺酸伊马替尼辅助治疗，这是因为循证医学证据的原因，因为上述两个结论来自前瞻性研究的亚组分析，不能作为直接证据用于指南推荐。因此，目前暂时还是依据危险度分级来确定患者是否为辅助治疗适合人群。但对于拟接受辅助治疗的 *KIT* 基因第 9 号外显子突变与野生型 GIST 患者，建议需要将辅助治疗是否获益存在争议的问题告知患者，同时叮嘱患者服药期间规律复查。

第二节 胃肠间质瘤的新辅助治疗

【基本理论】

GIST“新辅助治疗”之前使用的名称是“术前治疗”，在《CSCO 胃肠间质瘤诊疗指南 2021》中正式更改为“新辅助治疗”。

新辅助治疗的意义在于：减小肿瘤体积，降低临床分期；缩小手术范围，避免不必要的联合脏器切除，降低手术风险，同时增加根治性切除机会；对于特殊部位的肿瘤，可以保护重要脏器的结构和功能；对于瘤体巨大、术中破裂出血风险较大的患者，可以减少医源性播散的可能性。

新辅助治疗的适应证包括:术前估计难以达到R0切除;肿瘤体积巨大(>10cm),术中易出血、破裂,可能造成医源性播散;特殊部位的肿瘤(如胃食管结合部、十二指肠、低位直肠等),手术易损害重要脏器的功能;虽然肿瘤可以切除,但是估计手术风险较大,术后复发率和死亡率均较高;估计需要实施多脏器联合切除手术;复发转移的患者,切除困难者,也可先行药物治疗,待肿瘤缩小后实施减瘤手术。

新辅助治疗时间原则上推荐6~12个月,术后4周左右可考虑重新开始靶向药物治疗。

【临床实践】

1. GIST新辅助治疗如何进行药物选择?

新辅助治疗药物依据基因分型进行不同选择,*KIT*基因第11号外显子突变患者推荐甲磺酸伊马替尼400mg/d,*KIT*基因第9号外显子突变患者推荐甲磺酸伊马替尼600mg/d,*PDGFRA*第18号外显子突变首选阿伐替尼300mg/d治疗;*KIT*/*PDGFRA*野生型GIST新辅助治疗缺乏缓解率较高的药物,如诊断明确的*KIT*/*PDGFRA*野生型GIST,原则上不推荐新辅助治疗;如未行基因检测或基因状态不明确,鉴于KIT基因第11号外显子突变最为常见,可考虑优先选择甲磺酸伊马替尼400mg/d治疗,但建议密切进行疗效评估，避免因疗效不佳肿瘤进展而延误适合的手术时机。

GIST 患者在二线及后线的药物治疗中，如肿瘤出现退缩，经多学科团队（multidisciplinary team，MDT）讨论适合手术的情况下，仍可选择手术切除，但该类情况的术前药物治疗，原则上不属于新辅助治疗的范畴。

2. GIST 新辅助治疗的最佳持续时间是多久？

原则来说，对于新辅助治疗时间，一般认为给予甲磺酸伊马替尼新辅助治疗 6~12 个月左右施行手术比较适宜。过度延长新辅助治疗时间可能会导致继发性耐药。但实际上对于每个具体患者，可能会有所区别，因为每个患者的肿瘤位置、大小、局部侵犯、药物疗效、药物不良反应、患者自身状态、合并疾病等多个因素影响手术，均可能存在差异。因此，建议新辅助治疗应根据上述因素以及最终的治疗目标进行综合评估与个体化选择。比如超低位直肠 GIST 同时具有强烈保肛要求的患者，比如第 11 号外显子 557~558 缺失突变容易在短时间发生继发耐药的可切除 GIST 患者，这些患者新辅助治疗的处理原则可能会存在很大的差异。

3. GIST 新辅助治疗后未达到转化需求如何处理?

大多数第 11 号外显子突变患者、*PDGFRA* 第 18 号外显子突变患者,由于对于治疗药物具有非常高的敏感性与缓解率,因此,新辅助治疗后成功实施 R0 手术的概率是非常高的。但仍存在特殊解剖部位的 GIST,在接受充分的药物治疗后,由于肿瘤退缩程度不足,仍无法达到实施局部切除以避免脏器切除的要求,特别是十二指肠 GIST 与低位直肠 GIST,容易发生类似状况。

对于该类情况,国内外指南均未给予明确推荐,但患者保护脏器功能的需求与渴望往往比较强烈。对于此,可在与患者充分沟通并知情同意的情况下,可尝试后线药物的提前试用,比如 *KIT* 基因第 11 号外显子突变患者可尝试瑞派替尼治疗、*KIT* 基因第 9 号外显子突变患者可尝试舒尼替尼治疗,或者在耐受性较好的情况下,在保留甲磺酸伊马替尼基础上联合上述药物治疗,同时务必进行早期疗效评估,在看到有效趋势后可延长治疗时间,一旦无进一步缓解趋势,及时终止后线药物的使用。

第三节 复发转移性胃肠间质瘤的药物治疗

【基本理论】

1. 一线治疗

甲磺酸伊马替尼与阿伐替尼是转移复发/不可切除 GIST 的一线治疗药物，阿伐替尼推荐用于 *PDGFRA* 第 18 号外显子突变特别是 D842V 突变的 GIST，甲磺酸伊马替尼被推荐用于除 D842V 突变之外的其他全部 GIST。两种药物均可以显著提高患者总生存期，也改变了传统的 GIST 治疗模式。

如甲磺酸伊马替尼或阿伐替尼治疗有效，应持续用药，直至疾病进展或出现不能耐受的毒性。甲磺酸伊马替尼治疗失败后的患者，建议遵循后续推荐意见选择其他药物治疗，D842V 突变 GIST 接受阿伐替尼治疗失败后，由于缺乏有效的药物，建议参加新药临床试验。

2. 二线治疗

一线治疗期间出现肿瘤进展分为局限性进展与广泛性进展。局限性进展表现为甲磺酸伊马替尼治疗期间，部分病灶出现进展，而其他病灶仍然稳定甚至部分缓解。

局限性进展的 GIST，在手术可以完整切除局灶进展病灶的情况下，建议实施手术治疗，术后可依据病情评估与需要，选择分子靶向药物治疗。而广泛进展的患者，应以分子靶向药物治疗为主，手术干预的时机需要谨慎评估。

舒尼替尼是甲磺酸伊马替尼耐药后 GIST 患者的治疗选择，两种给药方式 37.5mg/d 连续服用与 50mg/d（4/2）方案均可作为选择。回顾性分析显示舒尼替尼 37.5mg/d 的给药方式患者可能具有更好的耐受性。

甲磺酸伊马替尼增加剂量至 600mg/d，同样被推荐用于标准剂量甲磺酸伊马替尼治疗失败后的选择。此外，瑞派替尼在Ⅰ期临床研究亚组分析中显示二线治疗可能获益。

最新的 INTRIGUE 研究数据显示，在第 11 号外显子 ITT 人群和 AP ITT 人群中，接受瑞派替尼治疗的中位无进展生存期均与舒尼替尼的中位无进展生存期相似：11 突变人群中为 8.3 个月和 7.0 个月，AP 人群中为 8.0 个月和 8.3 个月。*KIT* 第 11 号外显子 ITT 人群中，瑞派替尼组的客观缓解率（ORR）显著高于舒尼替尼组。同时，与舒尼替尼相比，瑞派替尼的安全性更佳。瑞派替尼可能为既往接受甲磺酸伊马替尼治疗的晚期 GIST 患者提供有意义的临床改善。

3. 三线治疗

瑞戈非尼被推荐用于治疗甲磺酸伊马替尼与舒尼替尼失败的转移/不可切除GIST的三线治疗，目前尚未得出中国患者瑞戈非尼治疗的最佳给药方式，原则上推荐治疗剂量为160mg/d，服药3周停药1周，可考虑依据患者体力状况与耐受性个体化决定瑞戈非尼起始治疗剂量。

达沙替尼、甲磺酸伊马替尼再挑战与瑞派替尼在三线治疗中也显示出一定的疗效，可作为瑞戈非尼三线治疗的补充选择。

4. 四线治疗

瑞派替尼是作为转移性GIST的四线治疗首选推荐。前期研究显示瑞派替尼对不同基因突变类型GIST均显示治疗获益。此外，阿伐替尼四线治疗的Ⅰ期临床研究显示对患者有一定的疗效。

【临床实践】

1. 野生型GIST一线治疗是否选择甲磺酸伊马替尼?

随着基因检测的普及率越来越高，临床实践中对野生型GIST的诊断率也随之升高，由于野生型GIST并不存在甲磺酸伊马替尼治疗所对应的基因突变，因此野生型GIST患者是否依旧选择甲磺酸伊马替尼作为一线治疗还是直接选择其他药物,这个问题被越来越多地提出。

这个问题需要从两个方面来评估,一方面是基因检测是否准确与全面。临床使用最为广泛的 Sanger 测序属于第一测序,测序位点为最为常见的六个 *KIT* 与 *PDGFRA* 突变位点,这意味着还有 38 个位点并未进行检测,同时也会因为 DNA 量不足或标本质量不佳导致检测结果出现不准确,这就会出现我们常说的"假野生型"。一项利用二代基因测序技术的研究发现,在一代测序为野生型的 GIST 中,13% 标本在二代测序中再次检测到 *KIT/PDGFRA* 突变。另一方面是治疗药物的需求,即使我们明确了真正的野生型,那么后续是否具有适合的治疗药物？目前野生型中已经明确的几种类型包括:*SDHB* 缺陷型、*NF1* 型、*BRAF* 突变型、*NTRK* 融合型。在上述类型中,*BRAF* 突变型与 *NTRK* 融合型 GIST 有明确推荐的药物达拉非尼与拉罗替尼,但占比例更高的 *SDHB* 缺陷型与 *NF1* 型 GIST 仍缺乏有效药物。

因此,对一代测序野生型的 GIST 患者,因存在假野生型 GIST 的可能性,故仍旧推荐甲磺酸伊马替尼作为一线治疗,不过建议疗效评估时间应缩短为 6~8 周一次,避免因无效导致肿瘤快速进展而未被及时发现。对于二代基因测序明确的真野生型 GIST,具有

明确治疗药物的 *BRAF* 突变型、*NTRK* 融合型 GIST，可选择对应靶点的靶向药物作为一线治疗，其他野生型 GIST 鼓励参加新药临床试验，在缺乏有效治疗办法时，可选择抗血管生成药物治疗。

2. 舒尼替尼与甲磺酸伊马替尼增加剂量应如何选择？

在甲磺酸伊马替尼标准剂量失败后，是首选甲磺酸伊马替尼增加剂量还是直接换用舒尼替尼，这个问题在舒尼替尼批准上市后就被提了出来并一直存有争议，因为两者之间始终未进行前瞻性 RCT 研究以提供直接证据。但我们或许通过指南推荐意见的变更能发现大家对两种治疗方法推荐的变化。

在早年，《ESMO 胃肠间质瘤诊断与治疗欧洲共识(2008 年版)》与《中国胃肠间质瘤诊断治疗共识(2008 年版)》都是推荐甲磺酸伊马替尼增加剂量作为标准剂量甲磺酸伊马替尼失败后的首选治疗，《NCCN GIST 诊断与治疗临床实践指南(2008 年第 2 版)》是并列推荐。主要是因为在当时尚缺乏 GIST 治疗的有效药物，因此每一个可能有效的治疗方法都需要珍惜并充分使用，以期最大程度延长患者生存期。随着后续治疗药物的逐渐增多，大家倾向于把效果相对更好的药物向前推荐，“好药早用”这个治疗理念被认为可能更有利于发挥药物的优势。后来可以看到《NCCN

GIST 诊断与治疗临床实践指南：胃肠道恶性间质瘤(2017 年第 2 版)》将舒尼替尼提升为 1 类证据，而甲磺酸伊马替尼增加剂量维持为 2a 类证据；《中国胃肠间质瘤诊断治疗共识(2017 年版)》也将舒尼替尼二线治疗的推荐意见前移。截至目前，已经有 5 个分子靶向药物被批准用于 GIST 的治疗，在药物选择相对充裕的情况下，基于部分回顾性对照研究中舒尼替尼二线治疗的数据优于甲磺酸伊马替尼增加剂量，推荐可优先选择舒尼替尼二线治疗，对于无法耐受舒尼替尼不良反应或者因其他原因无法选择舒尼替尼的患者，可选择甲磺酸伊马替尼增加剂量。

随着相关诊断和治疗技术临床应用的提高，精准医疗已经被人们提高到了前所未有的高度，按照基因型来治疗 GIST 疾病也将会成为未来的发展方向。

3. 新上市药物使用期间需要注意哪些事情?

阿伐替尼与瑞派替尼的上市为医生与 GIST 患者带来了新的治疗药物，也引起了更多的关注。新上市药物与上市多年药物在临床应用中的注意事项还是存在一些不同的地方。

另外，药物上市后因其作用机制，可能在临床中面临新适应证的探索与新方法的探索需求。临床需求下的超适应证用药的界限有时很难确定，这需要临床医生严格把握适应证，在需要超适应证使用药物时，建议多学科讨论，谨慎评估，并与患者充分沟通后，再慎重使用。对于缺乏足够科学证据支持的超适应证用药，建议开展规范的临床试验。

第四节 胃肠间质瘤药物治疗不良反应及管理

【基本理论】

1. 酪氨酸激酶抑制剂（tyrosine kinase inhibitor，TKI）常见不良反应

GIST 治疗药物的不良反应种类较多，发生机制存在较大差异，从药物分类角度来阐述不良反应对读者来说相对更加容易记忆并应用于临床。

甲磺酸伊马替尼主要不良反应表现为水肿、恶心呕吐、腹泻、皮疹、粒细胞减少、贫血、肌肉痉挛、皮肤色素消退等，少见不良反应包括肝肾功能影响、肺间质损伤等。

舒尼替尼与瑞戈非尼为典型的包含抗血管生成效应的多靶点药物，不良反应相对更多，共同的常见不良反应包括高血压、手足综合征、口腔黏膜炎、乏力、粒细胞减少，舒尼替尼其他不良反应尚包括皮肤黄染、血小板减少等，瑞戈非尼其他不良反应包括声嘶、发热等。

瑞派替尼同样含有抗血管生成作用，但总体不良反应均较轻，耐受性较好，特有的不良反应为脱发。

阿伐替尼主要不良反应包括水肿、胃肠反应、贫血、粒细胞减少、胆红素升高，特有的不良反应包括记忆力下降、认知障碍与颅内出血，药物应用期间需引起关注。

2. 常见不良反应的处理原则

药物不良反应分级选择遵循 CTCAE 分级，处理原则多依据 1~2 度不良反应对症处理，治疗药物剂量无需调整，3 度及以上不良反应需紧急处理并需要降低药物剂量甚至终止药物治疗。不良反应的具体处理方法需依据不良反应的特征、严重程度、对生活质量或健康的威胁程度来个体化选择。对于新上市药物不良反应的诊断与处置应更加谨慎。

【临床实践】

1. 血药浓度监测可否协助药物不良反应评估与处理？

TKI 的药物浓度检测已经用于部分实体瘤的治疗药物不良反应监测中，在 GIST 领域，主要集中在甲磺酸伊马替尼药物浓度检测，目前在国内多家中心均已开展，对于甲磺酸伊马替尼治疗不良反应严重的患者，可以进行药物浓度监测以协助指导药物治疗剂量调整。更多的药物浓度监测正在临床研究中。

2. 如何把握药物不良反应与治疗疗效之间的平衡?

很多患者在面临因不良反应而暂停治疗药物时，都会顾虑停药之后是否影响药物治疗疗效。对于这个问题,应该结合患者疾病状态(带瘤生存还是根治术后)、体力状况、年龄(是否高龄)、合并疾病、患者治疗意愿、基因分型(药物敏感型还是非敏感型)、不良反应类型及严重程度、肿瘤控制情况等多个因素综合来评估,因此每个患者面临的决策可能都是不同的。比如带瘤状态同时肿瘤负荷较大、药物勉强能够控制的患者,与一位中危 GIST 术后辅助治疗患者出现了不良反应,很显然,前者最好在积极控制处理不良反应同时确保患者安全的基础上,尽可能保持药物继续服用,而后者更适合于暂停药物使用,待不良反应恢复后服药。因此,出现不良反应后不必慌张,可由主管医生协助患者综合评估风险与获益平衡来决定药物的暂停与继续使用。

(邓艳红　刘自民　刘秀峰　齐长松
孙小峰　李健　陈治宇)

参考文献

[1] LI J,YE Y J,WANG J,et al.Chinese consensus guidelines for

diagnosis and management of gastrointestinal stromal tumor [J]. Chin J Caner Res, 2017, 29 (4): 281-293.

[2] DEMATTEO R P, BALLMAN K V, ANTONESCU C R, et al. Adjuvant imatinib mesylate after resection of localised, primary gastrointestinal stromal tumour: a randomised, double-blind, placebo-controlled trial [J]. Lancet, 2009, 373 (9669): 1097-1104.

[3] JOENSUU H, ERIKSSON M, SUNDBY HALL K, et al. One vs three years of adjuvant imatinib for operable gastrointestinal stromal tumor: a randomized trial [J]. JAMA, 2012, 307 (12): 1265-1272.

[4] FIORE M, PLASSINI E, FUMAGALLI E, et al. Preoperative imatinib mesylate for unresectable or locally advanced primary gastrointestinal stromal tumors (GIST) [J]. Eur J Surg Oncol, 2009, 35 (7): 739-745.

[5] BLESIUS A, CASSIER P A, BERTUCCI F, et al. Neoadjuvant imatinib in patients with locally advanced non metastatic GIST in the prospective BFR14 trial [J]. BMC Cancer, 2011 (11): 72.

[6] WANG D, ZHANG Q, BLANKE C D, et al. Phase Ⅱ trial of neoadjuvant/adjuvant imatinib mesylate for advanced primary and metastatic/recurrent operable gastrointestinal stromal tumors: long-term follow- up results of Radiation Therapy Oncology Group 0132 [J]. Ann Surg Oncol, 2012, 19 (4): 1074-1080.

[7] RIOS M, LECESNE A, BUI B, et al. Interruption of imatinib (IM) in GIST patients with advanced disease after one year of treatment: Updated results of the prospective French Sarcoma Group randomized phase Ⅲ trial on long term survival [J]. J Clin Oncol, 2007 (25):

10016.

[8] DEMETRI G D, VONMEHREN M, BLANKE C D, et al.Efficacy and safety of imatinib mesylate in advanced gastrointestinal stromal tumors [J].N Engl J Med, 2002, 347(7): 472-480.

[9] ZALCBERG J R, VERWEIJ J, CASALI P G, et al.Outcome of patients with advanced gastro-intestinal stromal tumours crossing over to a daily imatinib dose of 800mg after progression on 400mg[J]. Eur J Cancer, 2005, 41(12): 1751-1757.

[10] BLANKE C D, RANKIN C, DEMETRI G D, et al.Phase Ⅲ randomized, intergroup trial assessing imatinib mesylate at two dose levels in patients with unresectable or metastatic gastrointestinal stromal tumors expressing the KIT receptor tyrosine kinase: S0033 [J].J Clin Oncol, 2008, 26(4): 626-632.

[11] JONES R L, SERRANO C, VON MEHREN M, et al. Avapritinib in unresectable or metastatic PDG-FRA D842V-mutant gastrointestinal stromal tumours: long-term efficacy and safety data from the NAVIGATOR phase Ⅰ trial [J]. Eur J Cancer, 2021, 145(3): 132-142.

[12] FAIRWEATHER M, BALACHANDRAN V P, LI G Z, et al. Cytoreductive surgery for metastatic gastrointestinal stromal tumors treated with tyrosine kinase inhibitors: a 2-institutional analysis[J]. Ann Surg, 2018, 268(2): 296-302.

[13] DEMETRI G D, VANOOSTEROM A T, GARRETT C R, et al.Efficacy and safety of sunitinib in patients with advanced

gastrointestinal stromal tumour after failure of imatinib:a randomised controlled trial [J].Lancet,2006,368(9544):1329-1338.

[14] LI J,GAO J,HONG J,et al.Efficacy and safety of sunitinib in Chinese patients with imatinib-resistant or intolerant gastrointestinal stromal tumors [J].Future Oncol,2012,8(5):617-624.

[15] JANKU F,ABDUL RAZAK A R,CHI P,et al. Switch control inhibition of KIT and PDGFRA in patients with advanced gastrointestinal stromal tumor:a phase Ⅰ study of ripretinib [J]. J Clin Oncol,2020,38(28):3294-3303.

[16] MICHAEL C H,ROBIN L J,HANS G,et al. INTRIGUE:A phase Ⅲ,randomized,open-label study to evaluate the efficacy and safety of ripretinib versus sunitinib in patients with advanced gastrointestinal stromal tumor previously treated with imatinib [J]. J Clin Oncol,2022,40(36):359881.

[17] DEMETRI G D,REICHARDT P,KANG Y K,et al.Efficacy and safety of regorafenib for advanced gastrointestinal stromal tumours after failure of imatinib and sunitinib(GRID):an international, multicentre,randomised,placebo-controlled,phase 3 trial [J]. Lancet,2013,381(9863):295-302.

[18] ZHOU Y,ZHANG X,WU X,et al. A prospective multicenter phase Ⅱ study on the efficacy and safety of dasatinib in the treatment of metastatic gastrointestinal stromal tumors failed by imatinib and sunitinib and analysis of NGS in peripheral blood [J]. Cancer

Med,2020,9(17):6225-6233.

[19] YOO C,RYU M H,NAM B H,et al.Impact of imatinib rechallenge on health-related quality of life in patients with TKI-refractory gastrointestinal stromal tumours:sub-analysis of the placebo-controlled,randomised phase Ⅲ trial(RIGHT)[J].Eur J Cancer,2016(52):201-208.

[20] GEORGE S,JONES R L,BAUER S,et al. Avapritinib in patients with advanced gastrointestinal stromal tumors following at least three prior lines of therapy [J]. Oncologist,2021,26(4):e639-e649.

[21] GAO J,LI J,LI Y,et al. Intratumoral KIT mutational heterogeneity and recurrent KIT/ PDGFRA mutations in KIT/PDGFRA wild-type gastrointestinal stromal tumors [J]. Oncotarget,2016,7(21):30241-30249.

[22] DONG Z,GAO J,GONG J,et al. Clinical benefit of sunitinib in gastrointestinal stromal tumors with different exon 11 mutation genotypes [J]. Future Oncol,2017,13(23):2035-2043.

[23] LI J,WANG M,ZHANG B,et al. Chinese consensus on management of tyrosine kinase inhibitor-associated side effects in gastrointestinal stromal tumors [J]. World J Gastroenterol,2018,24(46):5189-5202.

[24] 中国医师协会外科医师分会胃肠道间质瘤诊疗专业委员会.酪氨酸激酶抑制剂治疗胃肠间质瘤不良反应及处理共识[J].中华胃肠外科杂志,2019,22(9):801-806.

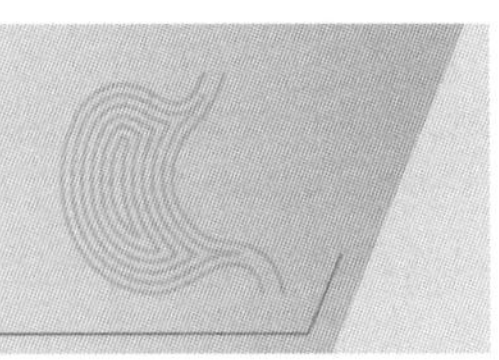

第四章

胃肠间质瘤的外科治疗

第一节 胃肠间质瘤的活检

【基本理论】

术前各项检查考虑GIST,经评估须进行新辅助治疗者,应行活体组织病理学检查以明确诊断。评估手术能够完整切除且不会明显影响相关脏器功能者,可以直接进行手术切除。对于大多数可完整切除的GIST,术前不推荐进行常规活检。

【临床实践】

1. 哪些GIST适合活检?

①需要联合多脏器切除者,或术后可能明显影

响相关脏器功能者，术前可考虑行活检以明确病理诊断，有助于决定是否直接手术或术前药物治疗；②对于无法切除或估计难以获得R0切除的病变，拟采用术前药物治疗者，应先进行活检；③初发且疑似GIST者，术前如需明确性质（如排除淋巴瘤等）；④疑似复发转移性GIST，药物治疗前需明确性质者。

2. 活检方式如何选择？

(1) 超声内镜引导细针穿刺抽吸术（endoscopic ultrasonography fine needle aspiration，EUS-FNA）：在有条件的单位可进行超声内镜引导下穿刺，其造成腔内种植的概率甚小。但仅限于超声内镜可以达到的消化道管腔范围内，且由于其获得组织较少，诊断难度常较大。

(2) 空芯针穿刺活检（core needle biopsy，CNB）：可在超声或CT引导下经皮穿刺进行，与手术标本的免疫组织化学染色表达一致性为90%以上，诊断准确性也为90%以上。但由于存在肿瘤破裂腹腔种植的风险，常应用于转移病灶。

(3) 内镜活检：常难以明确病理诊断，仅适用于黏膜受累的病例，对于该类患者内镜活检也可以获得病理诊断，偶可导致肿瘤严重出血。

(4) 经直肠或阴道引导穿刺活检：对于直肠、直肠阴道隔或盆腔肿物，可考虑应用此方式。

(5) 术中冷冻活检：不常规推荐，除非术中怀疑 GIST 周围有淋巴结转移或不能排除其他恶性肿瘤。

（张波）

第二节　胃肠间质瘤的外科治疗

【基本理论】

1. R0 切除

外科手术是原发性 GIST 的主要治疗策略。R0 切除是原发性 GIST 外科治疗的基本要求。R0 手术要求完整切除肿瘤，保证切缘无瘤。GIST 手术方式取决于肿瘤部位、肿瘤大小、生长方式（腔内型、腔外型或哑铃型）及和周围脏器间的关系，具体见后面各节。由于扩大切除并不能提高生存率，如果术前影像评估考虑要行联合脏器切除术，可行新辅助治疗以求避免联合脏器切除或有严重并发症发生的手术方式。一旦术中发现肿瘤已侵犯邻近脏器，则建议行联合脏器切除术，以保证 R0 切除。若术中怀疑切缘阳性可考虑行术中冷冻以保证 R0 切除。一旦发生术后病理提示镜下切缘有肿瘤残留的 R1 切除，由于没有证据证实再次手术可能有生存获益，国内外学者一般不主张再次补充手术，可考虑进行分子靶向药物治疗，但是对于这部分患者的靶向治疗时限没有定论。

2. 无瘤操作

因 GIST 质地较脆,血供丰富,其包膜易破溃。患者肿瘤若出现破裂,无论肿瘤部位、大小及核分裂象计数,患者的无复发生存时间明显缩短,是一独立的预后因素,根据 NIH 改良版的危险度分级,均归为高危患者。故术中需要保护肿瘤假性包膜的完整性,应注意细心轻柔操作,忌过度探查和挤压肿块而引起肿瘤破溃。在腹腔镜操作时,应使用取物袋,减少种植风险。

3. 淋巴结清扫

GIST 很少发生淋巴结转移(4%~10%),淋巴结清扫不能提高患者的生存率,降低患者的局部复发率,因而无须常规行淋巴结清扫。但是对于小于 40 岁的胃 GIST 患者,需警惕为 *SDH* 缺陷型 GIST,此类型 GIST 的淋巴结转移率可达 20%~65%,故对这些患者可考虑行区域淋巴结清扫术;另外如果术中发现有肿大淋巴结,亦可行淋巴结清扫术。

【临床实践】

肿瘤破裂后该如何处理?

肿瘤破裂是 GIST 发生发展和治疗过程中常见的临床事件,发生率为 2%~22%,和患者的预后密切相关。Joensuu 等对 2560 例未接受甲磺酸伊马替尼治疗的接受手术治疗的原发性 GIST 进行分析，发现肿瘤破裂和肿瘤部位、肿瘤大小、核分裂象计数均是独立的预后因素。肿瘤破裂会引起肿瘤细胞及其破碎组织在腹盆腔内播散，从而使得术后无复发生存时间缩短。对于肿瘤破裂的患者，术中应当尽量去除破溃肿瘤。关腹前，应当使用大量温热生理盐水冲洗腹腔。因此类患者都属于高危患者，术后可选择敏感的靶向药物进行辅助治疗，辅助治疗的时间不少于 3 年。

（周烨）

第三节 小胃肠间质瘤的治疗

【基本理论】

小 GIST 目前特指直径≤2cm 的 GIST，具有特殊的生物学行为。通过尸体及标本解剖等研究发现，1/3 的老年人可能携带小 GIST。远远高于临床发现的 GIST 发病率。小 GIST 的治疗需在循证医学的基础上注意个体化差异，主要方式包括：开放手术、腹腔镜手术、内镜治疗和术后辅助药物治疗。开放手术依然是所有手术的基础，特别是对于特殊部位的小 GIST，如食管胃结合部、低位直肠、十二指肠等，开放手术可以利用更良好的触觉反馈和对牵暴露达到肿瘤完整切除的目的。腹腔镜手术在GIST的治疗上从开始，小GIST就是其适应证之一，特别是位于胃和小肠的小GIST，微创手术无论是在患者的平均住院时间、术后疼痛和术后肠功能恢复等方面，均较开放手术有相对的优势，并且在长期疗效上与开放手术一致，在适宜部位（如胃前壁、胃大弯）腹腔镜手术的长期预后甚至优于开放手术。然而，肿瘤破裂是GIST复发与转移的绝对危险因素。因此，仅建议在有经验的单位进行腹腔镜手术。内镜下切除具有创伤小、恢复快的优点，近年来随着内镜技术和操作器械的更新和改进（图4-1），对于食管和胃小GIST内镜下切除不失为治疗的另一种选择。目前关于小GIST危险度分级数据较少。按照目前的原发GIST切除术后危险度分级（NIH 2008改良版），核分裂象 $>5/5mm^2$ 者术后均应接受甲磺酸伊马替尼靶向治疗，推荐进行基因检测以便于预测治疗疗效。对于一些有镜下浸润生长的微观形态学特征的小GIST，可能也有一定的复发转移风险。

对于非胃来源小GIST由于恶性潜能更高，一经发现均应积极给予切除，不建议观察。部分胃小GIST可在患者充分知情同意下选择观察，目前多用EUS评估胃黏膜下可疑GIST是否具有边界不规整、

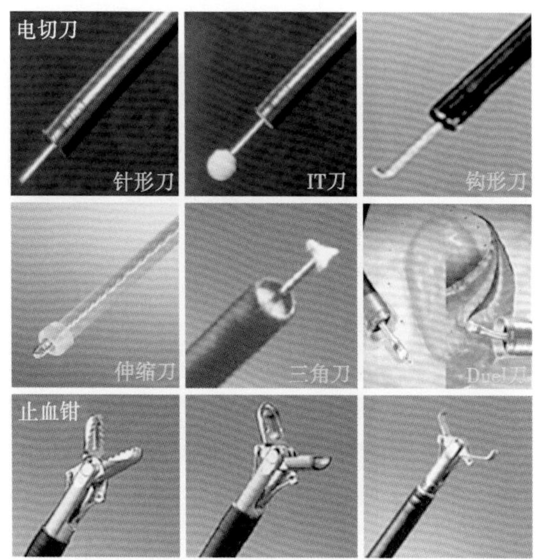

图 4-1　内镜平台下常用操作器械

溃疡、强回声及异质性等不良因素(图 4-2),如合并不良因素,应考虑切除;如无不良因素,可定期复查超声内镜。薄层增强 CT 初诊可以检测到的直径超过 1cm 的小 GIST,在后续监测复查中可以起到代替 EUS 的作用。胃小 GIST 在随访中出现 EUS 或增强 CT 不良因素表现时需结束观察,积极手术治疗。直径 >1cm

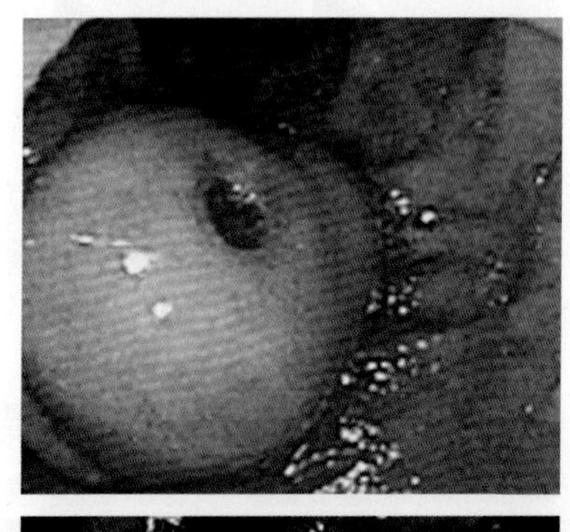

图 4-2 A

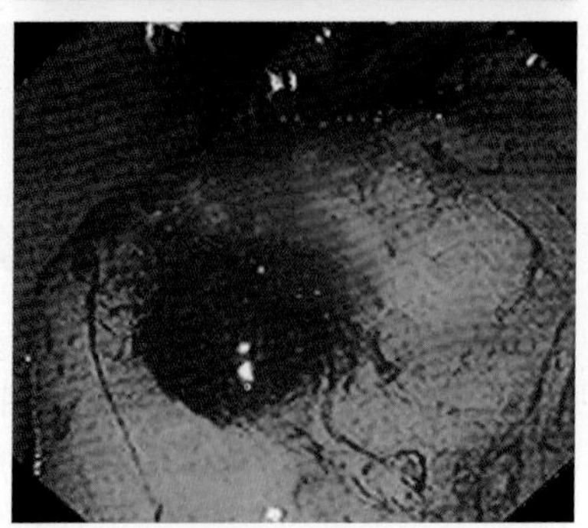

图 4-2 B

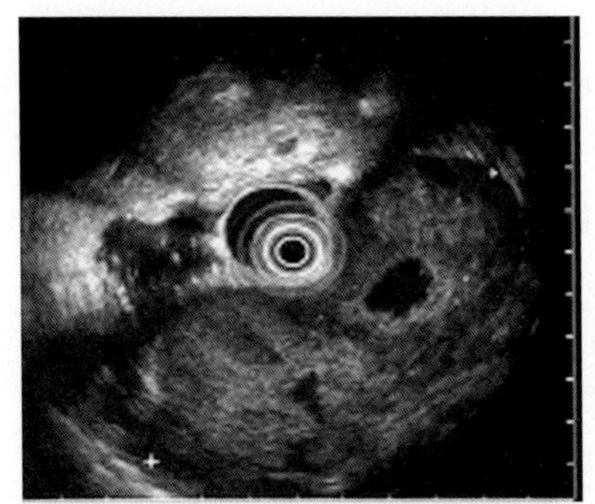

图 4-2 C

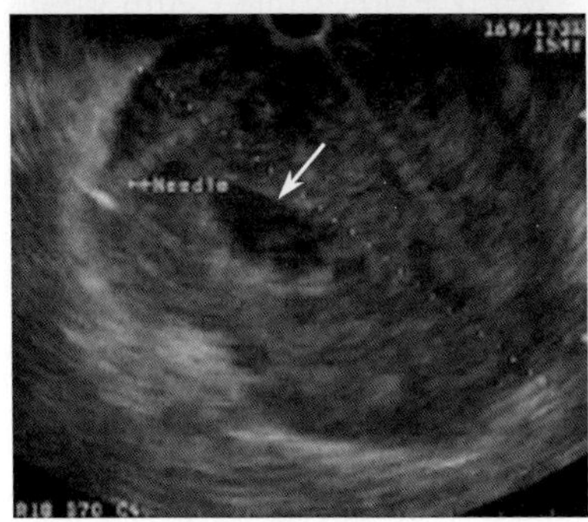

图 4-2 D

图 4-2　胃小 GIST 不良因素
A. 溃疡；B. 出血；C. 边界不清、囊性变；D. 异质性。

的胃小 GIST 在观察中应当更加积极，建议每 6~12 个月复查 1 次，如患者依从性不佳，可考虑积极给予切除。直径≤1cm 的胃小 GIST 通常生长缓慢，可适当延长复查间隔。

【临床实践】

1. 为什么部分小 GIST 可以考虑密切随访观察？

对于非胃小 GIST 建议积极切除，对于胃小 GIST 如超声内镜等检查未发现不良因素可以考虑观察；但对于位于食管胃结合部、近幽门的胃小 GIST，因涉及功能保留一般建议早期积极切除。2016 年一项来自 SEER 数据的大样本研究回顾了 378 例小 GIST 患者后发现约 4.0% 伴随远处转移，7.4% 伴有局部侵犯，其中非胃来源占了绝大多数，因此对于非胃小 GIST 建议积极切除。2019 年来自我国学者的两项大样本回顾性研究关注了胃小 GIST 的临床病理特征。其中一项纳入 276 例病例，术后病理核分裂象超过 5/50HPF 的比例约 6.1%。另一项纳入了内镜下切除的 648 例病例，术后病理核分裂象超过 5/50 HPF 的比例约 6.7%。上述研究证实了绝大多数胃小 GIST 核分裂象较低甚至为 0，呈惰性生物学行为，这也为胃小 GIST 可以密切观察提供了理论证据。但如何早期鉴别出这 6%~7% 核分裂象高生物学行为不良的胃小 GIST 是目前的难点，以往多推荐根据超声内镜不良因素（如边界不规整、溃疡、强回声及异质性）预判其生物学行为，然后这些不良因素主要是基于较大 GIST 的临床研究结果，截止到目前也没有一项超声内镜评估胃小 GIST 影像特点的大样本临床研究，未来期待有胃小 GIST 更特异评判其生物学行为的影像指标。

2. 随访的检查方法如何选择，随访频率如何确定？

EUS 检查是密切随访观察过程中最有效的评判手段，一旦 EUS 检查结果提示肿瘤直径增加，回声特点提示恶性或者出现临床症状均应果断进行手术干预治疗。不能单纯应用内镜检查代替 EUS 监测，由于部分 GIST 呈外生性壁外生长，故其内镜下表现为肿瘤直径较小，但实际上可能外生部分肿瘤直径较大。胃肠道充盈良好情况下，薄层增强 CT 有助于发现小 GIST，有研究显示对于直径超过 1cm 以上的 GIST 其准确率、敏感度和特异度不劣于 EUS 检查，并且 CT 影像资料有助于三维重建和监测随访的对比观察。因此，在诊断伊始直至随访阶段可考虑采取 EUS 联合增强 CT 检查的方案。目前对于随访频率的选择尚无定论，建议微小 GIST 患者至少每 2 年应复查 1 次。对于接受随访观察的患者，需充分告知其相关风险，在随访中如出现 EUS 或 CT 高风险特征，应立即停止随访，接受手术治疗。此外，近年来关于微小 GIST 自然病程发展的研究结果显示：对于在随访期间肿瘤直径超过一定界限点时，应考虑让患者接受更加积极的随访策略或直接手术切除治疗。Lachter 等回顾性分析了 EUS 监测的 70 例 GIST 患者的临床资料（肿瘤平均直径为 20.5mm），中位随访时间为 23.2 个月，其研究结果发现对于肿瘤直径 >17mm 的患者 GIST 更易生长（$P<0.05$）。Fang 等对 50 例胃 GIST（肿瘤直径 <30mm）患者，通过 EUS 检查进行了中位随访时间为 24.0 个月的随访，研究结果发现直径 >14mm 的小 GIST 更易出现肿瘤增大并伴有临床症状。Gao 等对 69 例胃小 GIST 进行回顾性分析，发现对于直径 <9.5mm 的肿瘤，可每 2~3 年复查一次；然而对直径 ≥9.5mm 的肿瘤，则需每 6~12 个月复查一次。因此，对于直径 >1cm 的小 GIST 在随访中应当更加积极，随访频率可以适当加强。

3. 哪些小 GIST 适合内镜下切除?

GIST 大多呈管腔内生长且较少发生淋巴结转移。因此，对于极低风险及低风险的小 GIST 可考虑行内镜下切除。但内镜切除过程中存在瘤体破损后肿瘤细胞进入腹腔播散的风险，以及切除深度和范围无法确保手术后无病灶残留的风险。因此，在选择内镜切除时应该严格掌握适应证且须规范操作，推荐在内镜治疗技术成熟的单位由具丰富经验的内镜医师开展 GIST 的内镜下切除。GIST 无论大小均有潜在恶性可能，对于肿瘤直径 <2cm 的 GIST，定期随访有可能会增加患者的心理和经济负担，而 GIST 一旦增大，恶性程度可能增加，且可能失去了微创尤其是内镜治疗的机会。因此，对于肿瘤直径 <2cm 的 GIST，如不能规律随访或随访期内瘤体短时间增大及内镜治疗意愿强烈的患者可选择行内镜下切除。

4. 小 GIST 内镜切除技术如何选择?

内镜下切除 GIST 方式多种，应根据术前 EUS 及影像学检查及肿瘤位置、肿瘤大小及其生长方式决定。内镜下直接切除方式主要有内镜圈套切除术（endoscopic band ligation，EBL）、内镜黏膜下挖除术（endoscopic submucosal excavation，ESE）及内镜全层切除术（endoscopic full-thickness resection，EFTR），可针对不同浸润深度的 GIST 进行切除。对于切除困难部位的 GIST，可考虑内镜和腹腔镜联合技术（laparoscopic and endoscopic cooperative surgery，LECS），同时近些年来双镜联合非腹腔暴露技术也可以避免肿瘤细胞播散腹腔的可能。对于术前不能明确肿瘤位置从而影响手术方式选择时，须根据术中内镜表现选择手术方式。为了准确评估肿瘤复发风险及减少肿瘤播散风险，不建议对切除的肿瘤标本进行切割后取出。

（高志冬）

第四节 原发可切除的胃肠间质瘤的外科治疗

一、食管胃肠间质瘤的外科治疗

【基本理论】

GIST 可以发生在消化道的任何部位，其中发生于食管的 GIST 较为少见，占比仅不足 1%，流行病学上看，食管及食管胃结合部的 GIST 发生率约为 0.1/1 000 000~0.3/1 000 000。目前大部分关于食管间质瘤的研究均来自一些单中心的病例报告或研究，缺少较高级别的循证医学依据。食管 GIST 患者的临床表现主要为吞咽困难（51%），体重下降（20%）和出血（10%），大约 25% 的食管 GIST 在诊断时并无任何症状。根据既往研究显示，81% 的食管 GIST 从病理形态上为梭形细胞，同时免疫组织化学结果显示 KIT 阳性表达率达到了 100%，CD34 阳性表达率达到了 98%，这一点与胃 GIST 相似。

然而，与胃及小肠 GIST 不同的是，食管 GIST 的手术处理手段包括：内镜手术、肿瘤摘除术（包括传统开胸术、胸腔镜手术和胸腔镜辅助小切口手术）和食管切除术，然而对于手术适应证的选择，目前并没有明确的共识和规范。Robb 等认为，应根据肿瘤大小进行选择：直径 <20mm，首选内镜下切除；20mm≤直径 <65mm，首选肿瘤摘除术；65mm≤直径 <90mm，可选择肿瘤摘除术或食管切除术，以完整切除肿瘤为原则；直径 >90mm 或出现黏膜溃疡，无论肿瘤大小，首选食管切除术。目前关于食管 GIST 手术治疗的研究中，内镜下诊治的研究数量明显高于外科手术，通过对目前这些研究的分析发现，由于食管生理解剖的特殊性，内镜操作下出现的并发症发生率相对高(15.0%~23.9%)，因此，对于直径 >3cm，位于固有肌层的中高风险食管 GIST 建议外科手术。目前尚缺乏内镜下切除 GIST 的中长期安全性的对比研究，故不作为常规推荐。

《胃肠间质瘤规范化外科治疗中国专家共识(2018 版)》建议，由于食管 GIST 多发生于食管远端，一般应根据肿瘤直径、位置和性质，在有经验的单位可以开展内镜下剜除术、经黏膜下隧道内镜切除等不同术式。

【临床实践】

1. 食管 GIST 可以经内镜下处理吗?

内镜下处理必须遵循以下原则:没有淋巴结转移或淋巴结转移风险极低,使用内镜技术可以完整切除、残留和复发的病变,切除过程中应遵循无瘤原则,完整切除肿瘤的同时保证瘤体包膜完整。对于术前评估低风险的食管 GIST,在内镜切除技术允许的前提下,考虑内镜切除。由于 GIST 常常起源于固有肌层,内镜下处理主要的方法有:①经黏膜下隧道内镜肿瘤切除术(submucosal tunneling endoscopic resection,STER)(图 4-3):STER 是在经口内镜下食管括约肌切断术(peroral endoscopic myotomy,POEM)基础上发展而来的一项新技术,也是 ESD 技术的延伸。STER 的一个主要的局限在于有些部位的隧道很难建立,如肠道壁薄弱,早期动物实验证实其隧道技术并不可行。STER 治疗黏膜下肿瘤(SMT)的整块切除率达 78%~100%,并发症主要包括气体相关并发症和胸腔积液,大部分仅须保守治疗。肿瘤形态不规则、起源于固有肌层深层、术中空气注入和手术时间 >60 分钟是发生术后主要并发症的独立风险因素。②内镜全层切除术(endoscopic full-thickness resection,EFTR)(图 4-4)。EFTR 一般适用于直径 >5cm 不能行 STER

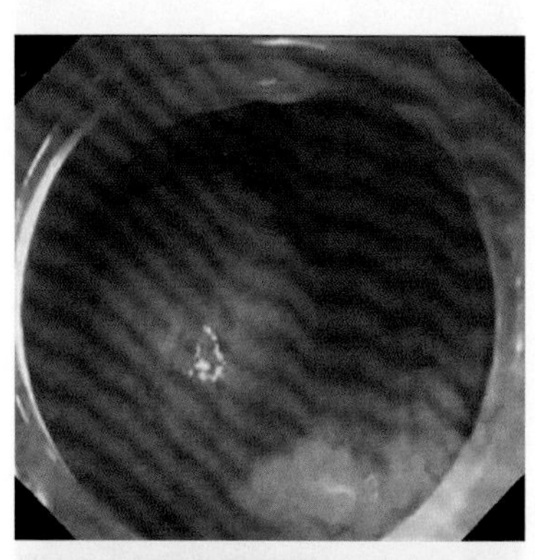

图 4-3 A

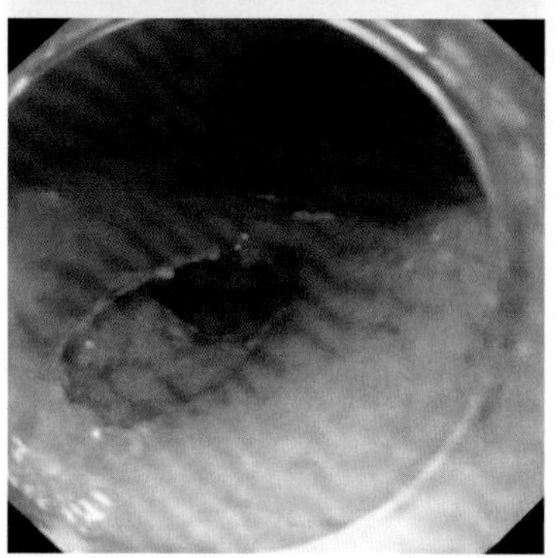

图 4-3 B

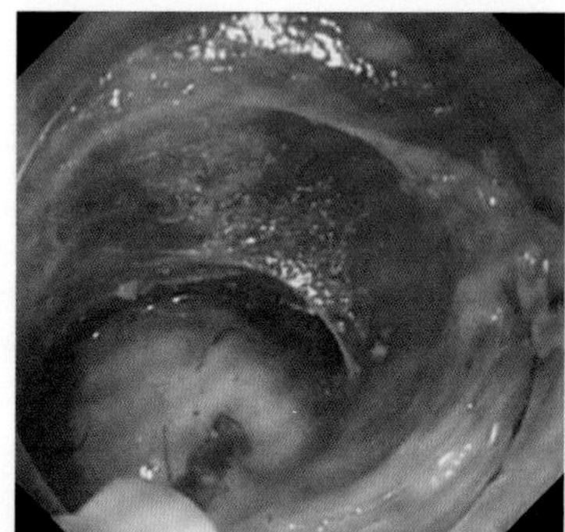
图 4-3 C

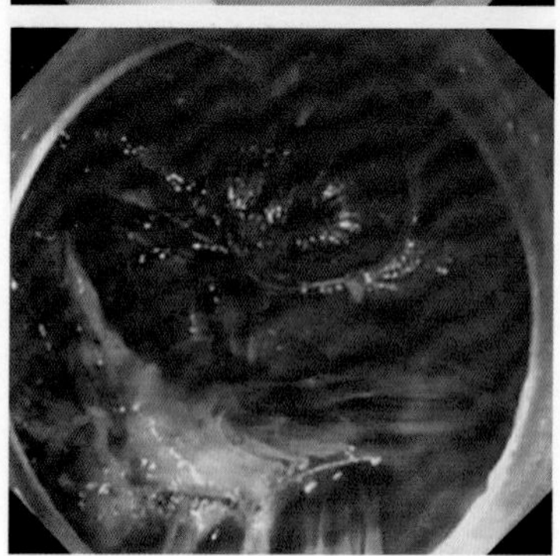
图 4-3 D

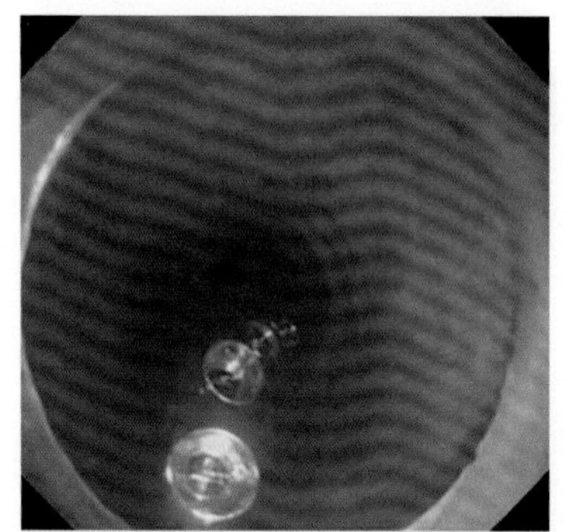

图 4-3 E

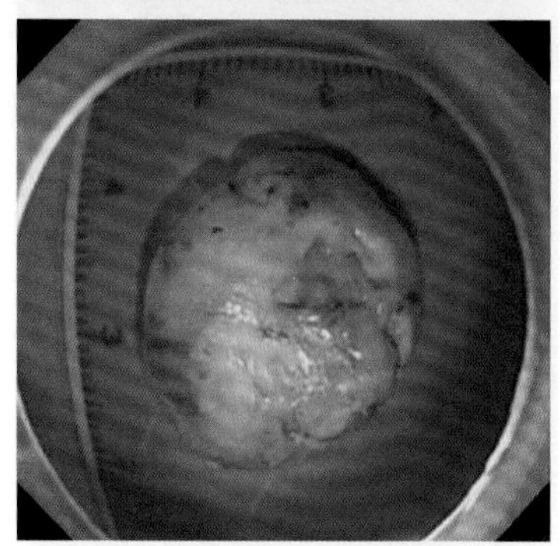

图 4-3 F

图 4-3 经黏膜下隧道内镜肿瘤切除术(STER)操作步骤

A. 食管黏膜下肿瘤(SMT);B. 口侧端 3~5cm 处切开黏膜,建立黏膜下隧道充分暴露肿瘤;C、D. 直视下将肿瘤完整切除;E. 关闭隧道入口黏膜;F. 切除标本。(复旦大学附属中山医院内镜中心供图)

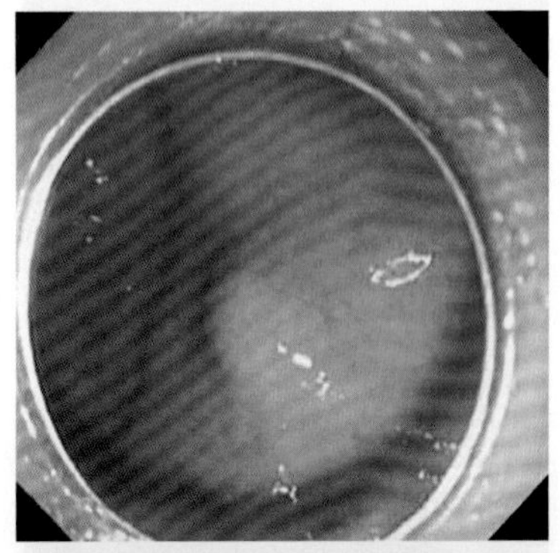

图 4-4 A

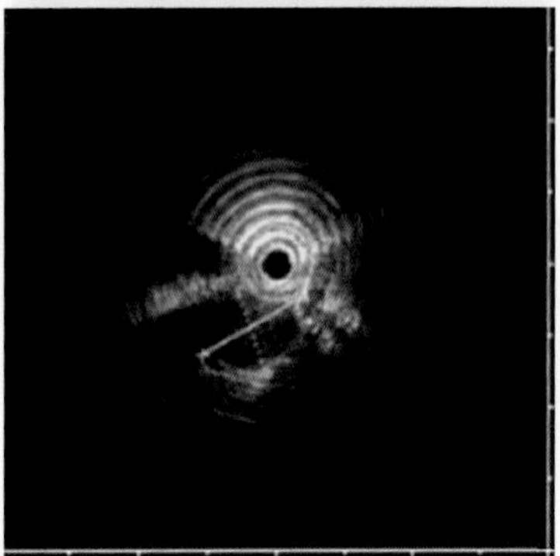

图 4-4 B

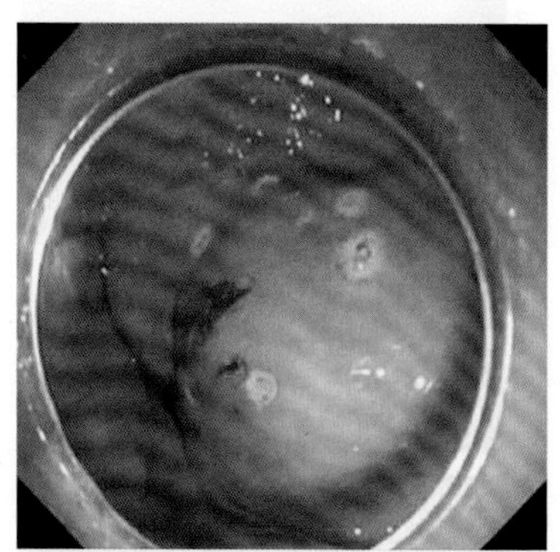

图 4-4 C

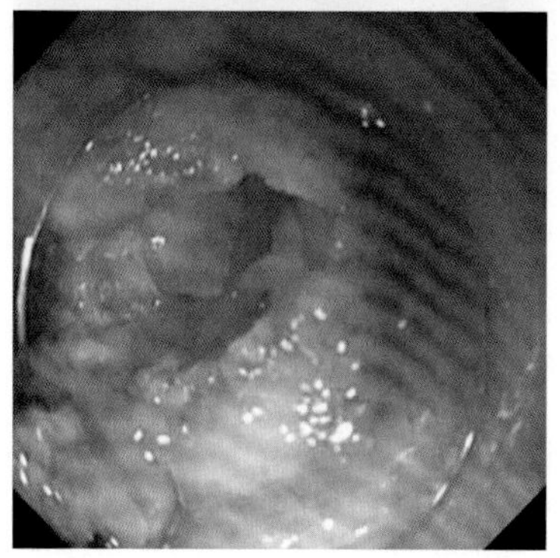

图 4-4 D

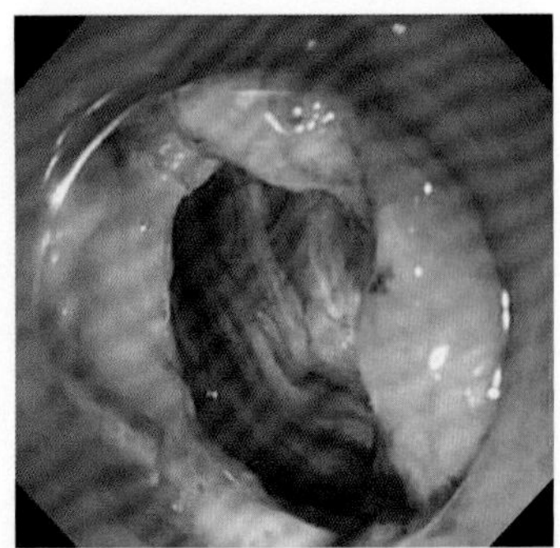

图 4-4 E

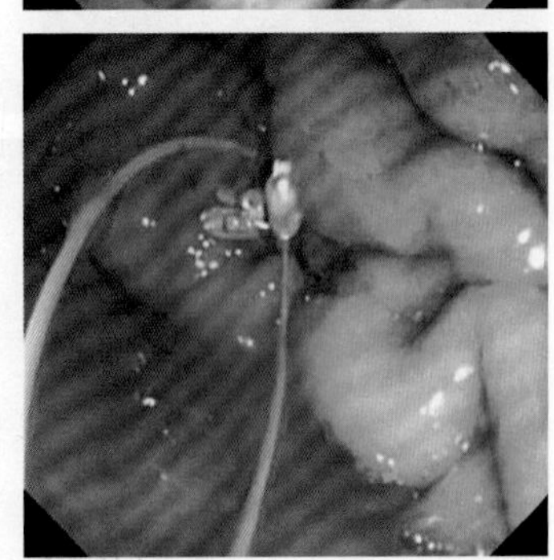

图 4-4 F

图 4-4 内镜全层切除术（EFTR）操作步骤

A、B. 内镜及超声内镜示起源于固有肌层的黏膜下肿瘤（SMT）；C~E. 沿标记点环形切开黏膜层和黏膜下层，显露固有肌层病灶，继续直至完整切除病灶，可见消化道管壁缺损；F. 金属夹荷包缝合创面。（复旦大学附属中山医院内镜中心供图）

治疗的食管 SMT。EFTR 治疗 SMT 的完整切除率可达 87.5%~100.0%，且并发症发生率极低，仅有少数报道 EFTR 术后发生腹腔感染。然而，内镜下成功修补穿孔、避免外科手术修补以及术后发生腹膜炎是 EFTR 治疗成功的关键。金属夹缝合术是 EFTR 术中修补最为基础的缝合技术。包括“吸引 - 夹闭缝合”技术、“网膜垫（omentalpatch）缝合”技术以及“荷包缝合（string suture）”等方法。近年来也有采用 over-the-scope 夹（over-the-scope clip，OTSC）、OverStitch 缝合技术等新型技术用于修补消化道损伤和处理出血的方法，但仍需进一步验证其效果。

2. 食管 GIST 的外科治疗有哪些方式？

手术切除是目前治疗食管 GIST 的主要手段。包括开放、胸腔镜或机器人手术。由于食管特殊的生理解剖，其外科切除方式比常见的胃肠 GIST 要复杂，然而其适应证及方法目前尚不统一，主要包括肿瘤摘除和食管切除术。以往认为，肿瘤直径 <5cm 时可行肿瘤摘除术，然而 Robb 等指出，对于肿瘤直径达到 6.5cm 的食管 GIST，肿瘤摘除术同样可以保证其安全性。如果肿瘤摘除术在技术上无法实现，为了完整切除肿瘤，则应考虑食管切除术。此外，食管切除术通常适用于肿瘤大小大于 9cm 或肿瘤为高度复发风险。刘孟嘉等回顾性分析了 28 例经手术切除的食

管间质瘤患者，包括内镜黏膜下剥离术患者 4 例、肿瘤摘除术患者 13 例、食管切除术患者 11 例(3 例采用左颈、右胸、腹正中三个切口手术，并进行食管 - 胃左颈部吻合；5 例采用右胸、腹正中切口，并进行食管 - 胃右胸吻合术；3 例采用左胸切口，进行食管 - 胃弓上吻合术)，其中接受食管切除术患者的肿瘤直径(7.8±3.8) cm 显著大于接受另外两种术式的患者($P<0.001$)；而食管切除术的手术时间及术后住院时间更长($P<0.001$)。但三种手术方式的并发症发生率并无统计学差异。K.Pence 回顾性分析了 28 个关于食管间质瘤的临床研究发现接受外科切除的患者平均肿瘤大小为(7.9±5.4) cm，有 52.8% 的患者接受了肿瘤摘除术，47.2% 的患者接受了食管切除术。该回顾性研究发现对于食管间质瘤肿瘤摘除与食管切除这两种手术的适应证还不明确，需根据患者的病情决定。另外，随着胸腔镜技术的不断发展和成熟，目前也普遍应用于食管 GIST 的治疗。童向东等学者报道了 6 例行胸腔镜肿瘤摘除术病例，平均肿瘤大小为(1.7±1.24) cm，无术后严重并发症，平均随访时间为(3.5±1.8)年，无复发及转移。

结合资料及文献报道，建议完善术前各项检查，综合考虑肿瘤大小和部位，以及患者的全身情况，选择合适的治疗方案，若肿瘤直径小于 2cm 及评估为低危，严格遵循共识及指南推荐下可首选内镜下切除；对于大于 2cm 的肿瘤，若能完整摘除，首选外科摘除术；若出现肿瘤破裂或者摘除有困难，应当改行食管切除术。

（徐皓）

二、胃胃肠间质瘤的外科治疗

【基本理论】

胃是 GIST 发病最常见的部位，占原发性 GIST 发病比例约 60%；胃 GIST 又以胃上部最为常见，其次为胃中部，少见于胃下部。与其他部位 GIST 类似，胃 GIST 根据生长方式和胃腔的关系，可以分为腔内生长（内生）型，腔外生长（外生）型以及混合型（肌壁间）；绝大多数原发的胃 GIST 呈球形、膨胀性生长，浆膜面完整或者被覆假包膜，血供可以来自胃以及毗邻脏器（网膜、脾、结肠系膜等）。肿瘤即使体积较大，但多数情况下，肿瘤本身仅对周围脏器造成推压，只有极少数表现为相关脏器的直接侵犯或浸润性生长。肿瘤的腔内部分可以形成黏膜溃疡。溃疡多数呈中央凹陷的脐样（图 4-5），可伴出血；也可以表现为“火山口”样不规则形态的巨大溃疡（图 4-6），有时候在胃镜下需要与胃癌或淋巴瘤相鉴别。不同部位的胃 GIST 基

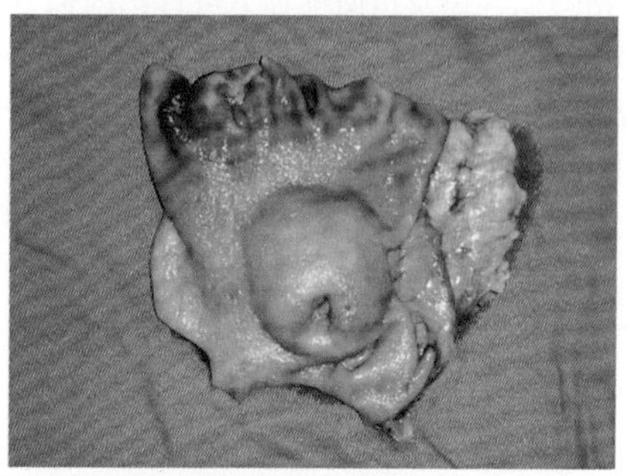

图 4-5 内生型胃 GIST，中央凹陷的脐样溃疡（詹文华教授供图）

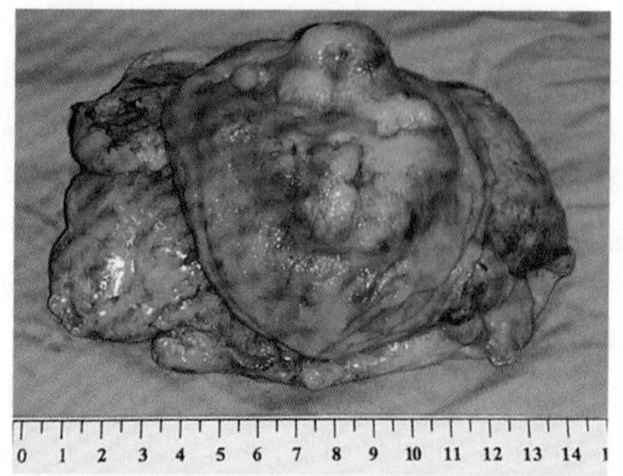

图 4-6 胃 GIST 形成黏膜巨大溃疡（詹文华教授供图）

因分型也有区别。胃 GIST 以 *KIT* 第 11 号外显子突变、*PDGFRA*（血小板源性生长因子受体 α）突变和 *SDH* 缺陷型常见，*KIT* 9 号外显子突变罕见。*PDGFRA* 18 号外显子 D842V 突变的胃 GIST 通常位于胃中下部；*SDH* 缺陷型胃 GIST 大体上表现为多结节状（图 4-7~图 4-9），与 *KIT*/*PDGFRA* 突变型 GIST 外观形态有一定的区别。

局限期胃 GIST 的手术方式，一般分为传统开放手术、腹腔镜 / 机器人手术以及内镜或者双镜联合手术。胃 GIST 手术原则与其他部位相同，要求完成 R0 切除，保持肿瘤包膜完整，避免破溃，一般无需行淋巴结清扫。由于 GIST 极少表现为浸润性生长且淋巴结转移少见，保证切缘阴性的肿瘤完整切除就能够满足根治。因此，局部切除或楔形切除是最为常见的手术方式。近年来，越来越多的临床研究显示腹腔镜下切除技术上可行、利于快速康复、短中期肿瘤结局满意。根据 GIST 的所在部位腹腔镜切除的适用性，当前普遍认为胃 GIST 腔镜手术“适宜”（favorable）解剖部位为胃大弯和胃前壁；相对地，其他胃 GIST 为“非适宜”部位。国内外的指南和共识均建议胃 GIST 腹腔镜手术切除应该在有经验的中心选择性开展。尤其对于肿瘤较大（>5cm），腔内生长型以及位于胃小弯、胃后壁、靠近贲门和幽门部位的胃 GIST 应谨慎选择

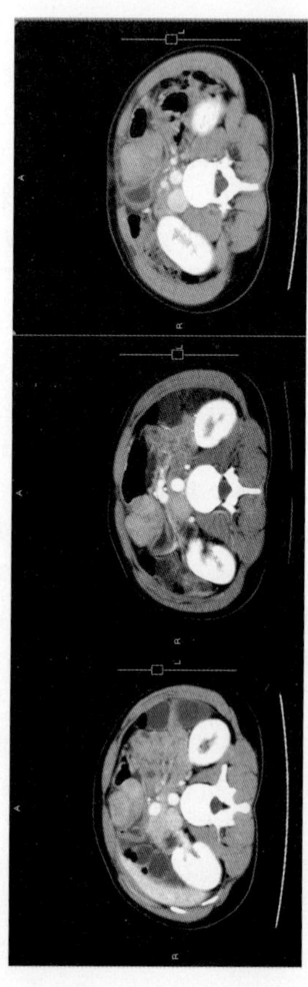

图 4-7 胃窦部 GIST 的 CT 影像

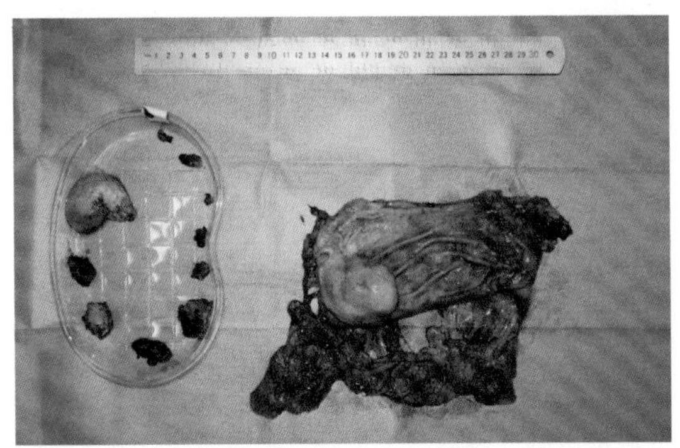

图 4-8　切除的部分胃及转移结节

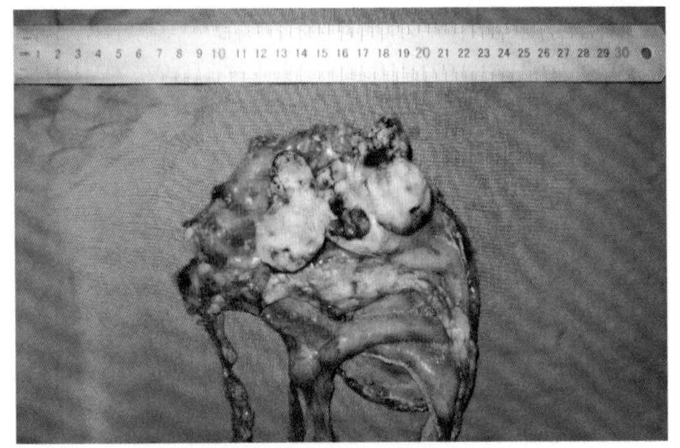

图 4-9　胃窦部原发 GIST 呈现多结节状

腹腔镜切除。近年有研究提示，机器人手术由于显露和缝合的优势，在贲门和幽门附近胃 GIST 切除可能较腹腔镜手术更有优势。单纯内镜下手术目前仍缺乏长远期肿瘤结局的数据。内镜下手术对于存在恶性风险的 2cm 以上的胃 GIST 应限于临床研究。部分特殊部位，例如食管胃结合部，1~2cm 的胃 GIST，如不能规律随访或随访期内瘤体短时间增大以及内镜治疗意愿强烈的患者，在保证肿瘤可完整切除的前提下，可考虑在内镜治疗技术成熟的单位由具丰富经验的内镜医师开展内镜下切除。肿瘤体积较大者内镜下切除后难以经口取出，切割后取出有违肿瘤手术原则，可能增加肿瘤种植或播散风险，因此，内镜治疗不适合应用于较大的 GIST。对于内生型 GIST 经腹腔镜探查不能明确肿瘤位置或困难部位单纯采用内镜或腹腔镜手术切除或重建困难者，可考虑 LECS。

此外，两类特殊突变类型的 GIST 常发生于胃。*PDGFRA* 第 18 号外显子 D842V 突变型 GIST 几乎都发生于胃，占胃 GIST 2.5%~5%。这类型 GIST 对甲磺酸伊马替尼原发耐药，但手术治疗原则与其他常见 GIST 相同，而且局限期的患者术后复发率低，预后较好。另外一类就是 *SDH* 缺陷型 GIST。此类 GIST 有着独特的发病机制、分子遗传学表现和临床病理特征。*SDH* 缺陷型 GIST 几乎均发生于胃，占胃 GIST 10% 左右的发病比例。此类 GIST 绝大多数诊断年龄 <40 岁，女性常见（超过 2/3），好发于胃中下部（胃窦和胃小弯），肿瘤均表现为多结节状，淋巴管和脉管瘤栓发生率超过 50%，淋巴结转移率超过 10%。免疫组织化学 SDHB 表达缺失是 *SDH* 缺陷型 GIST 病理诊断的关键。临床疑诊时，应询问家族史，注意排除 GIST 相关综合征：Carney-Stratakis 综合征和 Carney 三联征。对于 SDH 缺失型 GIST，应该行肿瘤切除并胃周淋巴结清扫。目前对于 *SDH* 缺陷型 GIST 手术切除范围仍缺乏共识。由于此类 GIST 常见于胃中下部，因此参考胃下部癌的远端胃切除 +D2 淋巴结清扫可能是可行的手术方式。

【临床实践】

1. 胃 GIST 常用的手术方式有哪些，如何选择？

应该结合胃 GIST 的大小、具体解剖部位、肿瘤与胃壁解剖类型（腔内型、腔外型、壁间型）以及手术后可能对胃功能造成的影响，综合分析后决定具体术式。近年来，随着腹腔镜技术的推广与应用，腹腔镜 / 机器人手术技术在胃 GIST 外科治疗中的应用明显增多。但国内外共识和指南仍然强调，GIST 腹腔镜手术应该在有丰富腔镜手术经验的中心进行。

大于 10cm 的巨大胃 GIST，以及位于食管胃结合部和邻近幽门、体积较大的胃 GIST，应该常规行多学科讨论决定是否先行新辅助治疗。新辅助治疗后肿瘤退缩降期利于R0切除、器官功能保留和减少破溃风险，并且可能实现腹腔镜微创手术切除。在胃大弯、胃前壁等解剖适宜部位，局部或楔形切除可以满足R0切除。对于胃小弯或胃后壁的内生型肿瘤，常规楔形切除较难完成。在术前胃镜排除肿瘤导致黏膜溃疡的情况下，可以切开肿瘤边缘的胃壁，将肿瘤从胃壁切口处翻出后直视下切除，切除后缝合或者以器械闭合胃壁缺损，以尽量保留正常胃壁组织。操作过程中应注意避免腹腔污染，且重建后应确保胃腔没有明显变形、胃腔通畅。如果内生型的胃GIST已经导致黏膜溃疡或者存在活动性出血，切开胃壁翻出肿瘤可能导致肿瘤细胞脱落造成医源性播散；尤其在腹腔镜手术中慎用类似操作。胃小弯GIST切除时，应尽可能避免损伤迷走神经，减少术后发生延迟性胃排空发生的可能。对于食管胃结合部GIST，如果不可避免需要行近端胃切除，应采取抗反流的消化道重建方法。包括残胃折叠、双通道吻合、间置空肠、食管胃吻合肌瓣成形术（Kamikawa吻合）等方法，以减少或避免胃食管反流。幽门附近胃GIST切除的同时要考虑保留幽门功能。局部切除重建应避免造成胃出口狭窄或变形，必要时可行远端胃大部切除术。机器人的应用，以及传统开放手术在食管胃结合部和幽门附近胃GIST直视下切除、适形或整形缝合重建也有报道。缝合重建后贲门或者幽门部建议术中内镜确认缝合的牢靠和管腔的通畅。近年来，一些新的胃 GIST 手术方式出现，使部分体积较小的（3cm 左右）特殊部位 GIST 可以通过腹腔镜下经胃腔内切除（laparoscopic intragastric surgery，LIGS）以及通过胃壁浆肌层环形切开楔形切除等方式尽可能减少胃壁损失和保护贲门及幽门功能。此外，部分中心开展的双镜联合技术整合了腹腔镜技术和内镜技术的优势，包括了辅助为主的双镜配合，如内镜完成胃壁全层切除腹腔镜辅助缝合关闭胃壁缺损；或内镜负责定位、腹腔镜完成切除重建；以及腹腔镜切除后以内镜确认消化道管腔通畅和完整性。

2. 如何识别 *SDH* 缺陷型 GIST，是否这类型 GIST 都要行淋巴结清扫?

由于 *SDH* 缺陷型 GIST 具有流行病学和临床病理的特殊表现，对于年轻的胃 GIST 患者，尤其是女性、病灶位于胃中下部、呈多结节状，应该想到 *SDH* 缺陷型 GIST 的可能。由于该类型 GIST 淋巴结转移率可达 10% 以上，手术应该行淋巴结清扫。确诊需要手术前的病理活检，通常需要 EUS-FNA 完成。活检组织行常规的 GIST 免疫组织化学（CD117、DOG1 等）并加上 SDHB 免疫组织化学染色诊断。SDHB 免疫组织化学阴性，而 DOG1、CD117 阳性者即为 *SDH*

缺陷型 GIST。此外，这类患者可能合并副神经节瘤和肺软骨瘤，应注意排除。

（张信华）

三、十二指肠胃肠间质瘤的外科治疗

【基本理论】

GIST 可以在消化道任何部位发现，但还是多发生于胃(50%~70%)和小肠(20%~30%)，其次为结直肠，偶尔发生于食管及胃肠道外的网膜、系膜及腹膜后。十二指肠处于胃肠道、肝胆胰系统的交汇，解剖和生理位置具有特殊性和复杂性，发生于十二指肠的 GIST 相对少，文献报道仅占 3%~5%，但占所有小肠原发肿瘤的 30%。

原发性十二指肠 GIST 可发生在十二指肠的任何部位，最常见于十二指肠的降部，发病比例占 59%~63%；其次为水平部、升部和球部。十二指肠 GIST 起源于十二指肠肌层，可向肠壁外呈膨胀性生长，普通内镜有时难以诊断，需要联合超声内镜检查；肿瘤也可向内累及黏膜形成溃疡，这一特点较胃 GIST 更为多见，故临床上更容易出现上消化道出血。

尽管十二指肠解剖结构特殊，原发性十二指肠 GIST 的治疗方法仍首选手术。手术包括肿瘤切除和重要器官结构的重建，可分为胰十二指肠切除术（pancreaticoduodenectomy，PD）和局部切除（local resection，LR），后者包括十二指肠楔形切除术、远端胃部分切除术、保留胰头的十二指肠切除以及节段性十二指肠切除术等。

【临床实践】

1. 为什么原发性十二指肠 GIST 首选局部切除而不是胰十二指肠切除？

十二指肠 GIST 生物学特性决定了 LR 手术不影响预后。既往传统观念认为，PD 手术是胰腺及十二指肠部位恶性肿瘤的标准手术方法。尽管医学技术和术后医疗护理水平在提高，但 PD 的术后相关并发症发生率及手术相关病死率依然较高。原发性十二指肠 GIST 生物学行为与十二指肠癌并不相同，这其中包括：①十二指肠 GIST 起源于黏膜下肌层，以外生性非浸润性生长为主，这导致肿瘤与周围脏器边界清楚，即使系膜侧起源，仍然可能与胰腺头部、钩突、肠系膜上静脉（门静脉）有明确的解剖间隙；②十二指肠 GIST 极少有淋巴结转移，无需进行区域淋巴结廓清；③十二指肠 GIST 极少发生神经脉管侵犯，无需进行后腹膜组织廓清；④十二指肠 GIST 极少发生胆总管侵犯，术前无黄疸，无需切除远端胆管。因此，十二指肠 GIST 手术方式选择应该有别于消化道上皮来源的癌，行肿瘤局部切除即可，包括不推荐行常规的淋巴结清扫术以及保证 1~2cm 的切缘。

对于医生而言，肿瘤患者最终手术方式的选择还是以远期生存率为主要考量指标。Johnston 等回顾性分析了 96 例十二指肠 GIST 手术病例，其中 LR 手术组 58 例，PD 手术组 38 例，结果发现，患者预后与肿瘤大小和核分裂象计数相关，而与手术方式无关。Chok 等对比了 162 例接受 LR 手术和 98 例接受 PD 手术的十二指肠 GIST 患者，结果显示，PD 组术后并发症发生率显著高于 LR 组；LR 相较 PD，并不会增加术后局部复发率，且具有更长的无病生存率（disease-free survival，DFS）和更低的远处转移率。目前认为，GIST 患者预后主要取决于肿瘤自身生物学行为，与手术方式无关。因此，十二指肠 GIST 患者在保证切缘、无肿瘤破裂的情况下，其预后与肿瘤的病理学指标相关，扩大手术范围并不能改善患者预后。故指南推荐：对于十二指肠 GIST 患者，在外科切缘允许安全重建的前提下，应该首先考虑行 LR。

2. 哪些十二指肠 GIST 可以进行局部切除？

原发性十二指肠 GIST 能否进行 LR 仅取决于一个绝对因素，即肿瘤在十二指肠乳头方向的切缘与十二指肠乳头（包括胆总管和胰管）之间的距离。如果这个距离过近，在 2cm 甚至 1cm 以内，肿瘤局部切除或重建可能导致胆总管和 / 或胰管的损伤。

原发性十二指肠 GIST 进行 LR 的难度还取决于另一个相对因素，即肿瘤基底面的位置和大小。基底位于十二指肠对系膜缘（外侧）的肿瘤予以 LR 后，游离的十二指肠肠壁更多，重建更容易，并发症也更少；基底位于十二指肠前壁的肿瘤比位于后壁的肿瘤有更多的机会进行 LR，但需要将肿瘤与十二指肠系膜侧（中线侧）肠壁和胰腺头部 / 钩突做适当的分离。显然，切除后缺损位于十二指肠前壁的病例重建更容易一些。

3. 不同原发部位的十二指肠 GIST 局部切除的手术方式该如何选择?

十二指肠 GIST 局部切除后重建方式的选择取决于以下两个因素，即肿瘤在十二指肠的部位和肿瘤局部切除后缺损的大小。国内于吉人团队根据十二指肠 GIST 起源部位将其分为 3 型：Location A 型，位于乳头近端；Location B 型，位于乳头附近 2cm 之内；Location C 型，位于乳头远端。这一分型对于十二指肠 GIST 能否进行 LR 以及切除后的重建方式有一定指导意义。

（1）Location A 型：这一部位十二指肠 GIST 可以较为容易地与胰腺头部分离，故 LR 可能性大，一般采用楔形切除或胃大部(连同十二指肠球部)切除(图 4-10)。

(2) Location B 型:这一部位十二指肠系膜侧(中线侧)或较大的 GIST 很难与胰腺头部进行分离并获得足够的重建切缘,故只有对系膜侧基底较小的 GIST 才有机会进行 LR,切除后根据肿瘤大小直接缝合或十二指肠空肠 Roux-en-Y 吻合(图 4-11)。回顾

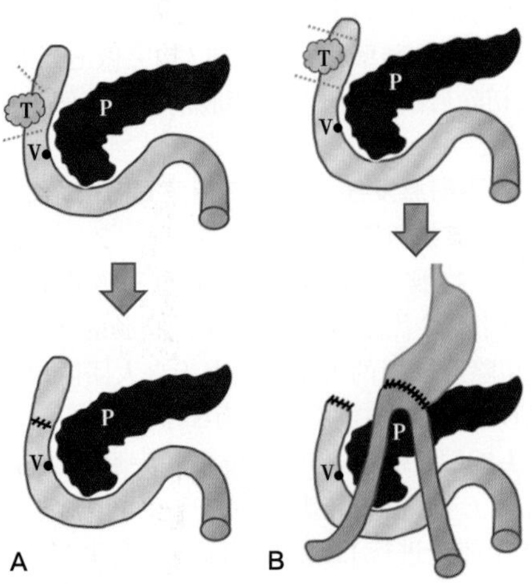

图 4-10 Location A 型十二指肠 GIST 手术示意图(钱浩然绘)
A. 肿瘤局部切除缝合;B. 肿瘤及胃部分切除,Billroth Ⅰ式、Billroth Ⅱ式或 Roux-en-Y 吻合;T. 肿瘤;V. 肝胰壶腹;P. 胰腺。

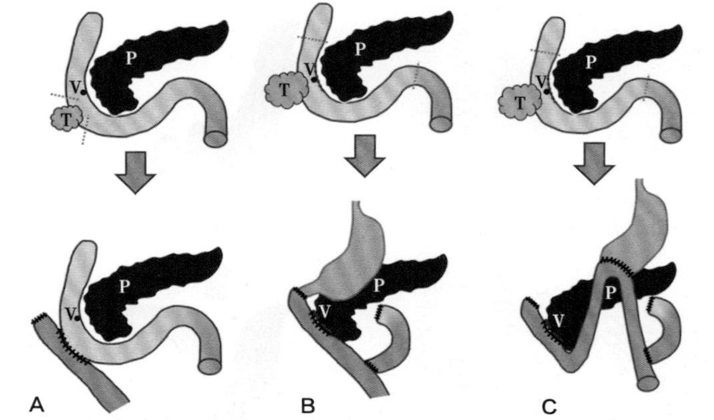

图 4-11　Location B 型十二指肠 GIST 手术示意图（钱浩然绘）

A. 肿瘤楔形切除，十二指肠及空肠侧侧吻合；B. 保留胰头、幽门的十二指肠切除，空肠与十二指肠侧侧吻合，空肠与胃端侧吻合；C. 保留胰头的十二指肠切除（不保留幽门），空肠与十二指肠侧侧吻合，胃空肠吻合；T. 肿瘤；V. 肝胰壶腹；P. 胰腺。

性分析提示，Location B 型患者行 PD 比例显著高于其他分型，超过 60%。这一部位的 GIST 在切除肿瘤过程中在胆总管内放置硬质导管可以为胆总管定位，行局部切除重建后，为确认胆总管的完整性可行术中胆道造影，而在胆总管内放置 T 管也可起到分流胆汁的作用。

(3) Location C 型：这一部位十二指肠和胰腺钩突也有一定的间隙可以分离，故一般采用 LR 或十二指肠节段切除。如果采用十二指肠节段切除，一般推荐采用小肠与十二指肠降部侧侧吻合，慎重使用直接的端端吻合（图 4-12）。

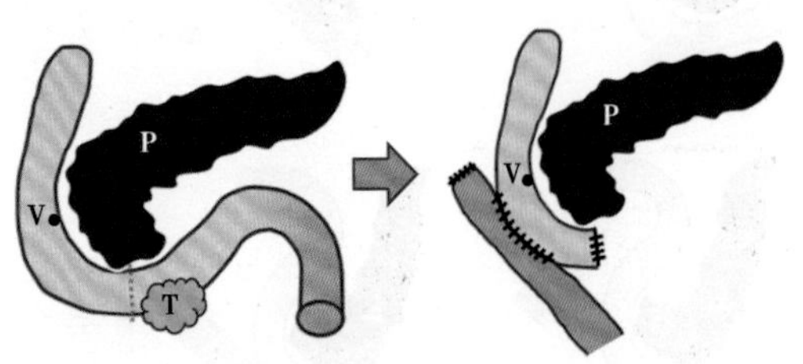

图 4-12 Location C 型十二指肠 GIST 手术示意图（钱浩然绘）
十二指肠节段切除，空肠及十二指肠降部侧侧吻合；T. 肿瘤；V. 肝胰壶腹；P. 胰腺。

4. 哪些原发性十二指肠 GIST 可以考虑进行微创治疗?

在腹腔镜技术不断发展、完善的外科时代,微创技术同样可以应用于 GIST 的治疗。《中国胃肠间质瘤诊断治疗共识(2017 年版)》指出,腹腔镜下切除对于 <5cm 的胃 GIST 患者来说,是一个安全并可行的手术,而对于十二指肠部位 GIST 的腹腔镜治疗,报道较少,且多为个案报道。一般较小的十二指肠 GIST,特别是向腔外生长的肿瘤,可在保证肿瘤完整切除、吻合口通畅的基础上,谨慎地应用微创手术。从成功完成的个案分析可以看出,腹腔镜下十二指肠 GIST 切除多为十二指肠球降部或十二指肠空肠结合部,距离十二指肠乳头较远的、5cm 以内的 GIST,切除方式多采用局部切除直接缝合,切割闭合器切除或十二指肠袖状切除、腹腔镜下十二指肠部分切除合并十二指肠空肠侧侧吻合等术式。虽然技术上可以完整切除肿瘤,但伴随着一定比例的胃排空障碍、吻合口狭窄等并发症,故需谨慎对待。近年来,机器人辅助下十二指肠 GIST 切除手术也有成功的报道。故指南建议在有经验的单位,慎重开展十二指肠 GIST 的微创治疗。

(钱浩然)

四、小肠胃肠间质瘤的外科治疗

【基本理论】

小肠 GIST 占全部 GIST 的 20%~30%,较多发生于十二指肠 - 空肠移行部位或近端空肠,这可能与 GIST 的起源细胞间质卡哈尔细胞在上述部位分布较多有关。

小肠 GIST 可以腔外生长为主或同时向腔内外生长,病灶表面黏膜可完整或合并溃疡,不同的生长方式决定了不同的临床表现。小肠 GIST 的临床表现包括腹痛、消化道出血(黑便或便血)、肠梗阻及腹部肿块等。由于早期缺乏特异性症状及体征,加之检查手段有限,难以早期发现,容易导致诊治延误,往往就诊时肿瘤已较大,甚至已发生转移。

由于小肠 GIST 具有较高的恶性潜能,因此一旦发现均应积极予以手术治疗。孤立且游离的 GIST 可采用节段小肠切除术完成肿瘤的完整切除;近端空肠较大的 GIST 必要时需要离断十二指肠悬韧带(屈氏韧带)以保证充分暴露及安全的吻合;大网膜包裹肿瘤时应同时切除;累及多段小肠肠段时应整块病变切除,如残留肠管过短可尝试保留受累肠管之间的正常肠管,但切除后消化道重建的吻合口不宜过多;累及其他脏器者应行联合脏器切除，或开展多学科讨论以做出判断；涉及肠系膜根部的较大 GIST，需要细致解剖主干血管，但因该肿瘤多为膨胀性生长，较少会侵犯至血管外膜，仔细分离大多可予游离；部分少见类型的 GIST（如家族性遗传性 GIST 或合并Ⅰ型神经纤维瘤病的 GIST）可能表现为多灶生长，术中需要仔细探查全部肠管避免遗漏病灶。

【临床实践】

1. 腹腔镜技术可以用于小肠 GIST 的治疗吗?

目前腹腔镜技术在小肠 GIST 外科治疗中的价值已经得到了肯定。腹腔镜技术的价值主要体现在对于病灶的定位：通过腹腔镜的探查发现病灶进而处理，一方面减少了传统开腹手术的创伤，另一方面节约了手术时间和费用。对于较小的尤其是亚蒂腔外生长的肿瘤，可以通过完全腹腔镜下完成切除；更多情况下，可以选择腹腔镜下精确定位病灶后，根据肿瘤部位与大小，在相应的腹部正中线做一合适大小的切口，置放切口保护器后将病变肠段拖出至腹腔外，实施肠段切除和吻合。由于肿瘤破裂是影响 GIST 预后的重要因素，手术中需要避免对瘤体的直接触碰或抓持，因此对于较大的肿瘤不推荐使用腹腔镜技术。

2. 治疗发生于近端空肠的GIST有哪些术中注意要点?

小肠GIST较多发生于十二指肠-空肠曲或近端空肠,且由于该部位较为隐匿,症状出现较晚,往往患者就诊时肿瘤已经较大。治疗该部位的GIST术中的注意要点包括:①十二指肠-空肠曲由十二指肠悬韧带悬吊,位置相对固定,对于发生于该部位较大的GIST必要时需要离断十二指肠悬韧带以保证充分暴露及安全的吻合;②该部位肠系膜血管相对密集,操作空间小,应注意细致解剖以避免出血或血肿形成;③该部位较大的肿瘤可能会累及胰腺或结肠系膜,虽然大多为非浸润性生长,可以完整游离,但需要注意保护并观察结肠血运;④该部位GIST术后有一定功能性胃排空障碍发生的可能,术中将鼻肠管置入远端空肠有助于术后早期营养支持促进胃肠功能恢复。

3. 小肠GIST引起的消化道出血是否意味着肿瘤破裂?

消化道出血是小肠GIST的常见临床表现之一,多由于病灶表面黏膜形成溃疡所致。腹腔内肿瘤假包膜破损可能会导致肿瘤细胞脱落至腹腔引起播散转移,但封闭的消化道管腔内几乎不会发生肿瘤种植转移,因此,合并消化道出血的小肠GIST不应判断为肿瘤破裂，其复发风险仍应通过肿瘤大小和核分裂象计数来进行评估。但是在合并消化道出血的小肠 GIST 手术中，应注意无瘤操作，避免肠腔内容物污染腹腔带来潜在的转移风险。

（汪明）

五、结直肠胃肠间质瘤的外科治疗

【基本理论】

结直肠 GIST 在全部 GIST 中的占比相对低（约 5%），检查方法和确诊手段与其他部位 GIST 无显著差别，在生物学行为可以表现为良性至恶性的差异，具有一定的侵袭性及远处转移的风险，对放化疗不敏感，目前的治疗手段主要以手术及分子靶向药物为主。外科手术切除是结直肠 GIST 根治的最主要和最有效的治疗手段。但由于结直肠 GIST 解剖位置的特殊性，不恰当的治疗策略可能会严重影响患者术后的生活质量。因此，针对结直肠 GIST 患者，应根据肿瘤的具体位置、大小、是否可切除以及危险度分级等多种因素，制订更加个体化的治疗策略，使患者的获益最大化。

对于原发可切除的结直肠 GIST，一般首先考虑以治愈为目标的外科 R0 切除。结合目前分子靶向药物对 GIST 治疗模式的改变，对于初诊局限可切除和潜在可切除的 GIST，尤其是特殊部位或切除困难的局限性 GIST，都需要内外科医生组成的 MDT 来共同讨论新辅助治疗的必要性，评估患者是否可能从术前甲磺酸伊马替尼治疗中获益，从而决定是直接手术还是使用术前甲磺酸伊马替尼治疗。因此这里所说的“局限性”，不单纯是指肿瘤的大小和范围能否被外科手术完整切除，也体现在手术是否需要联合多脏器切除和对患者生活质量的影响上，这点在直肠 GIST 的诊治上显得尤为重要。如果是预估肿瘤退缩有利于器官功能保留或减少手术并发症的病例，就应先考虑予甲磺酸伊马替尼新辅助治疗；虽然单独应用靶向治疗获得完全缓解概率较小，但是其能够缩小肿瘤体积，降低手术难度，避免不必要的脏器切除，增加完整切除的机会，进而减少复发转移的风险。另外，靶向治疗有可能为术前评估需行永久造口的患者创造了保肛条件，可以让一些患者在保留肛门及功能的同时而不影响其总体生存时间，大大提高了这类患者术后生活质量。因此，在《CSCO 胃肠间质瘤诊疗指南 2020》中，其推荐的术前甲磺酸伊马替尼辅助治疗适应证如下：①术前估计难以达到 R0 切除；②肿瘤体积巨大（直径 >10cm），术中易出血、破裂，可能造成医源性播散；③特殊部位的肿瘤如低位直肠等，手术易损害重要器官的功能；④肿瘤虽可以切除，但估计手术风险较大，术后复发率、病死率较高；⑤估计需要进行多器官联合切除手术。

对于大多数可完整切除的结直肠 GIST，手术前不推荐进行常规活检，因为部分肠段切除就能有效地保证切缘无瘤，可以最大限度地减少播散种植和并发症，所以可选择直接先行手术治疗。《NCCN 软组织肉瘤临床实践指南（2021 年第 2 版）》和《欧洲肿瘤内科学会（ESMO）胃肠间质瘤临床实践指南 2021》均指出，采取大体切缘 1cm 就可基本保证显微镜下切缘阴性，如有部分患者镜下阳性，目前国内外专家也倾向于进行术后分子靶向药物治疗，一般不主张再次手术。但如果患者身体条件允许并且在不损伤重要器官的原则下，可行再次切除，特别对于没有浆膜受侵犯而仅行肿瘤挖除的病例，应该考虑再次切除。

另外，不同于胃小 GIST 在直径 <2cm 时可以密切随访的情况，结直肠的小 GIST 应区别对待，不仅仅是因为非胃部位 GIST 的恶性潜能更高，还有比如直肠部位的肿瘤一旦增大，保留肛门的手术难度会出现相应增加，同时增加联合脏器切除的风险，因此建议一经确诊应积极行手术切除。

【临床实践】

1. 结直肠 GIST 的诊治是否存在差异?

(1) 结肠 GIST 的诊治:结肠间质瘤的临床表现多为腹痛、腹胀、便血等,也可出现肠套叠等不全性肠梗阻症状。手术以肠段区域性切除为主,因 GIST 通常无淋巴结转移途径,所以无需淋巴结清扫,如果手术过程中出现明显的病理性肿大淋巴结转移迹象,需考虑 SDH 缺陷型的特殊类型 GIST 的可能,建议可行根治性的结肠切除术,遵循完整结肠系膜切除(complete mesocolic excision,CME)的原则施行手术以切除病变淋巴结。

(2) 直肠间质瘤的诊治:直肠周围解剖结构复杂,间质瘤临床表现多样:①高位直肠间质瘤症状与结肠间质瘤相似,可有直肠刺激征,手术选择直肠肠段切除,切缘距离同结肠间质瘤。②低位直肠间质瘤具有肛门坠胀、里急后重、大便性状改变等症状,但根据不同病灶范围,临床表现又各异。病灶位于直肠后壁,若瘤体压迫或侵犯骶尾部神经,多出现持续腰骶部疼痛,腰腿放射痛或麻木感;病灶位于直肠前壁,在男性可压迫或侵犯前列腺、膀胱或精囊引起尿频、尿痛、血尿等,在女性肿瘤侵犯阴道后壁可出现阴道出血、感染、白带异常等症状。根据直肠肿瘤离肛缘距离及位置大小不同，可选择合理适当的手术方式，如经肛局部切除、经骶入路切除、Dixon 手术、Mason 手术、Miles 手术，甚至全盆脏器切除手术等。近年来随着外科操作技术的进步以及术前靶向药物的应用，需要行腹会阴联合切除（abdomino-perineal resection，APR）的直肠 GIST 已较为少见，在保证完整切除的前提下，手术方式以直肠前切除为主，下切缘长度可适当缩短，直肠系膜的完整切除也非必要，重点是要避免发生肿瘤的破裂造成腹盆腔种植。如果位置较低需行 APR 手术的患者，强烈推荐行术前靶向药物治疗，半年后评估，如肿瘤缩小，则有可能行保肛手术，如肿瘤仍然侵及肛门括约肌复合体（包括肛提肌、耻骨直肠肌、外括约肌、内括约肌），外科医生可考虑谨慎选择 APR 手术。

(3) 肛管间质瘤的诊治：肛管的解剖位置表浅，出现占位后常表现为肛门肿胀不适，排便疼痛等，易早期诊断，所以瘤体体积均较小。在考虑患者生存质量的基础上，治疗可采用“紧贴切削（close shave）”的方式行肛管肿瘤局部切除，当肿瘤距肛缘近且≤2cm 时可经肛门途径切除；当肿瘤位于直肠前壁，体积较大且位置较深时可经直肠前括约肌途径切除：患者呈截石位后以肛门上方 2~3cm 为顶点，两侧坐骨结节中点作一半圆形切口，分离直肠与前列腺或阴道间隙，显露并切断肛门外括约肌，成对结扎标记切断的括约肌以便正确地解剖对位修复，用扩张器撑开组织暴露肿瘤并完整切除。当肿瘤位于直肠后壁或侧后壁时，可选择经骶尾部途径（Kraske 术）或经肛门括约肌途径（Mason 术）切除。Kraske 术的手术空间深在狭小，术野显露不清，操作较为困难，因此应严格把控手术适应证。相较而言，Mason 手术路径直达，手术部位表浅，操作空间宽敞，但术后伤口感染和直肠皮肤瘘等并发症较为常见，因此术前肠道清洁及预防性使用抗生素显得尤为重要。Mason 术后的肛门括约肌失禁是一种严重的并发症，其原因可能与术毕时未能将切断的各组肛门括约肌准确修复缝合或术后发生严重的伤口感染致原先缝合的括约肌裂开等因素有关。另外，近年来出现的经肛内镜微创手术（tansanal endoscopic microsurgery，TEM），在保证肿瘤能行全层完整切除的情况下也可以考虑。

2. 开放手术和腔镜手术存在哪些区别？

(1) 开放手术：因为 GIST 肿瘤破裂可显著影响患者预后，是一个独立的不良预后因素，所以一直以来，大部分 GIST 专家都认为开放手术仍是首选。术中探查时需注意细心轻柔，探查是否有其他部位转移情况，如果存在肿瘤多发或转移情况，则手术的性质和目的可能需要改变。手术操作中由于结直肠间质瘤仅有一薄层包膜，且存在一定张力，稍一触碰极易破溃，这与一般的结直肠癌明显不同，所以应遵循“不接触、不挤压”的原则，尽量避免肿瘤破裂，注意保护肿瘤包膜的完整，关腹前也需遵循无菌无瘤原则，充分冲洗腹腔，减少腹腔感染和脱落细胞种植的机会。肿瘤破裂及出血的原因包括术前发生的自发性肿瘤破裂出血以及术中触摸肿瘤不当造成的破裂出血。因此，在手术记录中应做好记录描述，是否存在上述破裂或特殊情况，给危险度分级和后续治疗提供依据和参考。

(2) 腔镜手术：由于腹腔镜手术造成肿瘤破裂和腹腔种植的风险高于开放手术，所以一般认为，使用腹腔镜进行结直肠间质瘤切除的最佳适用条件为直径 <2cm，向腔内生长的间质瘤，并应由腹腔镜操作熟练的医生实施手术。如果肿瘤较大或操作困难，则建议行开放手术。但近几年来腔镜手术的适应证已明显扩大，指南中亦推荐可根据肿瘤的部位和大小在有经验的医院开展。病变直径 <5cm，在结肠及直肠上段等部位也可以考虑通过腹腔镜进行手术。但如果肿瘤需要较大的腹部切口取出标本完成切除时，腔镜手术还是不推荐。手术过程中因腔镜器械的应力反馈较开放手术差，更需要遵循“不接触、不挤压”的原则，同时必须使用取物袋以避免肿瘤破裂和播散。尤其是在采用腹腔镜手术切除直肠 GIST 时，由于盆腔

空间狭小，难度较大，操作过程中更需要引起重视。

总之，对于原发可切除的结直肠 GIST，术前应尽量明确诊断，根据具体位置、大小等情况选择适当的手术方式；手术操作过程中要求精细，尽量保证 R0 切除，同时切勿使肿瘤破裂，降低种植转移概率；术后根据病理危险度分级，辅以合理规范的药物靶向治疗，重视密切随访，如有复发情况可尽早发现，及时治疗。

（朱玉萍）

六、胃肠外胃肠间质瘤的外科治疗

【基本理论】

（一）EGIST 概述

GIST 起源于间质卡哈尔细胞（intestitial cells of Cajal，ICC）或其前驱细胞，是胃肠道最常见的间叶来源肿瘤。临床偶见与胃肠道无直接解剖关联的部位所发生的间叶源性肿瘤，其免疫组织化学染色 CD117 阳性，desmin 与 S-100 呈阴性，作者据此提出了胃肠（道）外间质瘤（extragastrointestinal stromal tumor，EGIST）的概念并逐渐得到关注。

EGIST 因其不累及胃肠道，罕有消化道出血、梗阻等典型 GIST 的临床表现，通常起病较隐匿。常因影像学检查偶然发现腹部肿块，多数病例就诊时已属进展期。EGIST 常发生于肠系膜、大网膜、腹膜后等部位，也可发生于直肠阴道间隔、胆囊、膀胱壁、卵巢、前列腺等特殊部位。EGIST 的诊断应除外 GIST 的直接侵犯或种植、转移。据估测，EGIST 约占全部 GIST 的 1.5%~6%。

EGIST 在影像学检查呈现的肿瘤密度、包膜、生长方式、强化特征等与 GIST 相似，多数通过术后病理及基因检测得以确诊。免疫组织化学染色 CD117 阳性是 EGIST 的重要标志，但有约 5% 的病例呈阴性或局灶阳性；DOG1 敏感度略高于 CD117，但需鉴别其他 DOG1 阳性的肉瘤，如子宫型腹膜后平滑肌瘤、腹膜平滑肌瘤、滑膜肉瘤等。EGIST 检出的 *KIT*/*PDGFRA* 基因突变情况与 GIST 相似，因发病部位不同，EGIST 突变谱存在差异。*KIT*、*PDGFRA* 突变在肠系膜和腹膜后 EGIST 检出率分别为 22%、33%，和 60%、10%。特殊类型突变如 *SDH*、*NF1*、*BRAF*、*FGFR1*、*ETV-NTRK3* 融合等在 EGIST 病例未见报道。

（二）EGIST 的术后危险度评估

目前尚缺乏广泛认可的 EGIST 术后风险评价体系。既往研究中风险评估多采用 NIH 标准综合考虑肿瘤部位、大小、核分裂象及是否破裂等因素。在组织病理形态学特征、基因突变及预后等方面，网膜 EGIST 与胃 GIST 相似，肠系膜 EGIST 与小肠 GIST

相似，而腹膜后 EGIST 介于二者之间。EGIST 术后复发风险高于普通 GIST，肠系膜起源者较网膜起源者恶性程度高，腹膜后 EGIST 病例多数为高危险度分级且预后普遍劣于常规部位 GIST。美国癌症联合委员会（American Joint Committee on Cancer，AJCC）第七版 TNM 分期指南推荐，胃 GIST 的分期适用于网膜 EGIST，而小肠 GIST 分期用于肠系膜或腹膜后 EGIST。

总之，完整手术切除后 EGIST 的复发风险可参考 NIH 危险度分级并对照 TNM 分期，结合术中所见、切缘情况、镜下特征如细胞核形态与密度、是否存在局灶坏死、Ki-67 阳性表达率等特征，结合基因突变检测结果开展个性化评估。

（三）EGIST 的外科治疗

1. 手术概述

手术切除是 EGIST 唯一可获根治性的治疗方式。EGIST 手术治疗目标为 R0 切除，应严格遵循无瘤术原则完整切除肿瘤，保证镜下切缘阴性，并在此前提下尽可能保留脏器功能。基于 EGIST 特殊性，手术难度大、风险高，建议在高通量肉瘤诊疗中心实施治疗。

2. 手术准备

精细影像学检查对术式选择、改善 R0 切除率、降低手术相关并发症具有重要意义。术前诊断性质不明的腹盆腔肿物应考虑 EGIST 的可能，完善术前影像学检查。对无法除外 GIST 的巨大占位病变，如评估切除难度较大应考虑经术前活检，以取得病理诊断及基因突变检测并指导术前靶向治疗。

对于腹膜后 EGIST，术前完善检查准备评估手术风险，应行血管重建评估肿瘤与重要血管毗邻关系；建议行静脉肾盂造影、肾图以了解肾脏功能，术前输尿管插管预防输尿管损伤等。

3. 手术方法

(1) 手术病例选择：体积较大的 EGIST 手术范围广，创伤较大，应充分评估患者身体状况，完善术前检查，排除手术禁忌证。明确病灶与周围脏器的解剖关系，肿瘤被膜及边界情况，排除远处转移，充分论证手术方案。EGIST 手术难度高，手术相关风险大，应充分征得患者及家属知情同意。

(2) 手术术式：根据术前评估的肿瘤原发部位采取涉及相应的手术入路及暴露方法。因病灶巨大，EGIST 手术多采用开放手术。如病变侵犯周围组织器官，应遵循整块切除原则将受累部位与肿瘤一并完整切除并保留恰当的切缘。由于 EGIST 瘤体富血供、质地脆且缺乏消化道壁的覆盖，常合并瘤体内出血及坏死现象，极易于术中发生破裂导致医源性腹腔播散。术中尽量避免过多接触肿瘤、翻动瘤体，保护假包膜完整。

对于未能明确术前诊断可疑 EGIST 的病例应行术中快速冷冻病理确诊。少数 EGIST 病例可能存在淋巴结转移，建议术中充分探查，按需清扫区域淋巴结。如病理回报镜下残留(R1)，通常不建议追加扩大手术。

(3) 术后治疗与随访：EGIST 术后复发概率高于普通 GIST，术后随访应严格遵循 GIST 全程化管理的要求。在个性化风险评估的基础上应与患者充分沟通，考虑患者治疗意愿等具体情况，制订个体化的治疗随访计划建议。依据术后风险评估与基因检测情况推荐恰当的术后治疗(参见辅助治疗章节相关内容)。

总之，EGIST 治疗应在病理及遗传学精准诊断的指导下，规范化手术与个体化用药为基础，采用 MDT 诊疗模式，并积极落实全程管理的各项要求。

【临床实践】

1. 临床工作中如何确诊 EGIST?

关于 EGIST 的诊断方式目前仍存在争议。2001 年，Sakurai 等在大网膜发现 CD117 阳性的类 ICC 细胞，说明胚胎发生过程中 ICC 类细胞可能散布游离而脱离胃肠道；另外，具有多重分化潜能的间叶干细胞也具有向 ICC 分化的可能。这些发现是支持 EGIST

在胃肠外发生的理论依据。尽管如此，因腹腔内脏器紧密毗邻，辨别 EGIST 与胃肠道的解剖关系存在较大难度，如盆腔 EGIST 与直肠 GIST 的诊断就需要持谨慎态度，要寻找确切的临床证据尽量避免将普通 GIST 误诊为 EGIST。

2. 如何提高 EGIST 影像学检出率，EGIST 影像学有哪些特点？

CT 是对 EGIST 临床价值最大的常规影像学检查方式。多数 EGIST 为 CT 检查意外发现，经术后病理检查及基因突变检测而确诊。多数 GIST 体积巨大，呈分叶状膨胀性生长，直接侵犯周围脏器者较少，淋巴结转移不常见，肿瘤内部可能存在囊性变。EGIST 血供丰富，增强 CT 有助于发现滋养血管并有利于鉴别诊断。EGIST 在 CT 影像区别于 GIST 的特征性的表现是较少出现液气平面。

3. EGIST 病理学诊断有哪些特点？

EGIST 常呈膨胀性生长，大体观与普通 GIST 相似，经仔细检查确认病灶与消化道并不存在连续关系。镜下 EGIST 细胞形态与普通 GIST 高度相似，但也具备某些区别于普通 GIST 的特点，如：可见镜下囊泡样结构、间质透明样变；病灶中玻璃样变性相对少见，且常缺乏小肠 GIST 中常见的丝团样纤维。

（赵岩）

第五节 复发转移性胃肠间质瘤的外科治疗

【基本理论】

靶向药物治疗是复发转移性 GIST 的标准治疗，甲磺酸伊马替尼、舒尼替尼、瑞戈非尼和瑞派替尼分别是一、二、三、四线药物，靶向药物显著延长了复发转移性 GIST 患者的生存时间，同时随着靶向药物治疗时间的延长，耐药后出现疾病进展的问题几乎不可避免。目前缺乏靶向药物治疗的基础上联合外科治疗能改善复发转移性 GIST 患者预后的大样本前瞻性临床研究证据，既往小样本研究显示靶向药物治疗联合外科治疗可改善复发转移性 GIST 患者的预后，尤其是靶向药物治疗有效的复发转移性 GIST 患者。

因此，基于目前有限的循证医学证据，外科治疗应谨慎地在选择性的病例中开展，外科医师须综合患者病情、依从性、经济状况以及自身经验和手术能力(尤其是应对术中突发事件的能力)，慎重规划复发转移性 GIST 患者的治疗方案。

【临床实践】

1. 复发转移性 GIST 在 TKI 治疗期间随访的频率如何确定，评估标准是什么？

复发转移性 GIST 应在 TKI 治疗期间每隔 3 个月进行影像学评估，以判断残余病灶是否转化为可切除病灶，以改良的 Choi 标准或 RECIST 1.1 为依据，经过多学科综合治疗协作组（MDT）评估后和充分的医患沟通后谨慎选择手术。

2. 哪些转移复发性 GIST 适合外科治疗？

(1) 可切除的局部晚期和孤立性的复发或转移性 GIST：局部晚期 GIST 的定义为术前影像学评估或术中发现 GIST 侵犯周围器官或局部转移，但无远处转移者。①估计能达到 R0 切除且手术风险不大，不会严重影响相关器官功能者，可直接行手术切除；②如果术前评估不确定手术能否达到 R0 切除，或需要行联合多器官手术，或预计术后发生并发症的风险较高，应考虑术前行靶向治疗，在肿瘤缩小且达到手术要求后，再进行手术治疗。

(2) 不可切除的或复发、转移性 GIST：①对于不可切除的或复发、转移性 GIST，靶向药物是首选治疗，在药物治疗过程中进行动态评估，在靶向药物治疗后达到疾病部分缓解或稳定状态，估计所有复发转移灶均可切除的情况下，可考虑行手术切除所有病灶；②在靶向药物治疗后大部分复发转移病灶达到控制，仅有单个或少数病灶进展，可以考虑谨慎选择全身情况良好的患者进行手术，切除进展病灶，并尽可能多地切除转移灶，完成较满意的减瘤手术；③靶向药物治疗过程中发生广泛进展的复发转移性GIST，原则上不考虑手术治疗；④姑息减瘤手术严格限制于能够耐受手术且预计手术能改善患者生活质量的情况。

3. 外科治疗的方法有什么?

既往小样本研究发现靶向治疗联合减瘤手术、射频消融或栓塞或可使接受靶向药物治疗暴露的肿瘤负荷最小化，降低发生继发突变的概率，改善复发转移性 GIST 患者的生存。

4. 外科治疗的原则是什么?

总体原则为控制风险，尽可能完成较满意的减瘤手术，尤其是完整切除 TKI 抵抗病灶，并在不增加风险的前提下尽可能多地切除对 TKI 治疗有反应的病灶；尽量保留器官功能，尽可能保证患者术后生活质量，术前充分备血，输尿管逆行置管可减少输尿管损伤机会；术后尽早恢复分子靶向治疗。手术范围不宜太大或手术相关并发症风险不要过高，否则一旦出现严重的术后并发症(例如漏)，患者将无法在术后短期恢复应用靶向治疗,从而可能导致肿瘤快速进展。有条件者均应尽可能多地切除腹腔转移肿瘤。肠系膜和腹膜种植 GIST 应尽量选择单纯肿瘤切除,避免切除过多的肠管和壁腹膜;除非所有肿瘤能够完全切除,否则应尽可能避免联合器官切除。如为二次或多次手术,注意耐心仔细分离粘连,辨认解剖结构。复发转移性 GIST 常较原发局限性 GIST 血供更丰富,特别是耐药肿瘤和位于盆腔的种植肿瘤,沿肿瘤包膜分离,使包膜完整,可减少出血。甲磺酸伊马替尼治疗有效的病灶处理常较容易,而进展病灶包膜常欠完整,特别是盆腔病灶,剥离面渗血较多。

(张波)

第六节　胃肠间质瘤相关急腹症的外科治疗

【基本理论】

GIST 相关急腹症是指由 GIST 导致的,或者各种抗肿瘤治疗手段引发的非围手术期的腹部急性病变。患者具有其特殊的临床特点:①病情比较复杂,可能为 GIST 首发临床表现,亦可发生于治疗过程中;②可能发生于早期或局部进展期 GIST 患者，也可见于已发生远处转移的晚期 GIST 患者；③如在靶向药物治疗过程中发生，急腹症可能与疾病本身相关，也可与抗肿瘤治疗相关；④肿瘤进展时可能发生，肿瘤治疗有效时亦可能发生。由于其病因学复杂，临床表现形式可为相应功能器官的梗阻、穿孔、出血、感染等，因此在临床上遇到相似患者时，要考虑到 GIST 的诊断可能。早期诊断和治疗可挽救大量 GIST 患者的生命。临床医生熟悉 GIST 相关急腹症的临床表现和手术治疗至关重要，尤其在 GIST 引起完全性肠梗阻、消化道穿孔、保守治疗无效的消化道大出血以及肿瘤自发破裂引起腹腔大出血时，原则上须急诊手术治疗。手术方式有急诊根治手术、急诊姑息手术和急诊减症手术等；抑或在 MDT 支撑下将急诊手术变为计划性急诊手术或者择期手术，以提高手术安全性。在手术困难或估计付出代价较大时，创伤较小的局部治疗手段如介入栓塞、内镜下止血、支架置入等可作为替代选择。如能实现根治性切除手术，患者恢复后完成辅助治疗即可。对于姑息手术、减症手术及局部替代性治疗手段者，应贯彻损伤控制原则，解决急症情况后即由 MDT 指导后续治疗，包括进行二期根治性手术(其诊疗流程见图 4-13)。

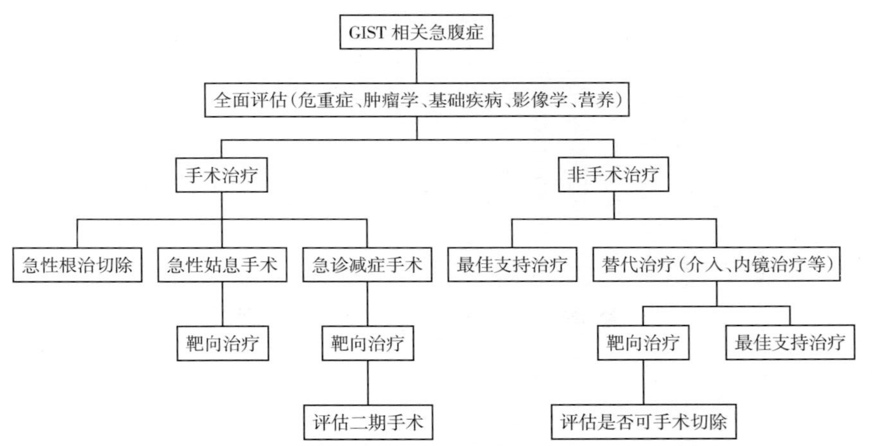

图 4-13　GIST 相关急腹症诊疗流程图

【临床实践】

1. 肿瘤所致消化道梗阻应如何处理?

由原发性或转移性 GIST 导致,或与新辅助、辅助及姑息治疗相关(图 4-14)。分为机械性和动力性两种,前者主要由于腔内外肿瘤占位、粘连成角等导致;后者主要由于肿瘤浸润肠系膜、肌肉、神经丛导致运动障碍或由于副瘤综合征、靶向药物神经毒性等所导致。治疗前需准确评估患者的梗阻程度和急性病因,以及原发肿瘤分期和既往治疗效果,分析患者的体能状态和手术潜在利弊,了解患者共存疾病、期望寿命及其治疗意愿和目标(其诊疗流程见图 4-15)。完全性梗阻者须急诊手术,尽量完整切除肿瘤并恢复胃肠道的通畅性,如肿瘤无法完整切除,在可行且预计残留创面出血可控的前提下,进行减瘤手术;如肿瘤无法切除,可行短路手术,并对肿瘤穿刺活检以取得病理学检查结果,术后根据病理学检查报告行靶向药物治疗。不完全性梗阻者,如预计可完整切除肿瘤且对手术并发症、器官功能影响不大,可直接行手术治疗。上述治疗原则也适用于复发转移性 GIST 而导致的梗阻情况。

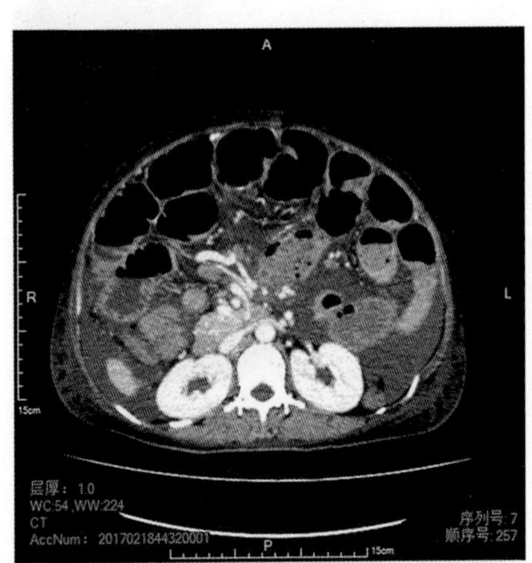
A
R
L
15cm
层厚：1.0
WC:54 ,WW:224
CT
AccNum：201702184432000
P
15cm
序列号: 7
顺序号: 257

图 4-14 A

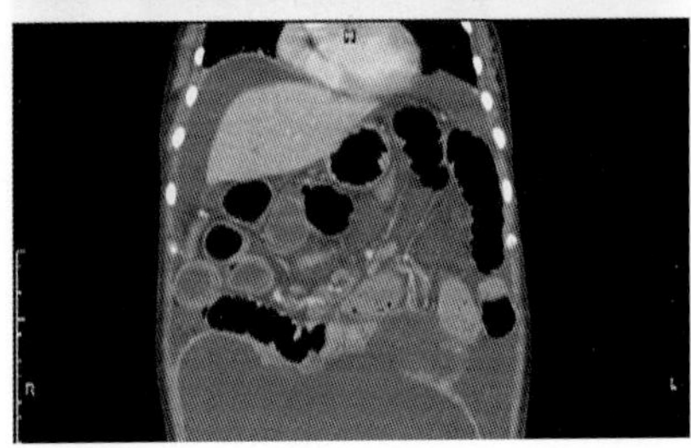
R
L

图 4-14 B

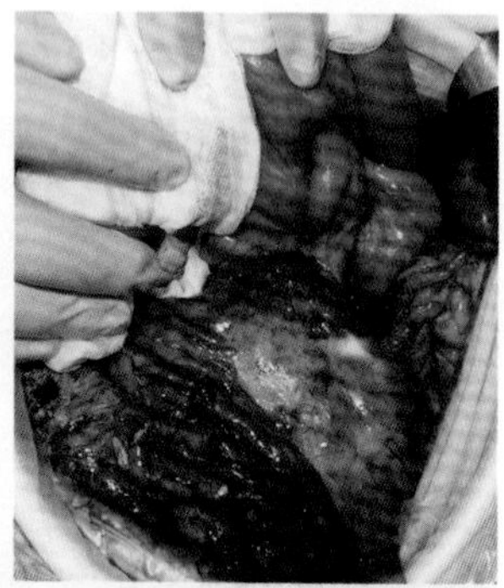

图 4-14 C

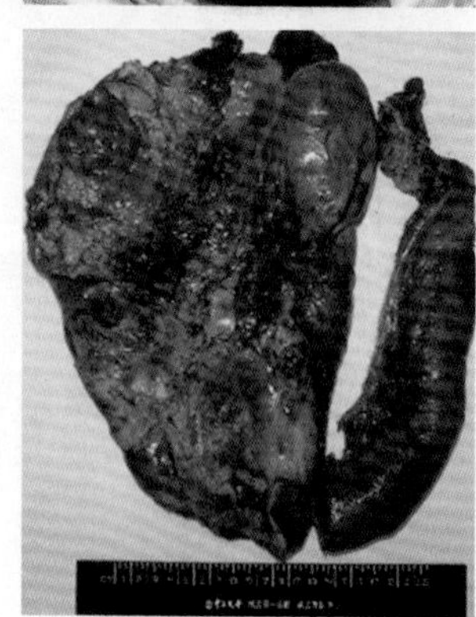

图 4-14 D

图 4-14 消化道梗阻

A. 消化道梗阻 CT 片;B. 消化道梗阻 CT 片;C. 术中照片;D. 术后标本照片。

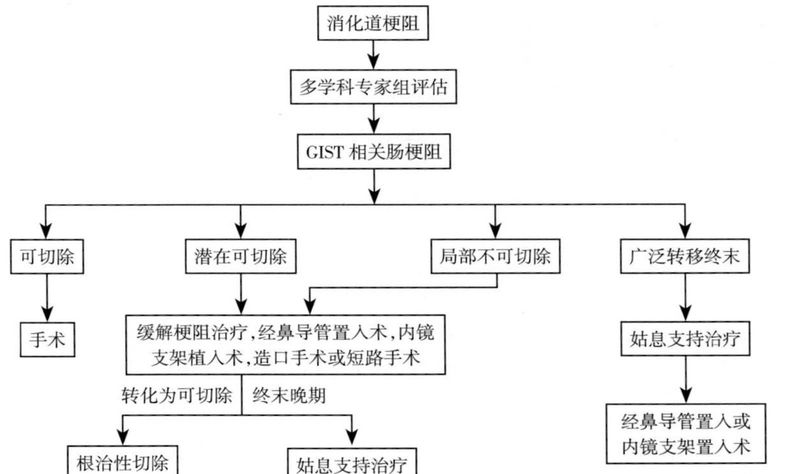

图 4-15　消化道梗阻诊治流程图

(1) 手术治疗:对于可切除GIST出现消化道梗阻症状的患者,手术是最主要的治疗方法。应采用症状缓解最持久且手术并发症发生率较低的手术方式,应尽量兼顾肿瘤根治、梗阻症状缓解以及营养状况改善。对于不可切除患者手术的治疗目的主要是缓解急症。

1) 肿瘤切除术:对于可切除者,应以根治手术为目的;如患者生命体征不稳定,可行姑息性肿瘤切除术。

2) 旁路手术:对于不能切除的恶性肿瘤,如梗阻部位近端和远端消化道均健康,可行旁路手术以恢复胃肠道连续性,使患者恢复进食。

3) 造口手术:对于不可切除恶性肿瘤导致的食管梗阻,可行营养性胃造口或空肠造口术;小肠梗阻患者如无法行旁路手术,可行梗阻近端小肠造口、远端肠段营养管置入术。对于生命体征不稳定者,可行临时转流性结肠造口术作为过渡治疗,但如肿瘤不可切除,则行永久造口术。

(2) 姑息治疗:对于终末期消化道广泛转移受累造成梗阻的患者,应尽量避免过度手术干预,采取姑息支持治疗。内镜和介入治疗有助于改善消化道梗阻,可作为梗阻的姑息或过渡治疗。

2. 大出血应如何处理?

GIST 相关的大出血一般是指 GIST 造成消化道大出血或肿瘤破裂造成腹腔大出血(图 4-16)。GIST 患者中以消化道出血为首发症状的比例占 17%~53%,其中部分可表现为严重危及生命的消化道大出血。对于体积较大的 GIST,肿瘤生长较快、肿瘤易坏死,质地更脆,更易发生破裂造成腹腔出血。其中小肠 GIST 常突向肠腔外生长,包膜脆,容易破裂。当患者发生大出血时,需要联合药物、内镜、介入或外科手术等治疗尽快控制出血(其诊疗流程见图 4-17)。部分患者药物治疗效果差,因肿瘤所处部位不适合内镜治疗,需要介入或外科治疗。对于急性消化道大出血,介入治疗有望通过血管造影迅速明确出血部位并给予栓塞,以达到快速止血、稳定循环的目的,使部分患者免于急诊剖腹探查,降低围手术期并发症和死亡率。虽然它只是姑息性治疗,最终仍需要外科手术完整切除病变以消除病因。但经导管栓塞治疗可以有效控制急性消化道大出血,为择期外科手术创造良好的围手术期条件。对于无法纠正低血容量休克的 GIST 患者,应当在输血、补液等抗休克治疗的同时行急诊手术治疗。建议手术方式为开腹手术治疗。手术原则须关注出血的外科治疗及肿瘤的外科治疗两方面。对于经非手术治疗病情稳

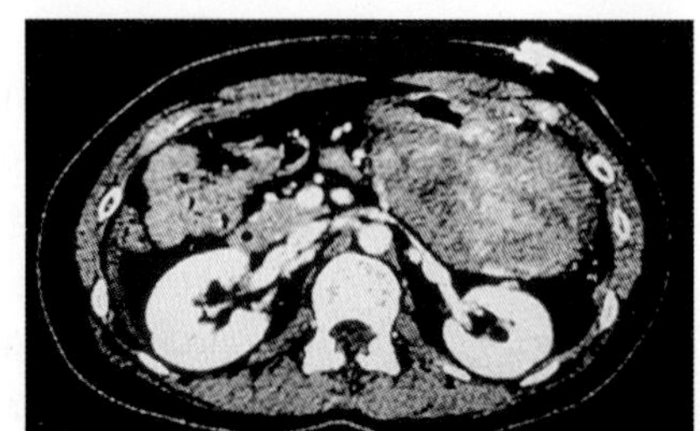

图 4-16 A

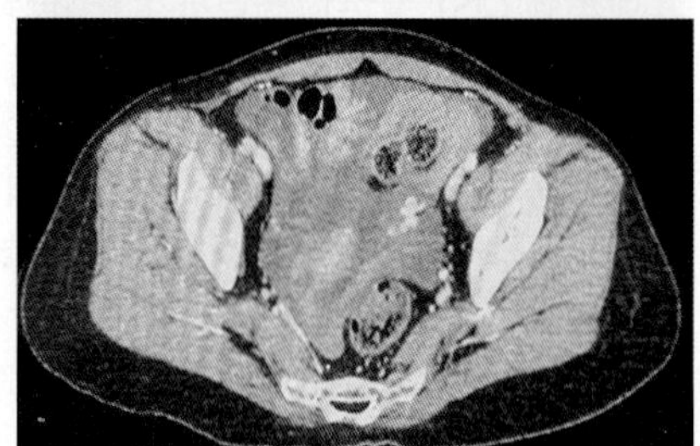

图 4-16 B

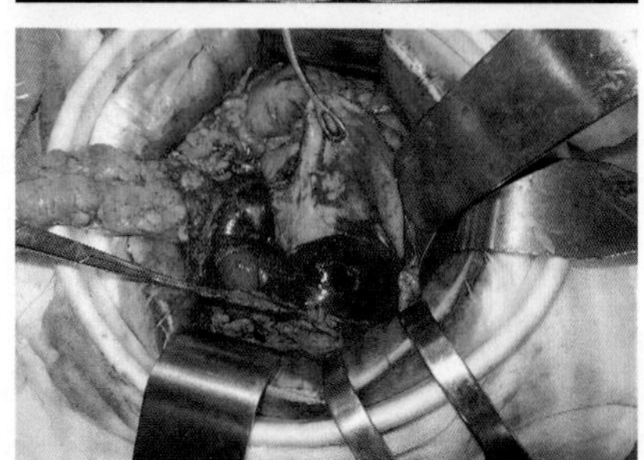

图 4-16 C

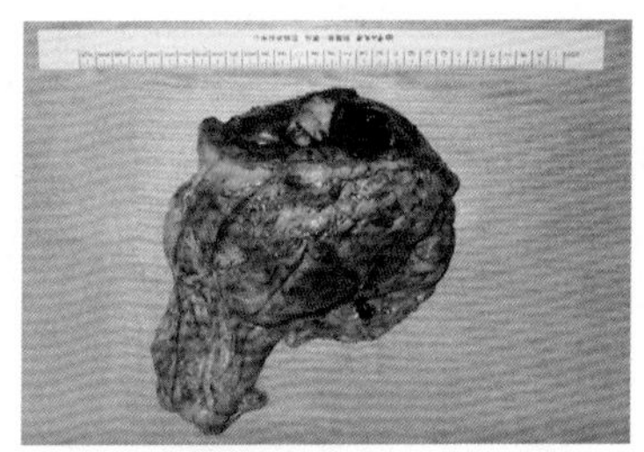

图 4-16 D

图 4-16　大出血
A. 腹腔出血 CT 片；B. 盆腔出血 CT 片；C. 术中照片；D. 术后标本照片。

定、并获得确切止血者，尤其是在靶向药物使用期间出血者，须经 MDT 讨论共同制订后续治疗策略。对于诊断确切的肿瘤部位出血，保守治疗未获得有效止血且具备手术条件者，应尽可能争取肿瘤的完整切除。关腹前，对腹腔出血者使用大量温热蒸馏水或者温热生理盐水冲洗。

3. 破裂、穿孔应如何处理?

对于腔外生长、特别是囊性变的 GIST 病灶可发生破裂而致腹腔内出血或消化道穿孔(图 4-18)。1999 年 Pera 等首次报道胃 GIST 破裂导致腹腔出血并行急诊手术切除肿瘤的病例，随后，国内外文献中有关 GIST 肿瘤破裂的报道基本以个案为主，缺乏系统性的研究。GIST 破裂、穿孔虽较为罕见，但不可忽

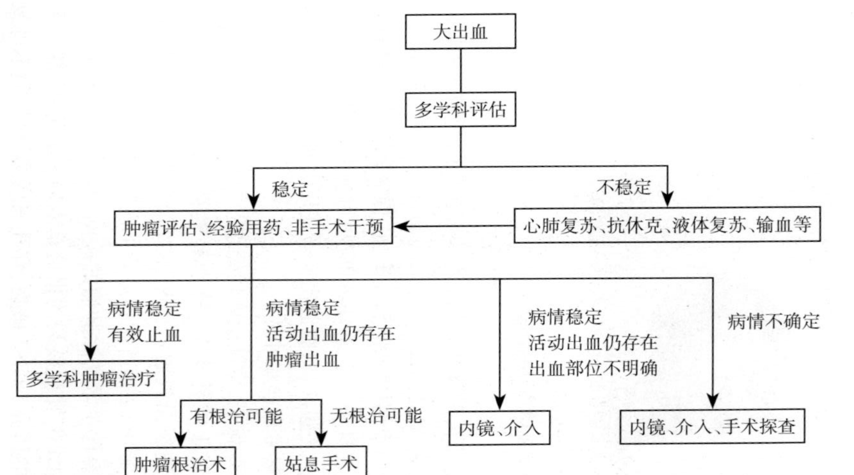

图 4-17 大出血诊治流程图

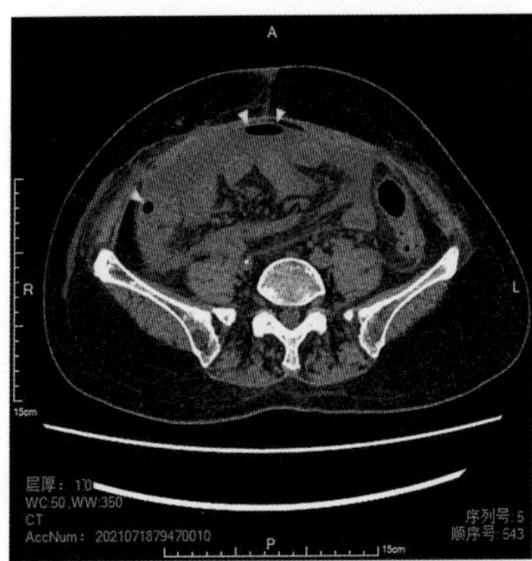
A
R
L
15cm
WC:50 ,WW:350
CT
AccNum：2021071879470010
P
15cm
序列号:5
顺序号:543

图 4-18 A

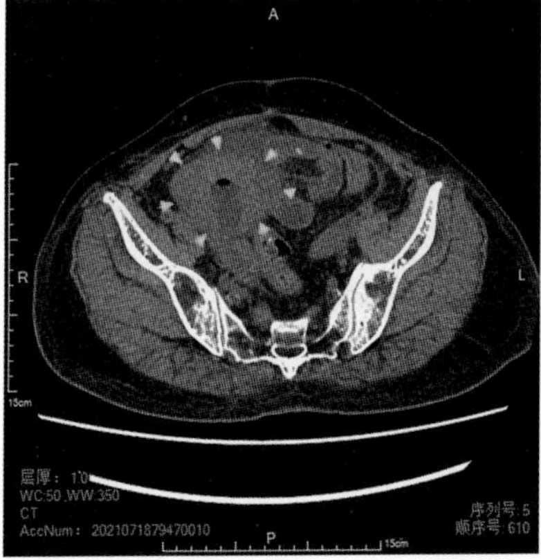
A
R
L
15cm
WC:50 ,WW:350
CT
AccNum：2021071879470010
P
15cm
序列号:5
顺序号:610

图 4-18 B

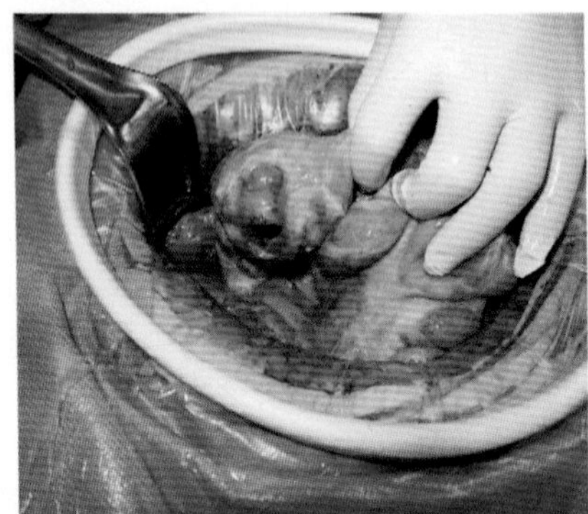

图 4-18 C

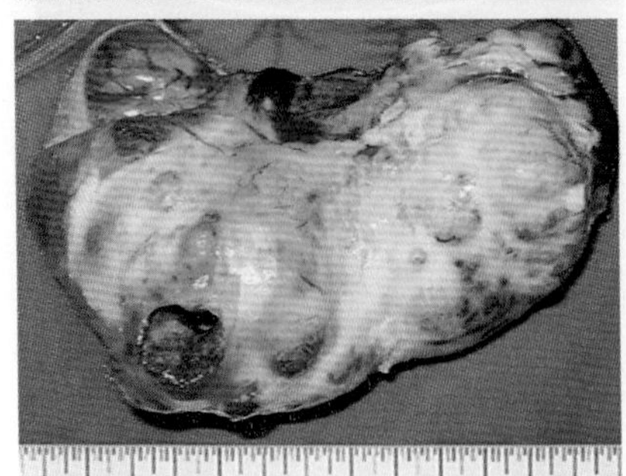

图 4-18 D

图 4-18 消化道穿孔

A. 肿瘤破裂消化道穿孔 CT；B. 肿瘤破裂消化道穿孔 CT；C. 术中照片；D. 术后标本照片。

视。GIST 破裂作为急症不仅可危及生命，还可因腹腔种植风险而预后不良。GIST 的腔外破裂可表现为腹腔内出血和消化道穿孔两种类型，前者与肿瘤生长过快、被膜破裂或外力挤压有关，后者或许与肿瘤坏死、消化道黏膜受损、消化液腐蚀有关。二者均表现为急性腹痛，GIST 破裂一般出血量不大，若延误诊断而累积失血量大，可因失血性贫血和失血性休克而危及生命。GIST 导致的消化道穿孔或破裂与其他原因导致的穿孔或破裂临床表现一致，即腹腔感染，严重者表现为急性腹膜炎，穿孔小且局限者可表现为腹腔脓肿。GIST 破裂、穿孔一经诊断，原则上须急诊手术治疗(诊疗流程见图 4-19、图 4-20)。应遵循抢救生命、损伤控制的原则。手术方式首选开放手术，术中应根据探查情况制订手术方案。若肿瘤能完整切除，应遵循无瘤原则予以切除，清除感染源，减少肿瘤腹腔播散的概率。若肿瘤无法完整切除，在可行且预计残留创面出血可控的前提下，进行减瘤手术。关腹前，应洗净积血，减少脱落细胞种植的机会。借鉴腹腔大量游离癌细胞的胃癌患者术中大量腹腔冲洗的研究结果，GIST 破裂并行 R0 切除后，腹腔冲洗量理论上以 10L 为宜。

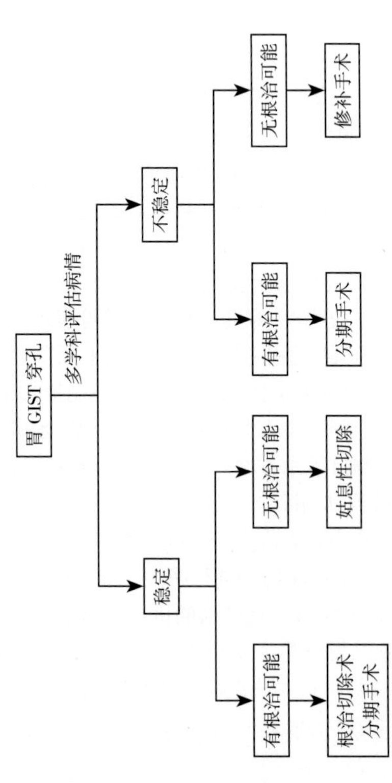

图 4-19 胃 GIST 穿孔诊疗流程图

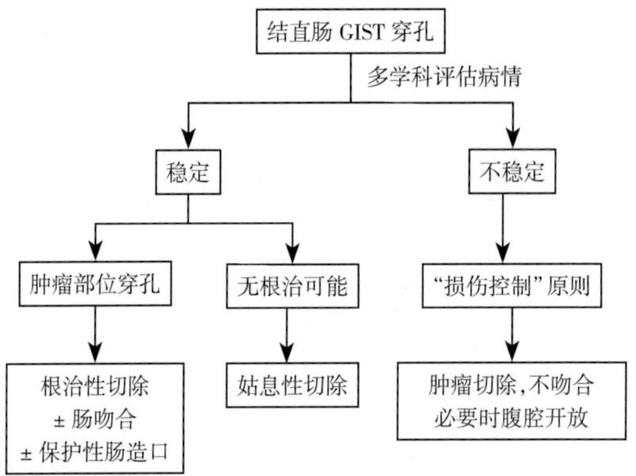

图 4-20　结肠 GIST 穿孔诊疗流程图

4. 胃肠间质瘤常见部位的穿孔应如何选择手术治疗方式?

(1) 胃十二指肠 GIST 合并消化道穿孔：手术方式包括穿孔部位单纯修补或大网膜覆盖修补、全胃切除或胃大部分切除、部分十二指肠切除以及肿瘤姑息切除，也可采用分期手术即一期行单纯修补、二期行肿瘤根治性手术。若患者机体及肿瘤条件满足适应证，应尽量行肿瘤根治性手术。单纯修补建议用于生命体征不稳定者。

(2) 小肠 GIST 合并消化道穿孔：手术方式根据

肿瘤所在部位来决定，能否完整切除肿瘤及其转移或浸润组织是手术的关键，且手术切缘一定要充分。但应注意以下问题：①原发单发者以肠段切除术为首选，切除范围应距肿瘤 5cm 左右。但由于肠管坏死、穿孔等导致肿瘤周围肠管炎症水肿明显，往往病变范围不能准确判定，应适当延长肠段切除距离，争取彻底切除。②淋巴结的清扫目前认为是没有必要的，可能会增加手术并发症的发生率，特别是对伴有肠穿孔或肿瘤破裂出血的急腹症患者，手术创面增大无疑会增加肿瘤种植的概率，因此不主张常规行扩大切除或系统的淋巴结扫除。③由于 GIST 质地较脆，术中应轻柔操作，防止肿瘤脱落种植增加术后复发的危险性，对并发肿瘤破裂穿孔的急腹症患者，更应注意无瘤操作，术中可应用生物胶或其他材料覆盖肿瘤，以免肿瘤脱落。④术后应常规用 40℃左右蒸馏水彻底冲洗腹腔，以尽可能清除腹腔内脱落的肿瘤细胞。

（3）结直肠 GIST 合并消化道穿孔：右半结肠 GIST 合并消化道穿孔时，建议行右半结肠切除 + 回肠末端造口；若患者情况相对稳定，病灶切除后根据情况可行回肠 - 结肠吻合。左半结直肠 GIST 合并消化道穿孔时，建议行肿瘤切除远端肠管封闭、近端结肠造口（Hartmann 手术）。建议结肠襻式造口用于原发肿瘤病灶难以切除的患者。GIST 腹腔种植转移引起的消化道穿孔，手术方式包括穿孔部位单纯修补、肠管切除伴或不伴肠造口等，根据具体情况而定。

（吴欣）

参考文献

[1] 中国临床肿瘤学会胃肠间质瘤专家委员会. 中国胃肠间质瘤诊断治疗共识(2017 年版)[J]. 肿瘤综合治疗电子杂志，2018，4(1)：31-43.

[2] CASALI P，ABECASSIS N，BAUER S，et al. Gastrointestinal stromal tumours：ESMO-EURACAN Clinical Practice Guidelines for diagnosis，treatment and follow-up [J]. Ann Oncol，2018，29 (Supplement 4)：iv68-iv78.

[3] SEPE P S，MOPARTY B，PITMAN M B，et al. EUS-guided FNA for the diagnosis of GI stromal cell tumors：sensitivity and cytologic yield [J]. Gastrointest Endosc，2009，70(2)：254-261.

[4] AGAIMY A，WUNSCH P H. Lymph node metastasis in gastrointestinal stromal tumours (GIST) occurs preferentially in young patients <or=40 years：an overview based on our case material and the literature [J]. Langenbecks Arch Surg，2009，394(2)：375-381.

[5] JOENSUU H，VEHTARI A，RIIHIMAKI J，et al.Risk of recurrence of gastrointestinal stromal tumour after surgery：an analysis of pooled

population-based cohorts [J].Lancet Oncol,2012,13(3):265-274.

[6] COE T M,FERO KE,FANTA PT,et al. Population-based epidemiology and mortality of small malignant gastrointestinal stromal tumors in the USA [J]. J Gastrointest Surg,2016,20(6):1132-1140.

[7] WANG M,XUE A,YUAN W,et al. Clinicopathological features and prognosis of small gastric gastrointestinal stromal tumors(GISTs)[J]. J Gastrointest Surg,2019,23(11):2136-2143.

[8] LACHTER J,BISHARA N,RAHIMI E,et al. EUS clarifies the natural history and ideal management of GISTs [J]. Hepatogastroenterology,2008,55(86-87):1653-1656.

[9] GAO Z,WANG C,XUE Q,et al. The cut-off value of tumor size and appropriate timing of follow-up for management of minimal EUS-suspected gastric gastrointestinal stromal tumors [J]. BMC Gastroenterol,2017,17(1):8.

[10] MIETTINEN M,SARLOMO-RIKALA M,SOBIN LH,et al. Esophageal stromal tumors:a clinicopathologic,immunohistochemical,and molecular genetic study of 17 cases and comparison with esophageal leiomyomas and leiomyosarcomas [J]. Am J Surg Pathol,2000, 24 :211-222.

[11] LEE HJ,PARK SI,KIM DK,et al. Surgical resection of esophageal gastrointestinal stromal tumors [J]. Ann Thorac Surg,2009,87 : 1569-1571.

[12] 中国医师协会外科医师分会胃肠道间质瘤诊疗专业委员会,中华医学会外科学分会胃肠外科学组 . 胃肠间质瘤规范化外科治

疗中国专家共识(2018 版)[J]. 中国实用外科杂志,2018,38(9):9.
[13] XU MD,CAI MY,ZHOU PH,et al. Submucosal tunneling endoscopic resection:a new technique for treating upper GI submucosal tumors originating from the muscularis propria layer (with videos)[J]. Gastrointest Endosc,2012,75(1):195-199.
[14] SARKER S,GUTIERREZ JP,COUNCIL L,et al. Over-the-scope clip-assisted method for resection of full-thickness submucosal lesions of the gastrointestinal tract [J]. Endoscopy,2014,46(9):758.
[15] PENCE K,CORREA AM,CHAN E,et al. Management of esophageal gastrointestinal stromal tumor:review of one hundred seven patients [J]. Dis Esophagus,2017,30(12):1-5.
[16] 中国临床肿瘤学会指南工作委员会. 中国临床肿瘤学会(CSCO)胃肠间质瘤诊疗指南 2021 [M]. 北京:人民卫生出版社,2021.
[17] MIETTINEN M,WANG ZF,SARLOMO-RIKALA M,et al. Succinate dehydrogenase-deficient GISTs:a clinicopathologic, immunohistochemical,and molecular genetic study of 66 gastric GISTs with predilection to young age [J]. Am J Surg Pathol,2011, 35(11):1712-1721.
[18] GEORGI P,MIHAIL T,GEORGE M,et al. Surgical treatment of gastrointestinal stromal tumors of the duodenum:a literature review [J]. Transl Gastroenterol Hepatol,2018,3 :71.
[19] GOH BK,CHOW PK,KESAVAN S,et al. Outcome after surgical treatment of suspected gastrointestinal stromal tumors involving the duodenum:is limited resection appropriate [J]. J Surg Oncol,

2008,97(5):388-391.

[20] GERVAZ P,HUBER O,MOREL P. Surgical management of gastrointestinal stromal tumors [J]. Br J Surg,2009,96(6):567-578.

[21] ZHANG Q,SHOU CH,YU JR,et al. Prognostic characteristics of duodenal gastrointestinal stromal tumors [J]. Br J Surg,2015,102(8):959-964.

[22] GROVER S,ASHLEY SW,RAUT CP. Small intestine gastrointestinal stromal tumors [J]. Curr Opin Gastroenterol, 2012,28(2):113-123.

[23] NATIONAL COMPREHENSIVE CANCER NETWORK. NCCN Clinical Practice Guidelines in Oncology:gastrointestinal stromal tumors (GISTs),Version 1.2021 [EB/OL]. (2020-10-30) https://www.nccn.org/professionals/physician_gls/default.aspx#gist.

[24] HONGXIN Y,CHAOYONG S,XIAONAN Y,et al. Clinicopathological features,clinical efcacy on 101 cases of rectal gastrointestinal stromal tumors,and the signifcance of neoadjuvant therapy [J].BMC Surgery,2021(21):400-411.

[25] AKIYOSHI T,UENO M,FUKUNAGA Y,et al. Laparoscopic local excision and rectoanal anastomosis for rectal gastrointestinal stromal tumor:modified laparoscopic intersphincteric resection technique [J]. Dis Colon Rectum,2014,57(7):900-904.

[26] FENG F,TIAN YZ,LIU Z,et al. Clinicopathological features and prognosis of omental gastrointestinal stromal tumor:evaluation of a pooled case series [J]. Sci Rep,2016,6 :30748.

[27] LI J, WANG M, ZHANG B, et al. Chinese consensus on management of tyrosine kinase inhibitor-associated side effects in gastrointestinal stromal tumors [J]. World J Gastroenterol, 2018, 24(46): 5189-5202.

[28] CAI Z, YIN Y, SHEN C, et al.Role of surgical resection for patients with recurrent or metastatic gastrointestinal stromal tumors: a systematic review and meta-analysis [J].Int J Surg, 2018, 56 : 108-114.

[29] DU CY, ZHOU Y, SONG C, et al. Is there a role of surgery in patients with recurrent or metastatic gastrointestinal stromal tumours responding to imatinib: a prospective randomised trial in China [J]. Eur J Cancer, 2014, 50(10): 1772-1778.

[30] 中华医学会外科学分会胃肠外科学组．胃肠间质瘤全程化管理中国专家共识(2020 版)[J]. 中国实用外科杂志, 2020, 40(10): 1109-1119.

[31] 曹晖, 汪明．智者见于未萌——论胃肠间质瘤诊断和治疗决策中应努力规避的陷阱和困境[J]. 中华胃肠外科杂志, 2020, 23(9): 823-834.

[32] FAIRWEATHER M, BALACHANDRAN VP, LI GZ, et al.Cytoreductive surgery for metastatic gastrointestinal stromal tumors treated with tyrosine kinase inhibitors: a two institutional analysis [J].Ann Surg, 2018, 268(2): 296-302.

[33] 曹晖, 汪明．靶向药物治疗时代的柳叶刀——手术在晚期胃肠间质瘤治疗中的地位[J]. 中华胃肠外科杂志, 2016, 19(11): 1211-1216.

第五章

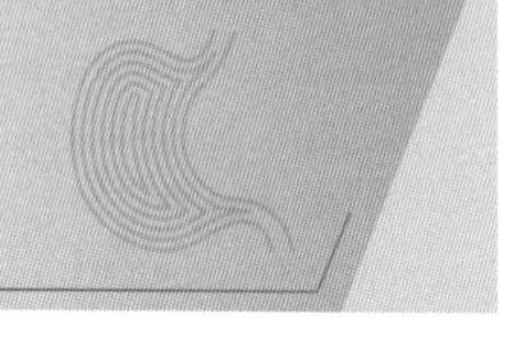

胃肠间质瘤的全程管理

第一节　胃肠间质瘤的术前准备

【基本理论】

随着对 GIST 发病机制认识的加深,影像学、病理学及外科诊疗技术的进步,靶向药物的广泛应用,外科手术联合靶向药物综合治疗已成为 GIST 当前标准治疗模式之一。GIST 临床表现多样且缺乏特异性,主要取决于肿瘤大小、部位及生长方式,常见的临床表现包括腹痛、腹部不适、消化道出血及腹部包块等,少部分患者因体检或诊治其他疾病偶然发现。目前 GIST 常用检查方式包括内镜、CT 及 MRI 等。超声内镜检查术(endoscopic ultrasonography,EUS)对于判断肿瘤部位、起源及其与周围器官的关系尤为重要。CT尤其是增强CT为GIST首选的影像学检查方法，有助于明确肿瘤位置、大小、生长方式、周边器官毗邻、血供及远处转移等情况。MRI对特殊部位如直肠、盆底区域或肝转移GIST的评估具有重要意义，同时MRI检查无辐射性，尤其适用于某些特殊人群（孕妇、儿童青少年及碘剂过敏者）。PET/CT扫描适用于靶向药物疗效的早期评价，不推荐常规用于术前检查及术后随访。

对术前检查疑似GIST且评估为局限可完整切除者，不常规推荐进行活检，可直接手术切除；对术前检查考虑复发转移、原发不可切除或特殊部位需新辅助治疗的GIST应行活检，明确肿瘤性质及基因分型，进而指导靶向药物治疗。术前活检方式主要包括EUS-FNA、空芯针穿刺活检、内镜活检及经直肠或阴道穿刺活检等。EUS-FNA腔内种植风险低，应作为首选活检方式。通过新辅助治疗有效减小肿瘤体积，缩小手术范围，最大限度地避免不必要的联合器官切除、保留重要器官的结构和功能，降低手术风险，提高患者术后生存质量；对于瘤体巨大、术中破裂出血风险较大的患者，可以减少医源性播散的可能性；作为体内药物敏感性的依据，指导术后治疗，减少或推迟术后复发转移的可能。

随着加速康复外科(enhanced recovery after surgery, ERAS)理论的进一步扩展,为使 GIST 患者快速康复,减少围手术期并发症的发生,完善的术前准备可使患者具有充分的心理准备和良好的生理条件,包括完整的体格检查、术前宣教、营养评估及风险筛查、血栓风险筛查及肠道准备等。对于接受手术治疗的 GIST 患者,术前营养状况直接影响患者术后恢复。一项随机对照临床试验的结果显示,对严重营养不良患者(营养不良风险调查评分≥5 分)进行术前营养支持,可将术后并发症发生率降低 50%,营养不良是术后并发症的独立预后因素。营养风险可在术前进行早期筛查,有助于识别 GIST 患者可能出现的术后并发症和需要进行营养治疗的患者。

静脉血栓栓塞症(venous thromboembolism, VTE)是外科手术常见术后并发症,包括肺动脉栓塞症(pulmonary embolism, PE)和深静脉血栓形成(deep vein thrombosis, DVT)。VTE 危害严重且发病隐匿,GIST 患者围手术期 VTE 的管理需引起关注,恶性肿瘤及术后长时间卧床是 VTE 的危险因素。研究显示存在危险因素的患者若无预防性抗血栓治疗,术后 DVT 发生率可达 30%,PE 发生率近 1%。湖北省胃肠外科联盟问卷调查显示湖北省胃肠外科医师具备一定的 VTE 预防理念,但对于 VTE 风险评分工具选择、全程化评估及预防抗凝药物使用仍存在不足。因此，工作中应加强对血栓风险筛查，根据《中国普通外科围手术期血栓预防与管理指南》进行血栓风险预防，加速 GIST 患者术后康复。

【临床实践】

1. GIST 新辅助治疗适合哪些人群？一般治疗多长时间？

GIST 患者完善相关检查后，临床医师应综合评估 GIST 部位、大小、是否有远处转移等因素以制订最佳治疗策略。对食管胃结合部、十二指肠及低位直肠等特殊部位直径较大的原发 GIST，直接手术易损害重要器官功能，可考虑先行新辅助治疗。术前治疗前应有明确的 GIST 病理学诊断，推荐行基因检测以排除原发耐药类型并确定药物初始剂量。新辅助治疗推荐时间为 6~12 个月，期间应每 2~3 个月行影像学检查评估病情变化及治疗效果，对疗效已达最大化或疾病处于稳定状态者，应尽早手术治疗。推荐术前 1 周停药并纠正水肿及骨髓抑制等药物不良反应；术后尽快恢复靶向药物治疗。

对于复发转移或原发不可切除的晚期 GIST 患者应首选靶向药物治疗，后续依据治疗反应决定是否手术。对于孤立性的复发或转移 GIST，经 MDT 评估可完整切除且手术风险不高，不会影响相关器官功能者，也可直接行手术切除，根据术中情况及术后基因检测结果给予靶向治疗。复发转移或原发不可切除的晚期 GIST 患者在靶向治疗过程中需动态评估治疗效果，对部分靶向治疗有效且达到稳定状态者可考虑行手术切除，尽量达到 R0 切除；若用药过程中出现局限性进展，在局限进展病灶可完整切除的情况下可考虑手术治疗，并尽可能切除更多的转移灶；而对于缺乏手术机会的局限进展病灶或靶向治疗过程中广泛进展的 GIST，不建议行外科手术治疗，推荐更换靶向药物、局部治疗或加入临床试验。

2. GIST 患者术前管理包括哪些内容?

(1) 体格检查及术前宣教：临床医生应重视 GIST 患者的术前体格检查。术前体格检查发现皮肤牛奶咖啡斑、多发性神经纤维瘤及虹膜错构瘤等有助于诊断Ⅰ型神经纤维瘤病相关性 GIST；肛门指检对于部分直肠或盆底区域 GIST 的早期发现及判断手术方式具有重要作用。此外，还应重视 GIST 患者术前宣教，推荐 GIST 患者术前戒烟及戒酒至少 2 周；对于术前行靶向药物治疗者，应于术前停药 1~2 周；术前应与患者进行合理有效的沟通，向患者介绍麻醉、手术及术后恢复等诊疗过程，安抚患者情绪并获得其理解配合。

(2) 营养风险筛查及营养状况评估：推荐术前采用营养风险筛查 2002(nutritional risk screening 2002, NRS 2002)对 GIST 患者进行营养风险筛查，对具有营养风险即 NRS 2002 评分≥3 分的患者，应进一步评估其营养状况。GIST 患者营养状况评估的常用指标包括体重指数(body mass index, BMI)、去脂肪体重指数(fat free mass index, FF-MI)、体重丢失量及血浆白蛋白等；常用评估工具有患者参与的主观全面评定(patient-generated subjective global assessment, PG-SGA)及主观全面评定(subjective global assessment, SGA)等。对至少有 1 项下列情况的 GIST 患者术前应给予营养治疗：①过去 6 个月内体重下降 >10%；②血浆白蛋白 <30g/L；③SGA 评分 C 级或 NRS 2002 评分 >5 分；④BMI<18.5。营养治疗首选肠内营养(enteral nutrition, EN)，若 EN 无法满足能量需求可行补充性肠外营养(supplemental parenteral nutrition, SPN)。

(3) 血栓栓塞风险筛查及管理：推荐采用 Caprini 评分对 GIST 患者进行围手术期血栓栓塞风险评估，对有血栓栓塞风险患者推荐行机械预防和/或药物预防。长期服用华法林的患者推荐术前 5 天停药，停药后需进一步评估其血栓形成的风险，再确定是否行相应桥接抗凝方案。服用阿司匹林及氯吡格雷等抗血小板药物的患者术前应停药 7~14 天，若患者术后无明显出血征象，24 小时后可恢复用药。

(4) 术前肠道准备与禁食禁饮：不推荐术前对 GIST 患者常规行机械性肠道准备，但对于合并慢性便秘的患者，推荐使用基于等渗缓冲液的机械性肠道准备；对位于左半结肠及中上段直肠的 GIST 患者，术前可选择口服缓泻剂联合少量磷酸钠盐灌肠剂行肠道准备。行机械性肠道准备时推荐联合口服抗生素。ERAS 理念，推荐 GIST 患者术前 6 小时禁食，术前 2~3 小时可服用碳水化合物饮品≤400ml（糖尿病患者除外）。

（陶凯雄 邱海波）

第二节 胃肠间质瘤的术中管理

【基本理论】

GIST 手术多为清洁 - 污染手术，预防性应用抗菌药物可降低术后感染发生率。GIST 围手术期抗菌药物预防性应用办法推荐根据原国家卫生计生委《抗菌药物临床应用指导原则（2015 版）》的要求实施，抗菌药物的种类应综合 GIST 患者的年龄、术前血液学检查指标、是否合并肝肾功能异常等具体情况进行合理选择。其围手术期应用主要原则包括：①尽量选择单一抗菌药物，避免不必要的联合用药；②抗菌药物静脉输注时间应为皮肤切开前 0.5~1 小时内；③抗菌药物的有效时间应覆盖整个手术过程，手术时间 >3 小时或成人出血量超过 1 500ml，术中应追加 1 次；④术后抗菌药物预防用药时间一般为 24 小时，污染手术可延长至 48 小时。

GIST 手术推荐采用全身麻醉，为加快患者术后苏醒、减少麻醉药物残留效应，为术后加速康复创造条件，术中可考虑首选短效镇静、镇痛及肌松药物，如丙泊酚、瑞芬太尼、舒芬太尼等，肌松药可考虑罗库溴铵、顺阿曲库铵等。同时，术中肌松监测有助于精确的肌松管理。对于手术创伤范围大、时间长的 GIST 手术，术中可使用右美托咪定连续输注，以抵抗术中应激反应，保护机体免疫功能，促进术后肠道功能恢复。内镜手术麻醉可选择咽喉部喷洒表面麻醉剂并给予镇静剂，依据术中情况决定镇静深度。

GIST 术中液体治疗推荐以目标为导向液体治疗（goal-directed fluid therapy，GDFT），根据具体每位患者在麻醉手术过程中实时的循环功能状况实施实时液体治疗，避免患者术中容量不足引起组织低灌注和器官功能障碍，或输液过多引起心肺过负荷及水钠潴留导致术后肠麻痹及引发相关并发症。术中应用平衡液维持出入量平衡，同时为防止术中低血压、避免肠道低灌注对吻合口漏的潜在影响，可辅助应用血管收缩药物，如 α 肾上腺素受体激动剂。术前及术中评估肾功能良好的 GIST 患者，术中可考虑给予胶体溶液输入。

多项研究显示，腹部复杂手术中避免低体温可以降低伤口感染、心脏并发症的发生率，降低出血和输血需求，提高免疫功能，缩短麻醉后苏醒时间。因此，GIST 术中应密切关注患者的核心体温，避免术中低体温。对于手术时间超过 1 小时的，应通过提高手术室温度、加盖保温毯等措施维持术中患者体温；术区冲洗液应预热至 38~40℃；输液速度大于 500ml/h 时，应对输液液体进行适当预热。

外科手术是原发局限性 GIST 和潜在可切除 GIST 的首选治疗方式，手术目标是获得完整切除，应根据患者、肿瘤以及医疗单位条件和技术等具体情况综合考虑，合理选择开放手术、腹腔镜手术或机器人手术等技术，同时术中应严格遵循 GIST 外科治疗原则，提倡在精准、微创及损伤控制理念下完成手术，最大限度减少创伤应激。术者应注意保障手术质量并通过减少术中出血、缩短手术时间、避免术后并发症等环节促进术后康复。

GIST 手术用于胃肠减压的鼻胃管的留置，应根据手术具体部位进行合理选择并适时拔除，以尽可能降低术后肺不张和肺炎的发生率。对胃、十二指肠及空肠起始部GIST，可根据术中实际情况选择性留置鼻胃管，在术后排除出血、吻合口漏等风险后，建议尽早拔除；对小肠其他部位及结直肠GIST，术后不推荐放置鼻胃管。若麻醉气管插管时有气体进入胃中，术中可通过留置鼻胃管引出，但应在患者麻醉复苏前拔除。

GIST术后腹腔引流管留置应根据肿瘤部位、切除范围及消化道重建方式等综合考量。对行全胃或部分胃切除及十二指肠手术的GIST，术后应常规留置腹腔引流管；对空回肠及结肠GIST手术，术后不推荐常规留置腹腔引流管；直肠GIST应根据术中情况决定是否留置盆腔引流管。对于存在吻合口漏的危险因素如血运、张力、感染、吻合不满意等情形时，建议留置腹腔引流管。术后根据引流物性质及相关检查排除腹腔内活动性出血及吻合口漏的情况下，应及早拔除腹腔引流管。导尿管一般术后24小时后予以拔除，对于行低位直肠前切除术GIST患者，导尿管放置时间可适当延长至2天左右。

手术切除的GIST标本应及时固定，标本离体后应在30分钟内送至病理科，在固定前应拍照并测量肿瘤最长径。若标本最长径≥2cm，临床医师应每隔1cm切开，以充分固定。标本固定推荐用10%中性缓冲福尔马林固定液，应足量使用，不少于标本体积

3 倍，固定时间为 12~48 小时，确保后续免疫组织化学及分子生物学检测的准确性。用于 DNA 测定的标本经石蜡包埋后可室温保存；有条件的单位可留取组织于 -70℃下长时间贮存。对于拟长期保存的 DNA 样本建议保存在 -20℃或更低的温度中，以确保 DNA 的完整性。样本在检测后应留存一定时间以备必要时复查。样本的保存也可为科研工作开展和回顾性调查提供条件。废弃样本应作为生物危险品处置。

【临床实践】

1. 与传统开放手术相比，腹腔镜手术在 GIST 外科治疗中有何优势？

1992 年，Lukaszczyk 等首次报道了腹腔镜手术在胃 GIST 外科治疗中的应用。20 余年以来，随着腹腔镜器械的进步及腹腔镜外科技术的发展，腹腔镜手术在 GIST 外科治疗中的应用越发广泛和普及。近年来多项研究显示，对于局限性 GIST，同传统开放手术相比，腹腔镜手术具有出血更少、术后疼痛减轻、胃肠功能恢复更快、切口更美观及住院时间更短等优势，且两者在远期复发转移方面无差异。《NCCN 胃肠道间质瘤诊疗指南(2021 年第 1 版)》及《中国临床肿瘤学会胃肠间质瘤诊疗指南 2021》均建议，对于适宜部位的 GIST(如胃大弯侧、胃前壁及空回肠)，有经验的中心可行腹腔镜手术切除。而对于其他部位的GIST，如直肠GIST，目前也已经有多中心研究对腹腔镜在直肠GIST中应用取得的良好近期和远期效果进行了报道。因此对该部位合适的GIST患者，有经验的中心在保证安全的前提下也可进行积极和有益的尝试。GIST腹腔镜手术术中同样应严格遵循GIST外科治疗原则，尽量保护肿瘤假包膜的完整，避免瘤体破裂造成医源性种植，标本应及时放入取物袋，同时做好切口保护。

2. GIST手术消化道重建应注意哪些问题?

对于GIST切除术后涉及消化道重建的，其重建术式的选择首先应充分保证吻合口血运佳、张力低、肠襻通，并尽量减少吻合口数量，其次应注意器官功能保护，最后尽量保证术后内镜检查的可行性(包括残胃、十二指肠、胆道等的检查)。近端胃切除后，应选择抗反流的消化道重建方法，如双通道吻合、间置空肠吻合、食管胃吻合肌瓣成形术(Kamikawa吻合)、食管胃side-overlap吻合等。十二指肠GIST应根据具体情况争取局部切除肿瘤，减少实施胰十二指肠扩大切除术，其术中重建应考虑尽量保护肝胰壶腹和胰腺功能，选择符合生理功能的消化道重建方式。小肠巨大或多发GIST手术，应注意残留肠管的保护，避免短肠综合征的发生，同时应注意尽量减少吻合口数量。直肠GIST术前基线评估需要行联合多器官切除或接受经腹会阴联合切除术者，推荐行术前靶向药物治疗；低位直肠 GIST 应尽量选择能保留肛门的入路和术式，推荐有条件的单位采用经肛内镜微创手术（transanal endoscopic microsurgery，TEM）和经肛微创外科手术（transanal minimally invasive surgery，TAMIS）等微创平台，在肿瘤完整切除的基础上最大限度地保护肛门功能。进行重建吻合时，机械吻合效率较高，是腹腔镜下胃肠道手术的主要吻合方式，但不能完全代替手工缝合，腹腔镜下完成机械吻合后，应检查有无出血、闭合不全等现象，并采取手工加固缝合等相应措施。机械吻合时应根据具体吻合方式及组织和厚度选择合适的吻合器和钉仓，常用吻合器械包括圆形吻合器和直线型切割吻合器等。圆形吻合器多用于端端或者端侧吻合。直线型切割吻合器多用于侧侧吻合。由于腹腔镜直线型切割吻合器可通过 trocar 随意进出腹腔，不需要小切口辅助，且其钉仓长度可控性强，吻合口大小不受消化道管腔直径限制，因此在腹腔镜下的胃肠消化道重建中，直线型切割吻合器应用更为广泛。手工缝合推荐采用 3-0 或 4-0 可吸收缝线，可降低吻合口水肿、异物肉芽肿、感染等并发症的发生率，此外，螺旋倒刺线能提高腹腔镜下连续缝合的效率。

（陶凯雄　周永建）

第三节　胃肠间质瘤的术后管理

【基本理论】

GIST患者术后管理应基于循证医学证据，强调以服务患者为中心的诊疗理念，以加速康复、改善短期预后为主要目的，在兼顾患者的机体基础状况、手术类型等因素的同时，通过多学科合作对患者采用一系列综合优化处理措施，提高患者满意度，减少患者生理心理的创伤应激反应及术后并发症，缩短住院时间，并减少医疗支出。GIST患者术后管理主要包括术后疼痛管理、术后营养管理、术后并发症处理以及术后靶向药物治疗等。

术后疼痛管理是在安全和最低副作用的前提下，为患者有效镇痛，以达到最佳心理生理功能，加速术后康复。在实施术后疼痛管理时应强调个体化治疗，充分考虑患者具体情况，制订并执行最适宜的镇痛策略，定时评估患者的静息与运动疼痛强度，评估镇痛治疗效果和相关不良反应程度，并根据患者反应情况及时调整镇痛方案。在术后良好镇痛、引流管尽早拔除的基础上，为患者制订合理的每日活动目标，积极鼓励患者术后早期下床活动，术后清醒后即可适量床上活动，推荐术后第1天开始下床活动。

术后补液推荐按需而入，控制补液总量及补液速度，重视心肺基础性病变，结合围手术期患者的症状体征，制订合理的个体化补液方案。术后早期经口饮水进食并不增加术后并发症，相反可促进胃肠道功能恢复、维护肠黏膜功能、防止菌群移位失调，降低术后感染发生率、缩短术后住院时间，有助于患者的术后恢复。GIST患者术后第1天可进食轻质流食，通气后转为半流质饮食，逐渐过渡至正常饮食，鼓励添加口服肠内营养辅助制剂。当经口能量摄入不能满足50%的蛋白质或热量需要时，可予以补充性肠外营养支持。当患者出现发热征象或吻合口漏、肠梗阻及胃瘫时应适当延后经口进食时间。若出现恶心、呕吐、腹胀、腹痛等饮食不耐受表现，及时减少或终止经口进食。出院后患者应关注自身体重饮食及营养状况的变化，康复期患者需要摄入足量营养以保证良好的合成代谢。对于营养状况未能改善，出院后体重持续下降的患者应进行长期的营养随访管理。

GIST患者术后并发症的发生与围手术期患者营养状态、全身基础疾病、术后护理及预防措施等因素密切相关。术前应重视对患者全身多器官功能的评估，完善术前相关检查，调整术前生理机能，以期提高患者手术耐受力。术后临床医师应密切观察患者病情，鼓励患者咳嗽咳痰、早期下床活动，预防肺部感染及下肢深静脉血栓的形成。GIST 患者的术后并发症应按照 Clavien-Dindo（CD）并发症分级系统进行评价并详细记载。GIST 术后常见并发症包括：术后恶心呕吐、术后出血、吻合口漏、手术部位感染、静脉血栓栓塞症、应激性黏膜病变以及术后胃瘫综合征等。

为患者制订辅助治疗方案时除依据患者危险度分级外，还应同时结合肿瘤特征、基因突变具体类型及术中情况等综合考虑。术后改良 NIH 危险度分级为高危的患者应接受至少 3 年甲磺酸伊马替尼辅助治疗，中危患者辅助治疗应至少 1 年，辅助治疗标准剂量为 400mg/d。晚期 GIST 靶向治疗前应行基因检测明确具体突变类型并指导靶向用药。甲磺酸伊马替尼是晚期 GIST 的一线治疗药物，初始推荐剂量为 400mg/d。对于标准剂量甲磺酸伊马替尼治疗后进展的 GIST 患者，可优先换用舒尼替尼治疗。对于甲磺酸伊马替尼与舒尼替尼治疗失败的晚期 GIST，当前瑞戈非尼被推荐用于三线治疗。新型开关调控 TKI 瑞派替尼可通过抑制 *KIT* 和 *PDGFRA* 基因的广谱突变改善 GIST 患者预后，美国食品药品监督管理局（FDA）和中国国家药品监督管理局（NMPA）目前均已批准瑞派替尼用于治疗接受过包括甲磺酸伊马替尼在内的 3 种及以上 TKI 治疗的晚期 GIST 成年患者。接受靶向治疗的患者应定期行影像学检查评价疗效,参照 Choi 标准评价靶向治疗疗效。多数患者在靶向治疗期间会出现不良反应,临床医师应及时识别并妥善处理,这对增强患者服药依从性及更好地发挥靶向药物疗效具有重要意义。

【临床实践】

1. GIST 患者术后发生胃瘫的原因及处理措施?

术后胃瘫综合征(postsurgical gastroparesis syndrome, PGS)也称为术后功能性胃排空障碍,其发病原因主要与手术应激抑制胃肠道平滑肌收缩、术中迷走神经损伤、术后残胃失去神经支配、胃肠激素分泌异常、吻合口水肿、输出襻痉挛以及患者精神紧张等因素密切相关。PGS 多发生于术后开始进食的 1~2 天或由流质饮食向半流质饮食过渡时,主要临床表现为进食后腹部胀痛、恶心、呕吐、反酸及食欲下降等。通过上消化道造影或胃镜检查可发现胃扩张,但吻合口无明显梗阻表现。PGS 主要治疗措施包括禁食、持续胃肠减压、维持全身电解质平衡、中医中药辅助治疗以及心理指导等。此外,PGS 患者可通过留置鼻饲管或空肠造口行 EN 治疗,且营养管应置于功能正常的空肠。

PGS属于功能性病变，合理选择中西医综合治疗一般均可治愈。

2. GIST患者术后何时开始服药？有何服药注意事项？

对于接受手术治疗的GIST患者，待患者术后胃肠道功能恢复、可以正常经口饮食后就可以开始服用甲磺酸伊马替尼。一般而言，术后10~14天即可开始口服甲磺酸伊马替尼。

患者服用靶向药物前医师应详细告知其服药方法、服药剂量、可能产生的常见药物不良反应及处理措施，以增强患者的服药依从性。临床医师可以通过科普书籍、宣教手册、患者教育会及网络等方式对患者进行教育及用药指导。服用甲磺酸伊马替尼期间患者需注意以下事项：每天口服1次，并且最好固定服药时间，推荐餐中服用；服药期间避免食用葡萄柚、杨桃和塞维利亚柑橘以及其相应的果汁；动态监测血常规及肝肾功能，用药第1个月应每周复查1次，第2个月每两周复查1次，以后视需要而定，若发生严重中性粒细胞或血小板减少，应进行对症处理，并相应调整药物剂量；对有心血管基础疾病的患者应严密监测。

（陶凯雄 曲宏岩）

第四节 胃肠间质瘤的专病门诊及患者教育

【基本理论】

GIST 专病门诊是由 GIST 专病医师出诊，与本单位 MDT 团队密切沟通为患者提供全程规范化治疗，并通过优化医疗设备布局和门诊服务流程，使患者在专病门诊区域即可完成就医的过程。开展 GIST 专病门诊对患者而言，可以得到针对性的持续诊疗服务，和医生建立长期的"合作伙伴"关系；对医生而言，可以不断积累 GIST 随访资料和专病诊疗经验，提升专病诊疗水平。专病门诊医生还可以依托门诊医生工作站系统积累大量 GIST 的系统性、连续性资料，为医疗、教学和科研提供新的综合信息平台，从而促进医教研协调发展。病例资料是临床科研的基础，GIST 专病医生应为专病患者建立个人档案，甚至按不同基因亚型、危险度分级及诊疗方案等对患者进行分类，分阶段对患者进行疗效评估，施行个体化诊疗。

同时，GIST 专病门诊应注重患者教育，通过在挂号处增加 GIST 专病教育手册或宣传海报，既能提高挂号窗口对专病的辨识度也可侧面宣传GIST,引导患者就诊。此外,定期举行知识讲座及发放宣传手册等形式向GIST患者宣传GIST诊治最新进展,有利于帮助患者提高疾病认识,提升治疗信心,从而改善依从性。

伴随着“生物-心理-社会”新型医学模式的建立,GIST专病医师也应充分考虑患者的疾病、心理、社会和经济状况,为患者提供更实际、个体化的治疗意见和方案,提高患者配合治疗积极主动性。GIST患者长期处于复发转移的压力下,同时服用靶向药物往往伴随不良反应及经济负担较重,常有焦虑等心理问题。因此,GIST专病医师在为患者提供全程化管理的同时,也应注重人文关怀,可通过一对一的心理咨询及疏导,与患者建立密切良好的医患关系,鼓励患者分享心得体会,帮助患者建立信心、缓解焦虑情绪。

【临床实践】

如何规范化开展GIST专病门诊?

GIST专病门诊顾名思义即针对GIST患者开设的门诊,因此应严格初筛首次挂号的专病患者,避免浪费有限的专病资源。众所周知,目前优质医疗资源紧缺,大部分专病专家门诊一般每周只安排1~2个门诊，每次接诊的患者数量有限。但现实中，患者初至医院不论病情轻重缓急首先是寻求专家诊治，若患者不被限制挂专病号，将导致大部分在普通门诊即可完成就医的患者盲目选择专病门诊。这样既浪费了医院宝贵的专病医疗资源，又增加了患者的就诊费用，也影响了那些确实需要看专病专家门诊的患者。因此，建立完善的初诊制度有助于提高专病门诊接诊质量。此外，门诊部主任及专管人员应定期对 GIST 专病门诊进行总结和督促，上下一心，专病门诊的建设方能协调有序。

GIST 作为小病种，GIST 专病门诊建立之初应扩大宣传力度，可通过医院官网、微信公众号或门诊大厅咨询台及时更新信息。门诊大厅可设置滚动宣传屏，滚动播放 GIST 专病门诊治疗，方便 GIST 患者查阅专病医师出诊时间。GIST 专病门诊可也制作门诊宣传册，生动活泼的宣传画有利于专病门诊认知度的扩大。此外，鼓励专病医师在精力充足的情况下加强与 GIST 患者沟通，可通过建立微信群进行专病预约、为患者答疑解惑，通过此类现代化交流沟通媒介可以极大方便长期就诊患者，也有利于专病医师后期开展随访工作。

（张军　张鹏）

第五节 胃肠间质瘤患者随访

【基本理论】

随访是指在医疗诊疗和科研过程中,及时了解门诊患者或出院患者的医疗处理的预后情况、健康恢复、远期疗效以及新方法和新技术临床应用的效果,从而采取到医疗机构进行复诊或者用通讯方式了解病情的手段。GIST 生物学特性具有复发和转移的特点,因此对于 GIST 患者的治疗必须定期地进行复查和随访,从而早发现、早诊断、早治疗复发转移。对 GIST 患者随访资料的分析可研究肿瘤治疗后的生存时间、生存率以及复发转移的情况,掌握肿瘤疾病的发展过程,总结诊治经验与教训,积累临床科研的数据和资料,从而提高医院的诊疗和科研能力。推荐各医疗中心建立统一的随访模板,以利于数据共享及多中心研究的开展。随访内容应包括 GIST 患者家庭住址、联系方式、影像学检查、检验资料、手术信息、病理及基因检测资料等。

GIST 随访策略根据改良 NIH 危险度分级和肿瘤病理特征,应做到精准随访。术后改良 NIH 危险度分级为极低危及低危人群复发风险较低,随访时应侧重于询问患者术后恢复情况。对于中危人群，还要关注其服药情况、药物不良反应等。高危人群随访时应密切关注患者的预后、用药和基础状况，对其定期检查结果进行分析判断，及时发现复发早期征象。对药物副作用过大而无法耐受的人群，应建议其前往专病门诊就诊遵循医师治疗意见。

对于辅助治疗患者，监测 GIST 的复发情况是至关重要的，一旦发现存在复发可能，应及时咨询医师确定后续治疗方案。GIST 复发转移多于停药后 1~2 年内发生，对完成辅助治疗后的患者，在此阶段应格外重视复查随访。对接受术前治疗或晚期 GIST 患者应综合分析完整病史资料，根据患者诊治经过制订个体化随访方案，需重点关注药物疗效评估，结合检查结果判断患者是否存在原发耐药或继发耐药，选择合适手术时机。甲磺酸伊马替尼治疗副作用也是随访中需密切关注的问题，应从水肿、消化道反应、皮疹、骨髓抑制程度等多方面进行评价，并结合患者全身状况和基础疾病，在随访期间同步检查治疗，注意各疾病诊治过程中的相互影响，建议 MDT 团队对患者综合情况进行讨论，以取得最佳综合治疗效果为目标，从而使患者最大程度获益。

【临床实践】

对行规范化手术的 GIST 患者应如何随访?

对于改良 NIH 危险度分级为低危的病例,推荐每 6 个月进行 CT 或 MRI 检查,持续 5 年。复发危险度为中危或高危的病例,应该每 3 个月进行 1 次 CT/MRI 检查,持续 3 年,其后每 6 个月 1 次,直至 5 年;5 年后每年随访 1 次。复查项目包括血常规、肝肾功能和 CT/MRI 检查,必要时也可行 PET/CT 扫描;GIST 骨转移发生率较低,在出现相关症状时可选择骨扫描(ECT)进行检查。对于行靶向治疗的 GIST 患者,在有条件的医疗中心还可行血药浓度监测。

(张鹏)

参考文献

[1] VON MEHREN M, JOENSUU H. Gastrointestinal stromal tumors [J]. J Clin Oncol, 2018, 36(2): 136-143.

[2] ETHERINGTON M S, DEMATTEO R P. Tailored management of primary gastrointestinal stromal tumors [J]. Cancer, 2019, 125(13): 2164-2171.

[3] 中国临床肿瘤学会胃肠间质瘤专家委员会. 中国胃肠间质瘤诊断治疗共识(2017 年版)[J]. 肿瘤综合治疗电子杂志, 2018, 4(1):

31-43.

[4] 中国加速康复外科专家组．中国加速康复外科围手术期管理专家共识(2016)[J]. 中华外科杂志,2016,54(6):413-418.

[5] JIE B,JIANG Z M,NOLAN M T,et al. Impact of preoperative nutritional support on clinical outcome in abdominal surgical patients at nutritional risk [J]. Nutrition,2012,28(10):1022-1027.

[6] 张鹏,孙雄,李承果,等．湖北省胃肠外科医师围手术期静脉血栓栓塞症预防理念现状分析[J]. 中国实用外科杂志,2020,40(12):1409-1412.

[7] DU C Y,ZHOU Y,SONG C,et al. Is there a role of surgery in patients with recurrent or metastatic gastrointestinal stromal tumours responding to imatinib:a prospective randomised trial in China [J]. Eur J Cancer,2014,50(10):1772-1778.

[8] KONDRUP J,ALLISON S P,ELIA M,et al. ESPEN guidelines for nutrition screening 2002 [J]. Clin Nutr,2003,22(4):415-421.

[9] VAN BOKHORST-DE VAN DER SCHUEREN M A,GUAITOLI P R,JANSMA E P,et al. Nutrition screening tools:does one size fit all? A systematic review of screening tools for the hospital setting [J]. Clin Nutr,2014,33(1):39-58.

[10] WEIMANN A,BRAGA M,CARLI F,et al. ESPEN guideline:Clinical nutrition in surgery [J]. Clin Nutr,2017,36(3):623-650.

[11] CAPRINI J A. Risk assessment as a guide for the prevention of the many faces of venous thromboembolism [J]. Am J Surg,2010,199(1 Suppl):S3-10.

[12] 中华人民共和国国家卫生和计划生育委员会. 抗菌药物临床应用指导原则(2015 年版) [EB/OL]. [2015-08-27]http://www.gov.cn/foot/site1/20150827/9021440664034848.pdf

[13] LI Y, WANG B, ZHANG L L, et al. Dexmedetomidine combined with general anesthesia provides similar intraoperative stress response reduction when compared with a combined general and epidural anesthetic technique [J]. Anesth Analg, 2016, 122(4): 1202-1210.

[14] VAN ROOIJEN S J, HUISMAN D, STUIJVENBERG M, et al. Intraoperative modifiable risk factors of colorectal anastomotic leakage: why surgeons and anesthesiologists should act together[J]. Int J Surg, 2016, 36(Pt A): 183-200.

[15] SUN Z, HONAR H, SESSLER D I, et al. Intraoperative core temperature patterns, transfusion requirement, and hospital duration in patients warmed with forced air [J]. Anesthesiology, 2015, 122(2): 276-285.

[16] SAMOILA G, FORD R T, GLASBEY J C, et al. The significance of hypothermia in abdominal aortic aneurysm repair [J]. Ann Vasc Surg, 2017, 38 : 323-331.

[17] 中国医师协会外科医师分会胃肠道间质瘤诊疗专业委员会, 中华医学会外科学分会胃肠外科学组. 胃肠间质瘤规范化外科治疗中国专家共识(2018 版)[J]. 中国实用外科杂志, 2018, 38(9): 965-973.

[18] WONG-LUN-HING E M, VAN WOERDEN V, LODEWICK T M,

et al. Abandoning prophylactic abdominal drainage after hepatic surgery: 10 years of no-drain policy in an enhanced recovery after surgery environment [J]. Dig Surg, 2017, 34(5): 411-420.

[19] LUKASZCZYK J J, PRELETZ R J J R. Laparoscopic resection of benign stromal tumor of the stomach [J]. J Laparoendosc Surg, 1992, 2(6): 331-334.

[20] PIESSEN G, LEFÈVRE J H, CABAU M, et al. Laparoscopic versus open surgery for gastric gastrointestinal stromal tumors: what is the impact on postoperative outcome and oncologic results? [J]. Ann Surg, 2015, 262(5): 831-840.

[21] XIONG Z, WAN W, ZENG X, et al. Laparoscopic versus open surgery for gastric gastrointestinal stromal tumors: a propensity score matching analysis [J]. J Gastrointest Surg, 2020, 24(8): 1785-1794.

[22] CHEN K, ZHOU Y C, MOU Y P, et al. Systematic review and meta analysis of safety and efficacy of laparoscopic resection for gastrointestinal stromal tumors of the stomach [J]. Surg Endosc, 2015, 29 : 355-367.

[23] BISCHOF D A, KIM Y, DODSON R, et al. Open versus minimally invasive resection of gastric GIST: a multi-institutional analysis of short and long-term outcomes [J]. Ann Surg Oncol, 2014, 21 : 2941-2948.

[24] JIA J, WANG M, LIN G L, et al. Laparoscopic versus open surgery for rectal gastrointestinal stromal tumor: a multicenter propensity

score-matched analysis [J]. Dis Colon Rectum, 2022, 65(4): 519-528.

[25] 中华医学会外科学分会. 胃切除术后消化道重建技术专家共识[J]. 中国实用外科杂志, 2014, 34(3): 205-212.

[26] CHIN A C, ESPAT N J. Total gastrectomy: options for the restoration of gastrointestinal continuity [J]. Lancet Oncol, 2003, 4(5): 271-276.

[27] 中华医学会外科学分会. 腹腔镜胃外科手术缝合技术与缝合材料选择中国专家共识(2021 版)[J]. 中国实用外科杂志, 2021, 41(5): 495-503.

[28] 中华医学会外科学分会. 腹腔镜结直肠外科手术缝合技术与缝合材料选择中国专家共识(2021 版)[J]. 中国实用外科杂志, 2021, 41(5): 504-511.

[29] ELIZABETH C W, MICHAEL C G, CHRISTOPHER L W, et al. Postoperative multimodal analgesia pain management with nonopioid analgesics and techniques: a review [J]. JAMA Surg, 2017, 152(7): 691-697.

[30] SUGISAWA N, TOKUNAGA M, MAKUUCHI R, et al. A phase Ⅱ study of an enhanced recovery after surgery protocol in gastric cancer surgery [J]. Gastric Cancer, 2016, 19(3): 961-967.

[31] KATAYAMA H, KUROKAWA Y, NAKAMURA K, et al. Extended Clavien-Dindo classification of surgical complications: Japan Clinical Oncology Group postoperative complications criteria [J]. Surg Today, 2016, 46(6): 668-685.

[32] JOENSUU H, ERIKSSON M, SUNDBY H K, et al. One vs three years of adjuvant imatinib for operable gastrointestinal stromal tumor: a randomized trial [J]. JAMA, 2012, 307 (12): 1265-1272.

[33] DEMATTEO R P, BALLMAN K V, ANTONESCU C R, et al. Adjuvant imatinib mesylate after resection of localised, primary gastrointestinal stromal tumour: a randomised, double-blind, placebo-controlled trial [J]. Lancet, 2009, 373 (9669): 1097-1104.

[34] BLANKE C D, DEMETRI G D, VON MEHREN M, et al. Long-term results from a randomized phase Ⅱ trial of standard-versus higher-dose imatinib mesylate for patients with unresectable or metastatic gastrointestinal stromal tumors expressing KIT [J]. J Clin Oncol, 2008, 26 (4): 620-625.

[35] DEMETRI G D, VAN OOSTEROM A T, GARRETT C R, et al. Efficacy and safety of sunitinib in patients with advanced gastrointestinal stromal tumour after failure of imatinib: a randomised controlled trial [J]. Lancet, 2006, 368 (9544): 1329-1338.

[36] CHOI H. Response evaluation of gastrointestinal stromal tumors[J]. Oncologist, 2008, 13 (Suppl 2): 4-7.

[37] 陶凯雄. 腹腔镜胃癌根治术并发症的防治策略[J]. 临床外科杂志, 2019, 27 (5): 363-366.

[38] 黄昌明, 陆俊. 腹腔镜胃癌手术相关并发症防治[J]. 中国实用外科杂志, 2013, 33 (4): 298-301.

[39] WANG Y, ZHANG P, HAN Y, et al. Adherence to adjuvant imatinib

therapy in patients with gastrointestinal stromal tumor in clinical practice: a cross-sectional study [J]. Chemotherapy, 2019, 64(4): 197-204.

[40] 中华医学会外科学分会胃肠外科学组，中国医师协会外科医师分会胃肠道间质瘤诊疗专业委员会，中国临床肿瘤学会胃肠间质瘤专家委员会，等. 胃肠间质瘤全程化管理中国专家共识(2020版)[J]. 中国实用外科杂志，2020，40(10): 1109-1119.

[41] 徐佳，赵文毅，庄淳，等. 胃肠道间质瘤术后伊马替尼辅助治疗停药后复发的危险因素分析[J]. 中华普通外科杂志，2016，31(2): 104-107.

第六章

胃肠间质瘤的多学科诊疗模式

GIST 虽然是消化道最常见的间叶源性肿瘤，但对 GIST 的认识经历了比较曲折的过程，GIST 沿袭了 1983 年初次提出的命名。目前定义为由 *KIT* 和 *PDGFRA* 基因驱动、主要来源于消化道肌壁，由梭形细胞、上皮样细胞或者两种形态混合组成的肿瘤。GIST 向间质卡哈尔细胞分化，通常细胞形态比较温和，偶尔出现显著异型性，具有从良性到恶性的广谱生物学行为。除 *KIT* 和 *PDGFRA* 基因突变的分子亚型外，还包括 *NF1*、*SDH*、*BRAF* 等基因变异相关的亚型。随着二代测序的应用，GIST 中发现越来越多的基因变异，如 *MAX*、*FGFR1* 等，甚至出现 *ALK* 基因的易位。

1983 年命名 GIST 时，将其作为不知道明确分化方向、不同于平滑肌和神经源性肿瘤的排除性诊断。直到1998年日本学者发现GIST有*KIT*基因的蛋白表达和基因突变才获得正确认识GIST的途径。就消化道肿瘤而言,GIST是少见肿瘤,不足消化道上皮性肿瘤的5%,是人类认知较晚的肿瘤之一。虽然认识较晚,但却成为实体瘤中分子靶向治疗的典范,并在近二十年的基础研究过程中,具有临床病理特征的分子亚型不断被揭示出来,随之而来的是针对分子靶点的系列药物研发获得成功,使得GIST临床实践中依据分子分型的治疗方案快速更新。在GIST外科手术治疗以及药物治疗取得进步的同时,内镜治疗也突破了黏膜下肿瘤,包括GIST治疗的禁区,越来越多的GIST患者从极微创的治疗中获得治愈的效果。GIST成为名副其实的可以全程治疗的肿瘤,治疗获益时间长,即使是恶性度高的病例,也有很大的机会存活5年,甚至10年以上,真正进入了慢性病的行列。

鉴于GIST是少见肿瘤,又可发生于消化道中食管、胃、十二指肠、小肠、结肠、直肠的不同部位,加之疾病早晚的不同,GIST患者就诊时分布在多个不同科室,如内镜中心、普外科、胸外科、肝外科、肿瘤内科等,而GIST领域基础知识和内外科治疗方案的快速更新和演变,导致初诊医生可能对GIST了解甚少,在

GIST治疗决策上难以做到游刃有余,从而难以使患者达到最经济且最大获益的治疗效果。

由于如今专业越分越细、治疗手段越来越先进、关键知识点更新迅速、信息量巨大的发展趋势,导致即使某一专业很有经验的专家对同一肿瘤其他专科治疗现状可能知之甚少,或者停留在多年前认识。基于这个现状,由多个专科聚集在一起形成针对某一肿瘤的治疗小组,就逐渐形成起来。1995年,为了促成知识的互补性、治疗效果的互补性,英国众议院率先规定恶性肿瘤的患者必须接受多学科团队(multidisciplinary team,MDT)的诊治,在医疗模式上进行结构性改变,该模式在多种肿瘤,如乳腺癌、结直肠癌、肺癌、妇科肿瘤上取得了提高治疗效果的作用。MDT的概念逐渐推行到了美国、澳大利亚、欧洲、日本,经过数十年的发展,MDT已经成为我国大型医院和肿瘤防治中心推动个体化、精准化治疗的工作模式。定期定时进行病例讨论,制订相应的诊疗决策,最大限度地发挥各专业的学科优势,使患者尤其是单一学科难决策、难治疗的患者,经过讨论,集思广益,制订出合理的治疗方案,使患者达到最佳获益,已逐渐成为一种医疗新模式。

(伍小军 侯英勇)

第一节　胃肠间质瘤多学科团队的意义和组建

【基本理论】

GIST 是近二十年来分子靶向治疗获得最大成功的实体瘤。针对 bcr-abl、血小板衍生生长因子受体（platelet-derived growth factor receptors，PDGFRA）和 *KIT* 基因酪氨酸激酶抑制的药物能有效控制 GIST 的复发和转移，使 GIST 的治疗迈向分子靶向治疗的时代。GIST 中 *KIT* 和 *PDGFRA* 基因突变位点的不同，肿瘤对甲磺酸伊马替尼的反应也不同，如 *KIT* 基因第 11 号外显子突变者反应率高达 90%，第 9 号外显子突变者反应率约 60%，而 *PDGFRA* 基因第 18 号外显子 D842V 突变对甲磺酸伊马替尼原发耐药。2006 年 1 月 26 日美国食品药品监督管理局（FDA）批准舒尼替尼（索坦）作为甲磺酸伊马替尼（格列卫）耐药后的二线分子靶向治疗(2007 年 2 月在中国获批)，2013 年 2 月 25 日 FDA 批准瑞戈非尼为 GIST 的三线药物(2017 年 3 月 24 日在中国获批)，又一定程度上延长了甲磺酸伊马替尼耐药患者的生存。2020 年 1 月 29 日，FDA 批准针对 *PDGFRA* 基因 D842V 突变的药物阿伐替尼用于晚期 GIST(2021 年 3 月 31 日进入中国);2020 年 5 月 15 日,FDA 批准瑞派替尼作为 GIST 四线用药(2021 年 3 月 31 日进入中国),并随之开启了与舒尼替尼对照的二线优效性临床试验。除此之外,*SDH* 缺陷型 GIST 可能从替莫唑胺治疗中获益,而 *NTRK3-ETV6* 基因重排的患者可能从拉罗替尼治疗中获益,*ALK* 基因融合的 GIST 可能需要选择克唑替尼等。分子靶向治疗上丰富的多线治疗方案,基础和临床领域的进展,带来了 GIST 新进展的迭代更新,这为临床实践中 GIST 的精准治疗带来了新的任务。在关注晚期 GIST 治疗的同时,随着 GIST 早期阶段内镜治疗的成功和经验的积累,内镜技术在小 GIST 的治疗上正在有序进行,并在不断扩大 GIST 适应证的尝试中。

GIST 基础研究和临床治疗上展现出令人瞩目的进展,也引起了临床医生、病理医生和患者的高度重视,国内大型医院纷纷开展了 GIST 专病门诊,也掀起和推动了 GIST 单中心、多中心、地区协作组研究的热潮,临床实践正在被改写和更新,借鉴其他肿瘤上 MDT 取得的经验和成效,GIST 多学科团队(GIST-MDT)也就势在必行了。

【临床实践】

1. 什么是 GIST-MDT?

GIST-MDT 就是由多个学科在 GIST 诊治领域有经验的专家组成的,以 GIST 患者为中心,定期、定点进行病例讨论、通力合作的医疗工作团体。学科组由普外科、病理科、肝外科、肿瘤内科、内镜中心、介入科、放射科、核医学科等学科专家组成。

2. 组建 GIST-MDT 的意义是什么?

组建 GIST-MDT 的意义是多方面的,总结如下:

(1) 改进门诊传统就医模式,将相关的多种专业科室整合在一起,建立一站式 GIST-MDT 多学科门诊;

(2) 避免重复性的检查和问诊,减少从诊断到治疗所消耗的时间;

(3) 多学科分析 GIST 患者的病情,做到更精确的疾病分期;

(4) 各学科互相补充与协作,减少 GIST 患者在一个与多个专科之间的奔波,使 GIST 患者在多个学科无缝衔接,获得及时、经济、最获益的治疗,提高治愈率和生活质量;

(5) 倾听患者的意向和实际需求;

(6) 对 GIST 患者的教育、心理支持和人文关怀,提升医院人性化的服务氛围;

(7) 加强各学科的交流和学习，了解不同学科的最新进展，补充知识盲点；

(8) 改善同事之间的工作关系，增强融洽性；

(9) 不同学科更好地配合、支持和满足其他学科的需求，如推动病理科开展 GIST 的分子检测，不断扩展检测内容，提升检测手段和效率；

(10) 各学科年轻人才的培养和锻炼，更便捷地学习和掌握其他专业的专病知识，在工作中获得继续教育的机会；

(11) 将合适的患者推荐到适宜的临床试验中；

(12) GIST-MDT 还有助于在针对 GIST 患者的讨论中发现问题、提出问题、形成真实世界的临床试验。

3. 如何组建 GIST-MDT？

组建 GIST-MDT，首先需与各个相关学科联系，由各学科主任推荐 1~2 位骨干成员，经过讨论，确定牵头人，布置各相关学科的任务，选定 GIST-MDT 工作的时间、地点，向医务处提出正式申请，经过各学科主任和医务处分管领导签字盖章，职能部门完成挂号、收费等相关流程后，启动 GIST-MDT。首次启动会可以学术活动的形式在一定范围内进行宣传。为了 MDT 工作顺畅开展，需要预备好患者的知情同意书、推荐患者的流程、预登记 MDT 的地点、汇报幻灯的模板等。

4. GIST-MDT 的任务是什么?

基本任务首先是组织 GIST 的 MDT 活动,通过多学科协作,解决就诊患者的问题,保障患者在学科间的诊断和治疗无缝衔接;其次是规律地组织 GIST 相关学术活动和科普活动,积极撰写文章和规范指南等;同时,还需要推广 GIST-MDT 工作模式;此外,要做到对患者的全程诊断、全程治疗、全程管理,全程随访,获得真实世界的大数据,为更新规范和指南提供可采信的结果和结论。GIST 领域每一步的进展与成功,都成为医学科学发展的典范,但是也带来真实世界新的问题,而这些问题则成为临床实践中再研究的抓手,因此,GIST-MDT 更高层次的任务是发起、组织和推动真实世界的临床试验的落地、推进和完成。

(翟刚　侯英勇)

第二节　胃肠间质瘤多学科团队各学科的任务

一、胃肠间质瘤多学科团队中病理科的任务——胃肠间质瘤的病理诊断和分子检测

【基本理论】

肿瘤诊疗多学科团队中,病理医生是不可或缺

的角色，担任着疾病诊断、良恶性判断、生物学行为解读、免疫表型、分子靶标检测和结果阐释的重任。在GIST全程诊断的各个时间节点都发挥作用，但不同时间节点的病理科的任务有所侧重和不同，部分时间节点还存在有待研究的病理问题。

随着GIST全程治疗的开展，病理科会接收到不同类型、不同时间节点的GIST病变组织。从类型上，主要有消化道活检、内镜下切除、手术切除、肝脏或者腹盆腔等部位的穿刺标本；从时间节点上，主要有原发、转移、复发、新辅助治疗后、单药或多药耐药的GIST标本。在完成GIST鉴别诊断后，需要根据标本类型尽可能判断病变性质，对于活检或穿刺组织，可供观察的范围少，判断病变性质的难度大，要注意观察重要的形态指标；对于内镜下切除的GIST，肿瘤性质的评估影响到下一步的处理方式，肿瘤周缘的灼伤意义有待进一步研究；对于完整手术切除的标本，区分危险度以及肿瘤的良恶性和恶性程度是很关键的病理工作内容，危险度和肿瘤良恶性不一致的，值得进一步研究；对于新辅助治疗后的标本，除了评估药物疗效外，还要注意部分形态学的残留痕迹，以推测肿瘤在自然状态的生长方式；对于耐药病灶，注意观察耐药病灶的范围，残留有效的区域。GIST诊断后，需要对合适的病例进行基因检测，经典的基因检

测包括 *KIT* 基因第 9、11、13、17 号外显子热点区域和 *PDGFRA* 基因第 12 和 18 号外显子热点区域，但是，随着对更多 GIST 独特基因分型的认识、多药耐药基因改变，以及针对不同分子分型的有效药物出现，经典基因检测已逐渐不能满足临床需要，GIST 也越来越迫切地需要应用高通量检测技术。

【临床实践】

1. GIST 活检病理诊断的任务是什么?

因多种临床需要，如鉴别诊断、术前治疗、判断复发和转移等，需要对疑似的 GIST 患者进行活检。活检的方式有多种，如内镜活检、空芯针穿刺、直肠穿刺、经皮穿刺，甚至剖腹探查等。活检组织量少，临床取不到肿瘤组织的概率也存在，即使取到肿瘤组织，可供镜下观察的范围有限，诊断和鉴别诊断以及判断良恶性的准确度降低、难度加大。

以 GIST 的内镜活检为例，由于 GIST 是黏膜下的肿瘤，普通内镜活检较难钳取到病变组织。GIST 生长时，部分病例可导致黏膜糜烂、溃疡形成，此种情况下，内镜有可能取到深部病变组织。通常结合病变组织形态(图 6-1)，联合含有 CD117、DOG1 的一组免疫组织化学指标，可以做出 GIST 的病理诊断。但含上皮样细胞型的 GIST，尤其是纯上皮样型 GIST(图 6-2)，

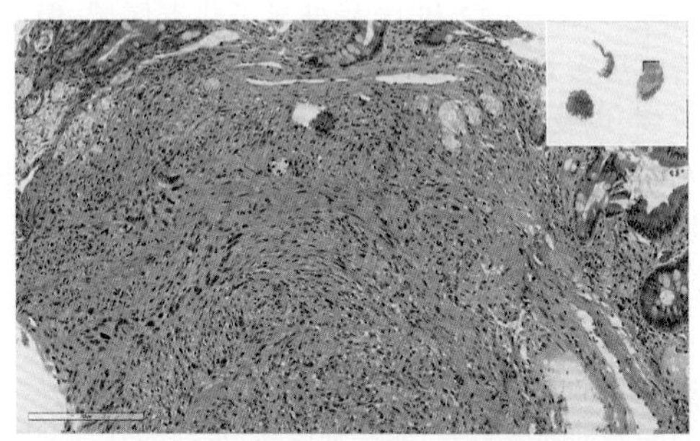

图 6-1 胃镜活检组织中显示的梭形细胞型 GIST（低倍放大）

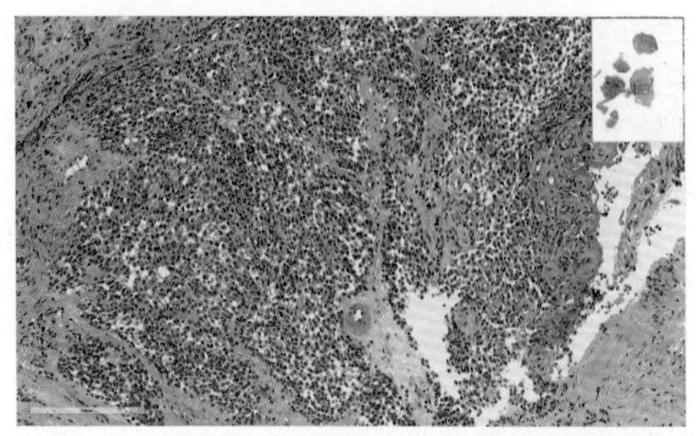

图 6-2 胃镜活检组织中显示的上皮样型 GIST（低倍放大）

有误诊为低分化癌的风险，尤其是当 GIST 出现广谱 CK 等上皮性肿瘤指标的异常表达时（图 6-3）。而上皮样型 GIST 往往代表少见的分子亚型，如 *PDGFRA* 基因突变型、*SDH* 基因突变型，药物治疗方案不同于 *KIT* 基因突变的 GIST，需引起重视。

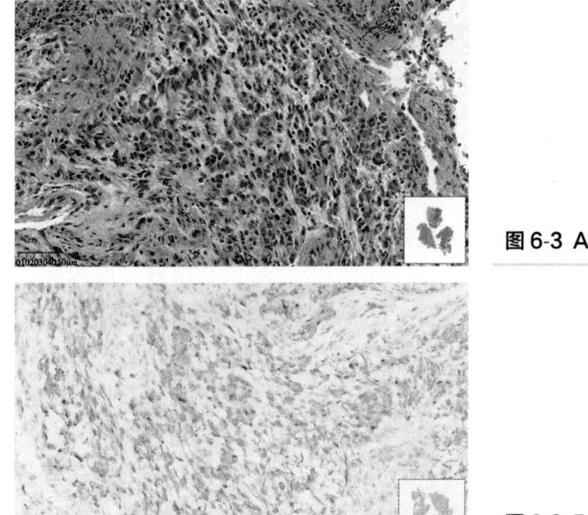

图 6-3　GIST 中广谱 CK 阳性（中倍放大）
A. 含有上皮样型的 GIST；B. 广谱 CK 弥漫阳性，中等强度。

常规工作中，病理医生能否利用活检组织评估GIST良恶性，文献中较少讨论此问题，根据本研究组既往的回顾性研究病例，即使活检组织，仍有部分提示恶性的形态学特征，如黏膜浸润、明显异型、“古钱币样”结构、肿瘤性坏死和核分裂活跃等均有参考价值。

活检组织评估GIST良恶性的潜在意义是可以促进评估为恶性的GIST病例再结合基因检测结果，为GIST的新辅助治疗/转化治疗提供依据，患者有可能从术前治疗联合手术切除中获得更长时间的生存。笔者所在研究组于2009年报道1例活检组织诊断的直肠恶性GIST，经甲磺酸伊马替尼新辅助治疗，联合根治性手术切除后，获得十余年的无复发生存。

2. GIST内镜切除标本病理诊断的任务是什么?

复旦大学附属中山医院最早有序地开展内镜下切除GIST的治疗方式，治疗的病例量也是庞大的，从最初的每年10余例逐步达到现今每年200余例(图6-4)。病理诊断的重要任务是回答内镜切除的可行性，肿瘤切缘灼伤对预后的影响，是否需要补充治疗，如补充手术或者补充药物辅助治疗。由于内镜切除病例多为小GIST，阶段性数据显示，大多数取得治愈的效果，但长期预后数据尚待更新。病理科联合内镜中心进行随访，以评估内镜治疗的长期疗效和病理观测指标的可靠性，是现阶段的任务之一。

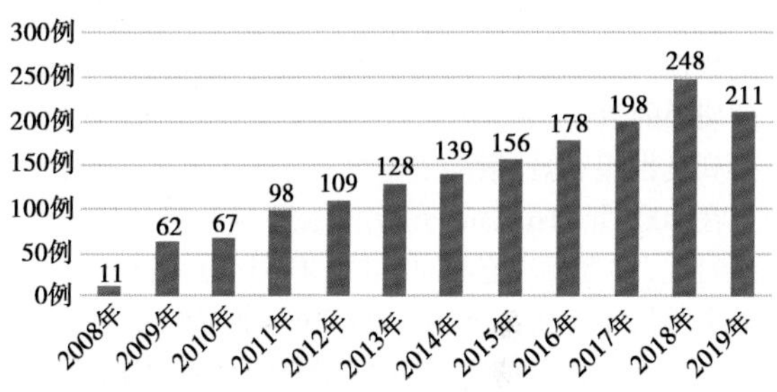

图 6-4　复旦大学附属中山医院内镜下切除 GIST 的年病例量(呈逐年递增趋势)

3. GIST 根治标本病理诊断的任务是什么?

外科根治切除的 GIST,是目前病理科 GIST 的最常见来源。手术切除的部分 GIST 患者可以从甲磺酸伊马替尼的辅助治疗中获益,前提是需要病理医生对 GIST 进行准确的复发和转移风险分层。评估手术后 GIST 的复发风险,目前通行的是 NIH 方案,另有 WHO 的 Miettinen 方法和 TNM 分期。但是,实践工作中如何避免治疗不足和过度治疗的问题,是需要反思和持续研究的,其他国家也面临过度辅助治疗这样的问题。NIH 危险度分级评估依据将所有 GIST 都视为恶性潜能未定的肿瘤,TNM 是对所有 GIST 进行评估,均省略了区分良恶性的关键环节。Miettinen 方法基于的理念是 GIST 存在良性、恶性潜能未定(广义的交界性)以及恶性广谱的生物学行为,依据大小和核分裂象的数据,给出不同的切割值,再进行组合分组,得到良性组、恶性潜能未定组和恶性组等多个组别。早在 2002 年,Trupiano 就指出,在甲磺酸伊马替尼治疗时代,首先要注意将良性的 GIST 区分出来。复旦大学附属中山医院依据甲磺酸伊马替尼治疗前时代上海市 12 所医院 840 例 GIST 数据,计算出 12 项有价值的临床病理特征,从而将恶性的 GIST 鉴别开来,再根据恶性的指标数进一步评估恶性程度,1 个和 2 个恶性指标归为低度恶性,3 个和 4 个恶性指标归为中度恶性,5 个和 6 个恶性指标归为高度恶性,剩余为良性和交界性 GIST(简称为非恶性),由此以来,获得各层次的 5 年无瘤生存(图 6-5)和 5 年总生存率(图 6-6),作为辅助治疗决策的参考,尽量避免治疗不足和过度治疗(图 6-7)。由于消化道不同部位 GIST 生物学行为有一定的差异,应继续扩大病例量,继续延长随访时间,形成研究的课题,作为 GIST-MDT 的长期任务。

4. GIST 新辅助或转化治疗病理诊断的任务是什么?

多种上皮性肿瘤的新辅助治疗,均有病理评估新辅助治疗疗效的参考指标和分级,如乳腺癌、食管癌、

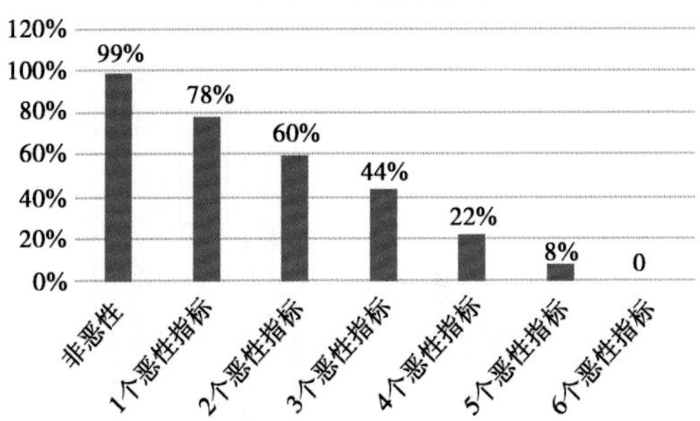

图 6-5　甲磺酸伊马替尼治疗前时代，原发 GIST 手术切除患者 5 年无瘤生存率（DFS）与恶性指标数的关系

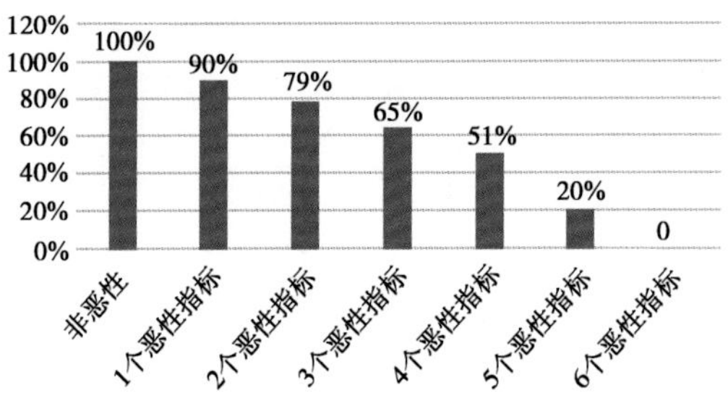

图 6-6　甲磺酸伊马替尼治疗前时代，原发 GIST 手术切除患者 5 年总生存率（OS）与恶性指标数的关系

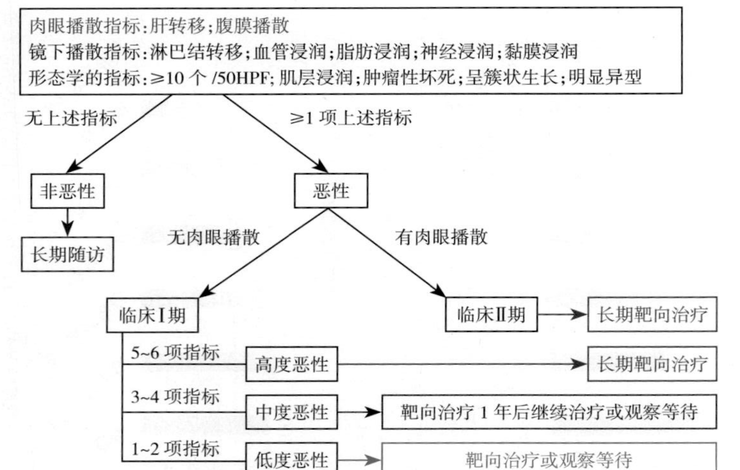

图 6-7 GIST 良恶性和恶性程度判断方法在协助临床治疗中的作用

胃癌、肠癌等，往往均具有预后价值。但 GIST 新辅助治疗，如何描述残留病灶范围，则较上述肿瘤困难。甲磺酸伊马替尼新辅助治疗后，残余病变区域往往表现为间质显著胶原化，肿瘤细胞纤细皱缩、稀少，但并未完全消失，仍然均匀存在于胶原纤维中，导致较难评估残余肿瘤范围。由于肿瘤细胞发生了显著的变化，无法评估自然状态的恶性程度，但部分病例仍有机会评估残余肿瘤细胞与周围平滑肌或神经纤维的浸润关系，甚至可以观察到“古钱币样”结构的轮廓，从而可以部分提示原发肿瘤的恶性程度，为术后加强治疗提供一定的参考。

5. GIST 分子检测的任务是什么?

GIST 分子检测十分重要：GIST 诊断需要进行分子分型；GIST 分子分型对应不同的分子靶向药物；不同分子分型、同一基因不同突变位点或突变方式有预后上的差异。在甲磺酸伊马替尼分子靶向治疗阶段，基因检测位点至少应包括 *KIT* 基因第 9、11、13 和 17 号外显子以及 *PDGFRA* 基因第 12 和 18 号外显子，采用一代测序 Sanger 的方法即可满足临床需求。*KIT* 基因第 11 号外显子突变常见，约占 60%，突变方式复杂，包括点突变、缺失、重复、插入和混合突变，*KIT* 基因第 9 号外显子突变约 10%，绝大多数为 502~503 位点的重复，*KIT* 基因第 13 和 17 号外显子原发突变罕见，约为 1.5% 和 1.0%，往往出现在甲磺酸伊马替尼耐药的患者。*PDGFRA* 基因突变占 GIST 的 5%~10%，第 18 号外显子 D842V 突变最常见，第 12 和 14 号外显子突变罕见。通常 *KIT* 基因第 11 号外显子突变是甲磺酸伊马替尼敏感位点，*KIT* 基因第 9 号外显子突变是中度敏感位点，而 13 和 17 号外显子的敏感性不确定，而甲磺酸伊马替尼对 *PDGFRA* 基因 D842V 突变无效。但是，随着更多药物在 GIST 中获批，如舒尼替尼、瑞戈非尼、瑞派替尼和阿伐替尼，以及具有共同分子特征的异病同治取得的成功，更多分子亚型被揭示，GIST 中需要检测的基因越来越多，如 *BRAF*、*SDH*、*NF1*、*ALK* 等。现阶段，一代测序已经不能满足所有 GIST 分子检测的需要，GIST 分子检测的平台和方法有待提升。如大家期待的高通量测序技术，需要及时引入 GIST 分子检测上来。

GIST 分子检测对判断预后也有一定的参考价值。首先，不同分子亚型的 GIST，预后有差异，如 *PDGFRA* 基因突变和 *NF1* 基因突变 GIST 表现为相对惰性生物学行为。对于 *KIT* 基因突变的 GIST，早期就有文献报道 *KIT* 基因 557~558 号缺失突变预后差。但由于在小的良性 GIST 中也存在这些突变，因此，GIST 突变的预后价值在不同良恶性 GIST 中的意义是不一致的，是随着恶性程度发生变化的，不是一成不变的，这方面的认识也需要利用 GIST-MDT 长期队列的研究数据来总结和反馈。

（袁伟　侯英勇）

二、胃肠间质瘤多学科团队中外科的任务——胃肠间质瘤的外科治疗

【基本理论】

近年来，GIST 的诊疗模式已经发展为以外科治疗为主，联合肿瘤内科、病理科、消化内镜和影像科等在内的多学科综合诊治模式，而外科手术切除仍是 GIST 最主要和最有效的治疗手段。无论是对于原发可切除 GIST、原发局部进展性 GIST，还是晚期 GIST 来说，外科手术治疗在其中都发挥着举足轻重的作用。因此，胃肠外科专家应是 GIST-MDT 团队的最核心成员。而区别于一般的 GIST 外科诊疗工作，MDT 重点讨论的病例应包括复发或转移、病情复杂、瘤体巨大或位置特殊的 GIST 病例。

【临床实践】

1. GIST 手术治疗的基本原则是什么？

基于对 GIST 疾病特征的深入了解，GIST 外科手术治疗基本原则在外科学界目前已形成一定共识。

包括通过外科手术完整切除肿瘤，保证切缘的组织学阴性，不推荐常规淋巴结清扫，术中避免肿瘤破裂等。①手术目标是争取做到R0切除。如果初次手术为R1切除，即镜下切缘阳性的情况，近年来文献报道认为R1切除并不影响GIST的生存结果，这个结论对传统的肿瘤根治原则提出了挑战，由于证据级别的原因，目前还并不足以改变临床实践。对于术后切缘为R1的GIST患者，再次手术仍应非常谨慎，应在MDT中结合术中情况、肿瘤生物学行为、基因突变类型、患者情况及意愿等，综合讨论决定。目前国内外学者倾向于进行分子靶向药物治疗。②GIST发生淋巴结转移的概率很低(1%~4%)，故一般情况下不需要常规清扫，但对于年轻胃多发GIST患者，如术中发现淋巴结病理性肿大的情况，须考虑有*SDH*缺陷型野生型GIST的可能，应切除病变淋巴结。③GIST通常血供丰富，质地较脆，尤其是体积大的肿瘤，往往有瘤内出血或坏死。经过靶向治疗的患者，肿瘤囊性变，若术中操作不慎，容易破裂。因肿瘤破裂是GIST独立的不良预后因素之一，手术中应操作轻柔，避免肿瘤破裂。关于肿瘤破裂的定义有学者做了相关的归纳，包括肿瘤破裂/肿瘤组织溢出、血性腹水、贯通腹腔的穿孔、浸润周围组织、分块切除、切取活检等情况。④GIST引起完全性肠梗阻、消化道穿孔、保守治疗无效的消化道大出血以及肿瘤自发破裂引起腹腔大出血时，须行急诊手术。

2. 原发可切除 GIST 的外科手术治疗原则是什么?

对于直径 <2cm 的小 GIST，可根据肿瘤部位、是否有临床表现、是否具有较高恶性潜能等情况，经 MDT 讨论后制订后续治疗方案。原则上，位于十二指肠、空回肠和结直肠等部位的小 GIST 一经发现建议尽早手术完整切除，食管小 GIST 多位于食管下段，可考虑内镜下切除。起源于胃的小 GIST 生物学行为多呈惰性，此类患者均应行超声内镜检查。对有临床症状或超声内镜检查提示存在边界不规则、溃疡、囊腔、强回声和回声不均匀等高危因素的患者，建议积极行外科干预，具体治疗方式可由外科医生与内镜医生共同讨论。亦可在充分沟通的前提下定期随访观察。对不能坚持随访的患者，可与之沟通讨论是否早期切除。

对于直径≥2cm 的原发局限性 GIST，评估能够实现 R0 切除且不需要联合脏器切除或严重影响器官功能者，外科手术切除是首选的治疗方法。腹腔镜手术治疗 GIST 同样遵循开腹手术的基本原则。对于胃 GIST 的腹腔镜手术适应证包括：①肿瘤直径 2~5cm。②肿瘤位于腹腔镜下易操作的部位（如胃大弯、胃前壁)。③辅助检查提示肿瘤边界清晰,质地均匀,呈外生性生长,无胃外侵犯和腹腔转移征象的原发局限性胃 GIST。目前关于胃 GIST 腹腔镜手术争议的焦点在于肿瘤的大小(>5cm)和部位(贲门、胃小弯、幽门等非适宜部位)。尽管相关的回顾性研究证实了腹腔镜手术用于 >5cm 或位于不适宜部位的胃 GIST 短期的安全性和有效性,但仍缺乏高级别的循证医学证据。此外,对于空回肠 GIST 行腹腔镜手术的意义主要在于探查、定位;十二指肠和直肠 GIST 的腹腔镜手术治疗亦有报道,但无论如何,需注意患者个体化差异和医疗机构的水平及能力的不同,并且手术安全和治疗预后应当是先于技术本身被术者优先考虑。

3. 原发局部进展性 GIST 是否可考虑手术治疗?

GIST 的生物学行为决定了一部分原发局部进展性 GIST 并不适合直接行手术切除。如某些部位的肿瘤切除常常会导致重要器官功能的损伤;GIST 向浆膜外膨胀性生长的特点常累及邻近器官,需行联合脏器切除术;GIST 术中易发生肿瘤出血或肿瘤破裂。针对该类患者开展术前新辅助治疗可有效缩小肿瘤,从而达到缩小手术范围、保留器官功能、减少术中出血或破裂等医源性播散的可能。《中国临床肿瘤学会胃肠间质瘤诊疗指南 2021》认为新辅助治疗的适应证包括:①局限性 GIST 肿瘤体积巨大、可能引起破裂、造成医源性播散。②临界可切除或虽可切除但手术风险较大、可能引起严重术后并发症。③特殊部位的肿瘤(如食管胃结合部、十二指肠、低位直肠等),手术易损害重要器官功能。④预计需行联合器官切除者,术前宜先行靶向治疗,待肿瘤缩小后再行手术。⑤局部晚期和孤立性的复发或转移性 GIST,即术前影像学评估或术中发现 GIST 侵犯周围器官或局部淋巴结转移,但无远处转移者。尽管缺乏高级别的临床研究证据,但无论是临床实践,还是单中心小样本量的前瞻性研究均证实了术前新辅助治疗的安全性和有效性。

针对该类患者,MDT 团队应共同商讨术前辅助治疗的必要性。接受术前新辅助治疗的 GIST 患者应定期进行药物治疗安全性和影像学有效性评估,通过 MDT 讨论决定手术时机。GIST 是一种比较明确的由驱动基因突变导致的疾病。拟行新辅助治疗的患者,原则上应行活体组织病理学检查以明确诊断并行基因检测。明确肿瘤的基因突变类型可以帮助指导 GIST 靶向治疗的药物和剂量选择、疗效的预测以及随访策略。药物的选择和剂量调整在此不赘述,需要指出的是甲磺酸伊马替尼对不同的基因型的临床疗效不一,文献报道,其对于 *KIT* 基因第 11 号

外显子 有效率为 83.5%，中位无进展生存期（mPFS）24.7 个月；对于 *KIT* 基因第 9 号外显子突变有效率为 47.8%，mPFS 16.7 个月；对于 *PDGFRA* 基因突变（除外 D842V 突变）有效率为 66.7%；对于野生型 GIST 有效率为 0~45%，mPFS 12.8 个月。对于野生型 GIST 中 *SDH* 缺陷型 GIST，*KRAS*、*BRAF* 突变和 *NF1* 突变型 GIST，甲磺酸伊马替尼可能无法带来获益。这些特征为 GIST 新辅助治疗的个体化提供了理论支持。而临床实践中的确会碰到因穿刺组织过少，无法行基因检测或风险太大，无法进行穿刺或活检的可能，对此类患者可以考虑早期行 PET/CT 进行疗效预测，以免肿瘤进一步进展，延误手术时机。

如何有效地将新辅助治疗和手术相结合方面，仍存在一些争议。包括手术时机选择的问题、术后用药问题等。对于术前靶向治疗的时间，国内外指南均推荐为 6~12 个月，这是基于 GIST 专科医生在临床工作中的经验而来。治疗时间太短，则靶向药物治疗效果还未充分发挥；过度延长治疗时间，可能会导致继发性耐药。来自美国 MD Anderson 的一项回顾性研究发现术前治疗时间 >365 天与术后复发率增高相关。因此，建议对于此类患者应尽可能地密切进行影像学评估，一旦靶向治疗中前后两次影像学评估提示肿瘤大小无明显变化时应立即进行手术干预。但目前亦有学者认为术前治疗达到最大反应的评价本身就存在着准确性、时效性、敏感性和卫生经济学等方面的问题，评估达到预期可切除标准后应尽早手术。对于手术时机的选择，可以通过 MDT 讨论使患者获益最大化。

4. 对于原发不可切除或复发、转移性 GIST 如何开展手术治疗？

对于原发不可切除或复发、转移性 GIST，手术治疗并不能改善患者的预后，中位总生存期仅为 19 个月。甲磺酸伊马替尼彻底改变了晚期 GIST 患者的治疗模式。然而，由于 GIST 遗传学的多样性和肿瘤异质性的特点决定了晚期 GIST 患者对甲磺酸伊马替尼不同的药物反应：10%~20% 的 GIST 对甲磺酸伊马替尼原发耐药；只有少于 5% 的患者可获得完全缓解；约 50% 的患者在用药 20~24 个月出现对药物的抵抗，即继发耐药。S0033 研究也提示用药十年后，93% 的患者出现耐药。理论上来说，肿瘤负荷越大，暴露在有效甲磺酸伊马替尼浓度中的 GIST 肿瘤细胞越多，就越容易发生继发耐药情况。欧洲 EORTC62005 研究提示肿瘤负荷是后期（继发）耐药的独立预测因素，B2222 研究发现肿瘤负荷与患者预后密切相关。因此，复发转移性 GIST 在靶向治疗的基础上，施行减瘤手术，可以降低肿瘤负荷，杜绝或推迟继发性耐药的发生，切除耐药病灶，获得肿瘤异质性基因突变信息，避免耐药细胞克隆快速生长及全身播散，最终达到药物治疗获益时间延长的目的。同时由于二、三线治疗药物的治疗效果有限（舒尼替尼：mPFS 5.6 个月 vs 1.4 个月，ORR 6.8%；瑞戈非尼 mPFS 4.8 个月 vs 0.9 个月，ORR 4.5%），手术治疗再次进入大家的视野当中。

晚期 GIST 患者病情往往较为复杂，且外科治疗过程中还有很多争议和缺乏高级别证据的临床决策问题，这些都要求我们对于晚期 GIST 的治疗，应充分利用好 MDT 这一载体，力求通过综合治疗的模式，使得现有有效的靶向治疗充分发挥其最大疗效，同时积极予以适当的手术干预，力求在延长患者生命的前提下帮助患者获取最佳的生活质量。

（方勇　沈坤堂）

三、胃肠间质瘤多学科团队中肝外科的任务——胃肠间质瘤肝转移的管理

【基本理论】

肝脏是 GIST 转移最常见的实质器官，15%~20% 的患者在初始诊断时即发现有肝转移，约 50% 的转移病灶为孤立性，另有 10% 患者可同时合并其他脏器的转移。原发 GIST 肿瘤大小 >5cm、存在淋巴结转

移和肿瘤核分裂计数 >5/50HPF 预示可能发生肝转移，也有研究表明 *KIT* 基因第 11 号外显子 557~558 密码子的缺失突变可通过 CXCL12/CXCR4 信号通路促进肝转移发生。鉴于肝转移经常发生，并且有数种可选用的治疗方案，因此，通过 MDT 专家讨论确定最佳方案显得尤为重要。

【临床实践】

1. 对 GIST 肝转移如何进行诊断？

GIST 肝转移通常无症状，肿块较小时，在 CT 和 MRI 上表现为均质、富血供的病变；当肿瘤 >3cm 时，表现为外周强化、中央坏死，该异质性表现是由于肿瘤内部出血、坏死和黏液样变性导致，小部分病灶中存在钙化，通过 CT 或 MRI 可以随访疾病是否进展或对药物治疗的反应。虽然 GIST 肝转移治疗后的表现与单纯性肝囊肿相似，但通过治疗前后影像片的对比可以加以区分。PET/CT 也经常用于 GIST 的诊断和分期。PET/CT 的价值在于可测量肿瘤的代谢活性，而不只是评估大小和形态。RECIST 着重于药物治疗前后肿瘤大小的变化，但 GIST 病灶在 TKI 治疗后往往无明显大小改变，实际上却已出现生物学效应，因此，用 RECIST 来评估 GIST 的药物治疗效果并不精准。PET/CT 可通过检测标准摄取值（standard uptake value,SUV）的变化来发现GIST的细微变化（使用TKI治疗后SUV值下降通常预示治疗有效）。

虽然对GIST肝转移灶进行活检有一定风险，可能引起肿瘤破裂导致腹腔的播散，但当根据临床表现和影像学检查不能确定诊断时，进行活检是必需的，尤其在进行靶向治疗之前，空芯针活检可以协助诊断和对获取组织进行基因突变分析，活检时应避开病变坏死或易出血部位，这些标本需要由经验丰富的病理医师进行评估。

2. 手术联合TKI治疗对GIST肝转移的重要性在哪里?

肝脏是GIST最常见的转移部位，在TKI临床应用以前，GIST一旦发生肝转移，手术切除是唯一有效手段，但术后高复发率使得远期治疗效果不佳。随着TKI的临床应用，手术联合TKI治疗逐渐被接受，相较于单独手术切除，联合TKI治疗的患者的RFS和总生存时间（overall survival，OS）明显提高。

对TKI治疗的反应直接决定了GIST肝转移患者手术的成功率，术前进行新辅助治疗可使肿瘤体积减小、活性下降同时不增加手术并发症，另外也可以探索术后辅助治疗的用药方案。因此在TKI治疗前应尽可能行基因检测，通过MDT讨论以选择敏感药物及相应剂量。*KIT*第11号外显子突变的患者对甲磺酸伊马替尼敏感性较高且预后较好，而 *KIT* 第 9 号外显子突变的患者因对甲磺酸伊马替尼敏感性下降，推荐甲磺酸伊马替尼增量或换用二线药物；*KIT* 第 13 号外显子和第 17 号外显子突变者虽对甲磺酸伊马替尼仍敏感，但常与甲磺酸伊马替尼原发耐药有关；*PDGFRA* 第 18 号外显子突变尤其是 D842V 突变的患者，推荐运用阿伐替尼治疗；对于甲磺酸伊马替尼、舒尼替尼、瑞戈非尼等药物治疗失败的 GIST 患者，推荐使用瑞派替尼。手术前应停用甲磺酸伊马替尼 1 周，目的使胃肠道水肿减轻和骨髓造血功能恢复。一般认为 GIST 发生肝转移多属于高危患者，术后应继续使用 TKI 治疗，这将能改善长期预后。如病灶能获得 R0 切除，则建议术后至少服药 3~5 年或更长时间，若未能获得 R0 切除，则必须长期服药。

3. GIST 肝转移的手术适应证是什么?

GIST 肝转移手术适应证目前尚无统一标准。NCCN《软组织肉瘤指南(2017 年第 2 版)》中指出 TKI 治疗后取得良好疗效的患者或对 TKI 治疗耐药的局部进展病灶、有出血和梗阻症状的患者可进行手术治疗。对没有肝损害基础的患者(肝功能通常以 Child-Pugh 评分、吲哚菁绿清除实验或瞬时弹性成像测定肝脏硬度来评价)，剩余肝脏体积(future liver remnant,FLR）占标肝体积≥30% 是安全的。当肿瘤较大,FLR 相对不足时,除了 TKI 治疗之外,部分患者还可以通过门静脉栓塞(portal vein embolization, PVE）以及联合肝脏分隔和门静脉结扎的二步肝切除术(associating liver partition and portal vein ligation for staged hepatectomy, ALPPS）等技术在较短的时间里使保留侧肝脏体积增生,从而获得二步手术切除机会。PVE 获得肝脏最大体积的时间应尽量与 TKI 治疗后肿瘤最大程度缓解的时间相吻合。

外科减瘤术对 GIST 肝转移主要用于控制症状(出血、疼痛或阻塞)。部分合并存在腹膜播散灶行肝切除的患者,其生存率可与仅有肝转移的患者相似。无法手术切除的 GIST 肝转移患者,肝移植可能也是一种治疗选择。由于供肝的缺乏,手术风险及费用较高,不能作为常规治疗手段。另外,移植后免疫抑制剂的应用,较高的肿瘤复发风险也是其不足之处。

4. GIST 肝转移的手术时机和如何进行治疗方案的选择?

单纯应用 TKI 罕能达到病理学完全缓解的标准仅有 5%~10%,对于能手术切除的患者,不应单一依靠药物治疗而丧失根治性治疗的机会,因为 GIST 肝转移通过手术切除在 OS 上可获得明显的提升,同时术前对药物治疗反应不佳的患者也能通过手术改善预后。研究显示 GIST 对 TKI 发生耐药的风险与存活肿瘤负荷量密切相关，TKI 治疗达到最佳疗效的时间一般是用药后 2~6 个月，并且至少有一半的患者在服药 2 年后因继发突变产生耐药，故手术切除时机多选择在 TKI 治疗开始后 6 个月内或影像学显示肿瘤缩小减缓时，MDT 专家因此必须密切关注影像学的改变，但是如果肝内病灶经过 TKI 治疗明显缩小并位于肝脏边缘，较易根治切除且创伤较小，可适时暂停服药而选择手术。

GIST 肝转移能否进行手术主要根据转移病灶的数量、大小、位置以及患者对手术的耐受程度、对 TKI 治疗的反应、肝脏以外是否有其他转移病灶等因素，因此胸、腹、盆腔的影像学检查（增强 CT、MRI）对患者分期至关重要。经 MDT 团队讨论，如果患者在技术上可行手术，R0 切除（手术切缘阴性）仍然是应该遵循的原则，术中应保持肿瘤假包膜的完整、避免挤压肿瘤引起破裂、减少肿瘤播散种植的机会。R0 切除与患者的 PFS、RFS 和 OS 密切相关，肝转移寡病灶或多病灶在中位 OS 上无统计学差异，同时性肝转移与异时性肝转移也未对预后产生影响。

考虑到 GIST 一般无淋巴结受累，故不需行淋巴结清扫（存在 *SDH* 突变除外）；针对局部侵袭性病灶，为了达到完整切除目的，需行整块切除。腹腔镜和开放性手术具有相当的90天死亡率，位于周边的小病变可能更适于微创切除，即使是>5cm的病灶，腔镜也是一个安全有效的选择。由于术前TKI治疗减小了肿瘤体积和肿瘤活性，局部肝切除也可以达到R0切除的标准。经影像学评估的完全缓解并不能反映肿瘤是否真正达到病理性坏死，主刀医生必须认真研读以前的影像学检查并进行比较，目的是判断肿瘤经过TKI治疗后是否出现囊性变。与其他原发性和继发性肝脏肿瘤手术切除不同，GIST患者通常是没有肝硬化，未使用过细胞毒性化疗药，因此患者可耐受较大的手术切除范围。

不适合肝手术切除的患者可选择其他治疗方式。经MDT团队医师研究可以通过外放射治疗、射频消融（radiofrequency ablation，RFA）或微波消融、经肝动脉化疗栓塞（transarterial chemoembolization，TACE）或单纯栓塞以及选择性内放疗术（selective internal radiationtherapy，SIRT）进行治疗。在TKI出现之前，外放射治疗已用于GIST，只有5%患者在影像学上出现病变缩小，但如果放疗联合TKI治疗将有效延长转移患者的PFS；RFA已经越来越多地用于治疗肝脏各种病变，也适用于GIST肝转移，一些小病灶经消融后获得完全缓解；选用钇-90（yttrium-90）的SIRT患者也可获得较满意的预后。以上这些治疗方法之间尚无充分证据表明哪一种治疗方法更加优越，不管采取何种治疗方案，患者仍需依赖持续的 TKI 治疗，同时每种治疗都应基于患者个体情况。因此，对这些治疗方式选择，进行多学科讨论是提供最佳治疗策略的关键。

（贺轶锋）

四、胃肠间质瘤多学科团队中内镜中心的任务——胃肠间质瘤的内镜治疗

【基本理论】

消化道黏膜下肿物（submucosal tumor，SMT）的内镜下切除技术一直以来有一定的争议。复旦大学附属中山医院内镜中心是最早系统性开展这一技术的单位，经过十余年的努力和总结，现已将该技术推广到了包括日本在内的全世界各个消化内镜发达国家，并且制定了相应的专家共识和指南。现将该技术简单介绍如下。

近年来，随着内镜治疗技术的发展与成熟，以内镜黏膜下剥离术（endoscopic submucosal dissection，ESD）为基础的多种内镜黏膜下切除技术已逐渐广泛应用于 SMT、包括 GIST 的治疗，具有创伤小、并发症

少、恢复快、能切除大深病灶、肿瘤组织残留与局部复发率低等优点。由于绝大多数体积较小的 GIST 不会发生区域淋巴结转移,因此单纯行内镜下切除就能达到根治的目的;而对于术前明确有淋巴结转移的情况,单纯的内镜下切除就不适合了,必须转外科手术或内镜联合腹腔镜进行治疗。

针对消化道 SMT,内镜下切除技术主要分为两种类型:ESD 及其衍生技术为主的直接切除方法和通过黏膜下隧道的切除方法。如内镜圈套切除术、内镜黏膜下挖除术、内镜全层切除术、经黏膜下隧道内镜肿瘤切除术。

【临床实践】

1. 什么是内镜圈套切除术?

内镜圈套切除术类似于内镜下黏膜切除术(endoscopic mucosal resection,EMR),此方法主要以圈套器结扎后,通电切除肿瘤,适用于来源于黏膜肌层/黏膜下层(即 EUS 第二或第三层)、直径 <2cm 的 GIST。优点是操作简便,缺点是适用范围小、容易残留等(图 6-8)。

2. 什么是内镜黏膜下挖除术?

内镜黏膜下剥离术(endoscopic submucosal dissection ESD)可将黏膜层的病变大块完整切除达到早癌治疗

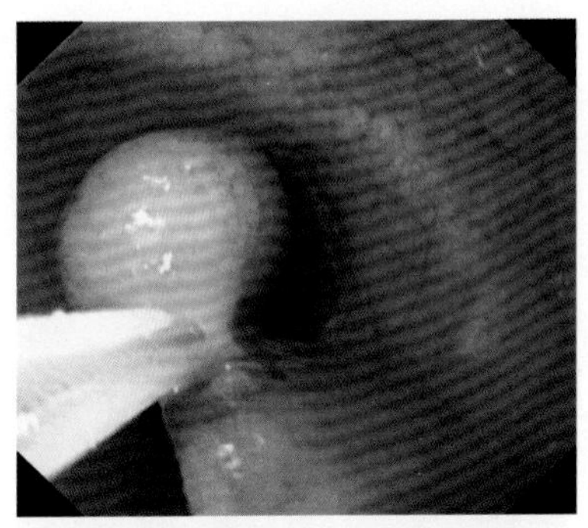

图 6-8　内镜下圈套切除术
用圈套器套在肿瘤的狭窄部(相当于蒂部)。

的目的。而内镜黏膜下挖除术(endoscopic submucosal excavation,ESE)是 ESD 技术的发展和延伸,周平红等首先将治疗固有肌层肿瘤的 ESD 技术命名为内镜下黏膜挖除术(ESE)。经临床实践证明,ESE 对于治疗直径大于 2cm、向腔内生长的来源于固有肌层肿瘤安全有效。其适应证主要为:①直径大于 2cm 良性或交界性的来源于固有肌层的黏膜下肿瘤,术前 EUS 和 CT 检查确定病变为腔内生长方式。②病灶小于 2cm,但患者有强烈切除的愿望。作为 ESD 的衍生技术,ESE 为来源于固有肌层消化道 SMT 的治疗提供了一种新的方法。其手术器械与 ESD 完全一样,能够一次性完整切除病变,以提供完整的病理诊断,但其操作难度更大,且对于术者、手术器械以及助手的配合均有更高的要求(图 6-9)。

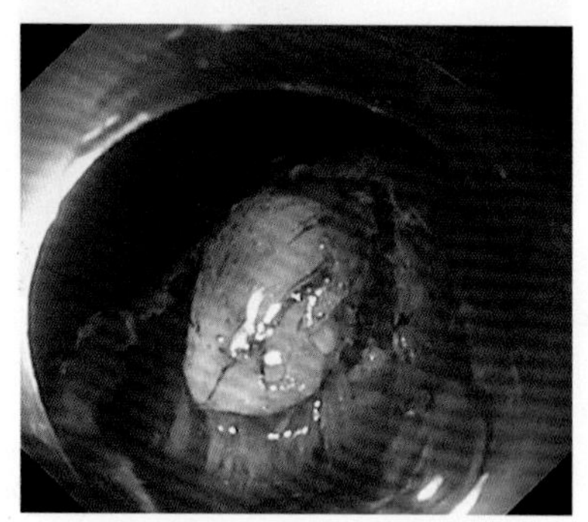

图 6-9 内镜黏膜下挖除术
切开黏膜后,沿着肿瘤周边挖除肿瘤。

3. 什么是内镜全层切除术?

对于起源于固有肌层和突向浆膜下或部分腔外生长的肿瘤,术中发生穿孔在所难免。因此,内镜下化被动为主动,术中行主动穿孔,将穿孔变为手术的一个步骤,行全层切除,将“医疗并发症”转化为“医疗新技术”,就有了内镜全层切除术(endoscopic full-thickness resection,EFTR)。EFTR 的开展可进一步扩大内镜切除治疗的适应证，为后来开展经自然腔道内镜外科手术（NOTES）积累经验，并打下扎实基础。另外，内镜下成功修补穿孔，避免追加外科手术修补以及术后腹膜炎的发生，是EFTR治疗成功的关键。其优缺点与ESE技术类似，但手术难度更大，要求更高（图6-10）。

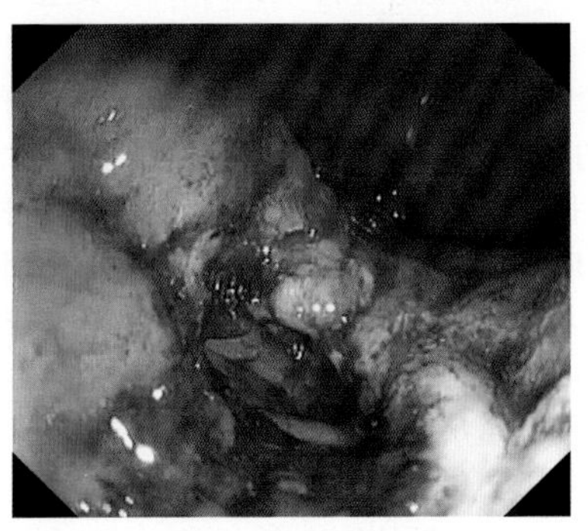

图6-10　内镜全层切除术后的手术创面
消化壁全层穿孔，可以见到腹腔的网膜组织。

4. 什么是经黏膜下隧道内镜肿瘤切除术？

此技术是在经口内镜下食管括约肌切断术（peroral endoscopic myotomy，POEM）基础上发展而来的一项新技术，也是ESD技术的延伸。经黏膜下隧道内镜肿瘤切除术(submucosal tunneling endoscopic resection,STER)是通过在距病变上方3~5cm处建立黏膜下隧道,逐步剥离充分暴露瘤体后,在内镜直视下完整剥离、切除、取出肿瘤,最后用金属夹封闭隧道口。而胃部由于黏膜层较厚,并存在胃大弯,尤其在胃底和胃体近端,在黏膜下层打隧道较为困难,因此食管GIST比胃更适合行STER治疗。其适应证主要是用于治疗来源于固有肌层、直径小于3.5cm的食管中下段GIST。但随着这种技术的不断成熟和拓展,GIST的部位及大小已不再成为STER手术的“禁区”。食管上段、胃以及直径大于3.5cm的肿瘤均可以尝试用STER的方法。对于来源于固有肌层、特别是腔外生长或与浆膜有粘连的肿瘤,以往的内镜治疗通常采用EFTR的方法,虽然能切除肿瘤,但是存在胸腹腔感染和消化道瘘的可能性,而STER技术不同于以往传统内镜下消化道腔内的治疗,也不同于内镜下经自然腔道的消化道腔外的治疗,而是巧妙地利用消化道黏膜层和固有肌层之间的空间进行操作。STER法既能完整地切除肿瘤,又能保持消化道的完整性,避免或极大降低了消化道漏和胸腹腔继发感染并发症的发生率(图6-11)。

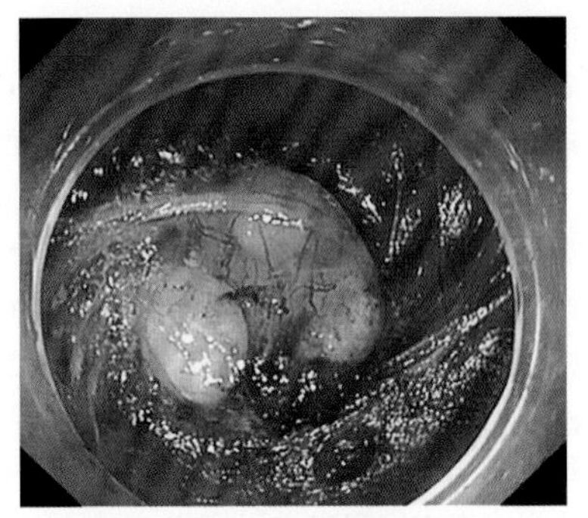

图 6-11　黏膜下隧道内剥离中的肿瘤
显示在黏膜下与肌层间的疏松间隙进行操作。

（胡健卫）

五、胃肠间质瘤多学科团队中介入放射科的任务——胃肠间质瘤的介入诊断与治疗

【基本理论】

介入放射科医师在诊断和治疗 GIST 中发挥的作用有限但很重要。GIST 具有一定的局部复发率和肝转移率。即使初次就诊时，约 15% 的患者发生肝转移。GIST 是分子靶向治疗获得成功的典范，多种和多线分子靶向药物应用于临床实践中。甲磺酸伊

马替尼现已确定为一线疗法用于转移性 GIST。这种靶向药物的出现极大地影响和改变了晚期 GIST 患者的管理和结局,降低了局部治疗作用。但是,大约 15% 的 GIST 患者对目前药物治疗没有反应,很多在初始药物治疗时表现出反应的患者,平均治疗 2 年后对药物产生抗药性。使用介入放射学技术的局部治疗,有以下推荐:①部分不适合手术切除的 GIST 肝转移患者;②对甲磺酸伊马替尼有部分反应并伴有局部残留病灶的患者;③最初在所有病变中表现出反应,后来在单个病变中表现出进展病变,或数量有限的病变;④对舒尼替尼无反应的基因突变子集的患者,可作为替代和加强治疗方案。GIST 介入治疗有多种方式,如热消融,包括射频消融(radiofrequency ablation,RFA)和微波消融(microwave ablation,MWA)、肝动脉栓塞(hepatic arterial embolization,HAE)或肝动脉化疗栓塞(hepatic arterial chemoembolization,HACE)。此外,在实施介入的过程中,还可以对肿瘤进行穿刺活检,取得病理诊断的机会。

【临床实践】

1. 什么是 GIST 热消融?

在不适合手术的有选择性的患者中可使用热消融在肝脏局灶性转移中产生坏死。然而,只有少数系列研究报道消融疗法对 GIST 肝转移灶的疗效。对于晚期 GIST，尤其在甲磺酸伊马替尼治疗期间出现肝脏或腹膜的局灶性进展和不适合手术切除的的患者，RFA 或 MWA 被证明是一种可行的姑息治疗选择。或者，对甲磺酸伊马替尼有部分反应并且有不能手术切除的局灶性残留病灶患者，RFA 提供了潜在治愈选择。GIST 伴多发肝转移，可在原发灶术后甲磺酸伊马替尼维持治疗获得最佳临床反应时进行 RFA，或者在术中对大病灶进行切除，而其他叶段的小病灶进行术中 RFA。

2. 什么是 GIST 肝动脉栓塞和化疗栓塞?

GIST 的肝转移通常具有丰富的肿瘤血管，其 90% 的血液供应来自肝动脉。这为使用肝动脉栓塞或化疗栓塞来治疗这些转移提供了很好的理由。HAE 将栓塞剂注射到供应肿瘤的血管中并通过减少肿瘤的血液供应产生选择性肿瘤缺血的效果，HACE 是局部动脉内递送化疗和动脉栓塞的组合。除了诱导选择性肿瘤缺血外，HACE 还提供与全身化疗药物相比更高的肿瘤中化疗药物的浓度。此外，注射栓塞剂显著延长了化疗药物停留时间。最后，只有少量药物到达体循环，即使在高剂量下也能最大限度地减少全身毒性。

然而，对于 HACE 手术的最佳栓塞方案尚未达成共识。最常用的包括注射化疗药物+碘化油乳化,然后用颗粒剂栓塞。另有非碘油性化疗栓塞治疗 GIST 肝转移。化疗药物的组合并无定论,可根据原发部位选择,如多柔比星联合顺铂可能有助于维持肝原发 GIST 肿瘤稳定性。化疗药物可以与栓塞剂 1∶1~1∶2 混合作为推注注射,或 ^{131}I 放射性栓塞。在双叶病变患者中,虽然一次治疗即可栓塞整个肝脏,但为了避免肿瘤负荷 >75% 患者出现肝肾综合征或肝功能衰竭。往往分叶分次治疗,通常肿瘤负荷最大的肝叶先治疗,每次治疗期间只有一部分肝叶受到栓塞,另一部分可行肝动脉化疗灌注。后续 HACE 的时机通常由患者的身体状况、肿瘤状态、对初始栓塞的反应,以及患者耐受手术的能力而定。

对含碘造影剂有严重过敏反应、未纠正的凝血功能障碍或严重肾功能不全的患者不能用 HACE 治疗。门静脉阻塞且无肝血流或肝性脑病的患者也排除在外。广泛的肝脏受累和轻度肝功能异常表明 HACE 后肝功能衰竭风险增加。

在 MDT 中,HAE 和 HACE 可以提供给患有对甲磺酸伊马替尼有原发性或获得性耐药且不适合手术和以肝转移为主的 GIST。局部治疗包括 HAE 和 HACE,尤其适用于对甲磺酸伊马替尼表现出初始反应但后来在肝脏中发展为局限性疾病的患者。HAE

也可以用于接受甲磺酸伊马替尼治疗且病灶内出血的患者。

3. 介入放射学在 GIST 诊断中的作用是什么?

GIST 的术前诊断通常有高度符合的放射学表现。对于高度怀疑 GIST 的可切除病变,不推荐术前活检。如果怀疑 GIST 的晚期病变,需要通过介入进行切割针活检来获取组织,为形态学评估、*KIT* 和 *PDGFRA* 基因突变检测提供帮助。基于穿刺活检的 GIST 结果诊断需要有经验的病理学家。二次活检可用于检测治疗后病灶残留或复发,确定肿瘤标志物物谱以选择更加适合患者的癌症治疗。有条件建议由病理学家现场评估,以防止仅取到坏死或肿瘤的出血区域。

(刘凌晓)

六、胃肠间质瘤多学科团队中核医学科的任务——^{18}F-FDG PET/CT 在胃肠间质瘤诊疗中的临床应用

【基本理论】

^{18}F-FDG PET/CT 作为功能显像与解剖显像融合的无创影像学检查方法,在 GIST 诊断、分期和再分期、恶性潜能预测、疗效评价以及预后评估等临床应

用方面发挥着重要作用，并得到了越来越多临床工作者的认可。^{18}F-FDG PET/CT 在 GIST 分期及早期疗效评估中的价值，已得到了临床认可并写入《NCCN 软组织肉瘤临床实践指南(2017 年第 2 版)》中。

【临床实践】

1. ^{18}F-FDG PET/CT 在 GIST 诊断方面有什么特征?

GIST 的 ^{18}F-FDG PET/CT 影像分析包括 CT 图像和 PET 图像。GIST 倾向于胃肠道腔外生长，在 CT 上表现各异，与其大小和原发部位有关，表现为类圆形或形态不规则的软组织肿块，肿块较大时可因坏死、囊变或出血而密度出现不均。GIST 在 PET 上表现为不同程度的显像剂摄取。但是，GIST 在 PET 上的表现缺乏特异性，不易与其他实体瘤或淋巴瘤鉴别。胃肠道的炎性病变或生理性摄取也会导致假阳性，而部分低度恶性的 GIST、病灶坏死或黏液样变性可导致假阴性。

2. ^{18}F-FDG PET/CT 在 GIST 分期与再分期中的意义是什么?

GIST 最常见的转移部位是肝和腹膜，常通过血行转移或种植转移，也可转移至肺、骨骼等，淋巴结转移相对少。初诊的或治疗后的 GIST 行 ^{18}F-FDG PET/

CT全身显像，可进行准确分期和再分期以选择合适的治疗方案和进行个性化的治疗。

^{18}F-FDG PET/CT显像可以直观地显示GIST病变的具体位置、大小、有无周围组织侵犯及远处转移，从而有助于评价肿瘤的可切除性。^{18}F-FDG PET/CT全身显像可同时显示原发病灶和转移病灶。Antoch等对^{18}F-FDG PET、CT及PET/CT融合显像在20例病理证实的GIST患者治疗前分期的有效性进行了比较，PET检查出了135处病灶，CT检查出了249处病灶，PET/CT检查出了282处病灶，可见PET/CT显像较单纯PET或CT检查具有更高的灵敏度。

肝是GIST最常见的转移部位之一，超过50%的GIST患者在手术切除后会出现复发和转移，其中肝转移占大多数；另外，肝转移切除后复发率高。GIST肝转移^{18}F-FDG PET/CT显像，通常CT表现为肝脏病灶边界较清楚，常合并囊变、出血或坏死，糖代谢表现多样，同一病例多发肝转移病灶糖代谢可表现一致，也可同时存在糖代谢低于、等于或高于肝本底，延迟显像有助于低代谢GIST肝转移病灶的诊断。

3. ^{18}F-FDG PET/CT对预测GIST恶性潜能的作用是什么？

原发GIST术后危险度的评估包括肿瘤大小、核分裂象、原发部位以及是否发生破裂等，但是术前采用常规的 CT、MRI 或 EUS 等难以获得病灶生物学活性方面的信息，而活检或穿刺因有引起肿瘤破溃、出血甚至播散的危险。术前 ^{18}F-FDG PET/CT 检查不仅可提供肿瘤原发部位、大小等重要信息，而且病灶的葡萄糖代谢程度 SUV_{max} 可反映病灶生物学活性，有助于预测 GIST 的恶性潜能。SUV_{max} 作为 PET/CT 显像的半定量指标，以 ^{18}F-FDG 摄取的高低来评价 GIST 肿瘤细胞糖代谢活跃的程度，SUV_{max} 越高，则肿瘤细胞葡萄糖转运蛋白的表达及糖酵解越活跃，肿瘤的恶性度越高。GIST 原发病灶在 PET 上的表现对预测 GIST 的恶性潜能也发挥着一定的作用。Park 等对 26 例病理证实的胃 GIST 患者 PET/CT 图像的分析结果表明，SUV_{max} 与肿瘤大小、核分裂象、细胞增殖核抗原 Ki-67 标记指数及 NIH 危险度分级之间有明显相关性。低危（NIH 极低危 / 低危）与高危（NIH 中危 / 高危）之间最佳的 SUV_{max} 分界值是 3.94，此时 SUV_{max} 预测肿瘤恶性风险的灵敏度及特异性分别是 85.7%、94.7%。

4. ^{18}F-FDG PET/CT 是否可以用于疗效评价?

甲磺酸伊马替尼是一种小分子 TKI，是目前治疗 GIST 首选的靶向药物。对 GIST 甲磺酸伊马替尼治疗疗效的评价，过去常采用 RECIST，以肿瘤体积变化作为判断依据。但是甲磺酸伊马替尼治疗后，早期肿瘤体积缩小不显著，甚至会因囊性变或出血而增大；部分治疗后病情进展的患者可仅表现为肿瘤内结节、密度增加、囊性变的病灶壁增厚，而肿瘤体积没有明显变化。但是甲磺酸伊马替尼治疗后，肿瘤的糖代谢会在短期内发生变化，主要表现为治疗有效的患者 ^{18}F-FDG 摄取相对基线前降低，并且肿瘤的代谢变化要早于形态学方面的变化。有研究表明，PET 评价标准的 ^{18}F-FDG 摄取变化比 CT 评价标准的肿瘤体积变化早几个星期甚至几个月，最短可在开始治疗 24 小时后观察到 SUV 的变化。Antoch 等使用 PET/CT 及 CT 分别对 20 例 GIST 患者的疗效进行评价，发现 PET/CT 在第 1 个月评价疗效的准确率达 95%，第 3、6 个月的准确率可达到 100%，而 CT 在第 1、3、6 个月评价疗效的准确率分别为 44%、60%、57%。由此可见，^{18}F-FDG PET/CT 较 CT 检查在评价疗效方面具有明显优势，对于治疗无效或进展的患者可改变治疗策略，使其获得最佳的治疗效果。在当今分子靶向治疗肿瘤时代，^{18}F-FDG PET/CT 作为评估甲磺酸伊马替尼等靶向药物治疗 GIST 疗效最敏感的手段，具有重要价值。

5. ^{18}F-FDG PET/CT 是否可以用于预后评估?

^{18}F-FDG PET/CT 疗效评价在 GIST 的预后评估中发挥着一定的作用。一般 ^{18}F-FDG 摄取程度越高，

其预后越差。Choi 等对 40 例甲磺酸伊马替尼治疗的 GIST 患者进行研究,对比治疗前与治疗 2 个月后的 PET 检查结果,发现治疗后 SUV_{max} 明显下降(超过 70% 或治疗后绝对值低于 2.5)者肿瘤无进展生存期更长。对于治疗前未行 PET/CT 基线检查的患者,Goerres 等发现治疗后短中期(11~111 天)无 ^{18}F-FDG 异常摄取的患者较有 ^{18}F-FDG 异常摄取的患者有更长的总体生存期和无进展生存期。

6. ^{18}F-FDG PET/CT 在临床应用中面临哪些挑战?

PET/CT 在腹膜、胸膜转移灶较小的病灶或较小的淋巴结、不伴骨质破坏的骨转移灶等方面也有很大优势,有助于发现病灶,对于 ^{18}F-FDG 聚不明显的原发灶或转移灶,诊断需结合增强 CT 或 MRI 等其他影像学检查或活检等检查。^{18}F-FDG PET/CT 对 GIST 的诊疗起到了重要的作用,但对 ^{18}F-FDG 浓聚不明显的病灶价值有限。此外,鉴别手术或放射性治疗后的炎症、残留肿瘤与转移存在局限性,目前尚无 PET/CT 再分期和疗效评估的最佳时间点。

(谭辉　石洪成)

七、胃肠间质瘤多学科团队中肿瘤内科的任务——胃肠间质瘤的靶向药物治疗

【基本理论】

与其他类型的肿瘤一样，在患者确诊为 GIST 后，其预后及 5 年 OS 受肿瘤累及范围的显著影响。当代，TKI 的广泛使用，使局限性 GIST 患者的 5 年总生存率达 91%；而局部晚期和转移性 GIST 的 5 年总生存率分别为 74% 和 48%。晚期或转移性 GIST 中位 OS 大约为 51~57 个月。

因此，在 GIST-MDT 中，肿瘤内科的任务主要有两大方面：一方面，指导患者的药物选择；另一方面，进行积极的药物毒副作用的管理，使药物的作用最大化。

【临床实践】

1. 如何指导患者选择药物?

TKI 如甲磺酸伊马替尼等分子靶向药物用于治疗晚期 GIST 已经获得了令人瞩目的疗效，目前已经成为手术后、不可切除以及转移性 GIST 的首选治疗方案。原发 *KIT* 基因突变可表现为多种突变类型，其中 *KIT* 第 11 号外显子突变最为常见，约占 65%，

突变方式包括缺失突变、点突变、重复插入突变和混合突变。其次，*KIT* 第 9 号外显子突变约占 10%，>95% 的 *KIT* 第 9 号外显子突变方式为重复插入突变。甲磺酸伊马替尼是晚期 GIST 的一线治疗药物，初始推荐剂量为 400mg/d。对于 *KIT* 第 9 号外显子突变的晚期 GIST，国外研究显示该类型对 400mg/d 甲磺酸伊马替尼治疗反应不佳，增量至 800mg/d 后预后更好。对于标准剂量甲磺酸伊马替尼治疗后进展者，建议换用舒尼替尼、甲磺酸伊马替尼增加剂量或瑞派替尼治疗。

KIT 第 13、17 号外显子突变少见，分别约为 1.5% 和 1.0%。舒尼替尼治疗 *KIT* 第 13 号外显子继发突变患者的临床获益率为 59%，明显优于 *KIT* 第 17 号外显子继发突变的患者。而瑞戈非尼治疗继发 *KIT* 第 17 号外显子突变的部分 GIST 患者可取得较好疗效。

PDGFRA 突变整体较为少见，约占所有 GIST 的 5%~10%。*PDGFRA* 突变型 GIST 患者整体预后较好，但 *PDGFRA* 第 18 号外显子 D842V 突变型 GIST 对甲磺酸伊马替尼、舒尼替尼及瑞戈非尼等均原发耐药。NAVIGATOR 研究显示，阿伐替尼治疗不可手术切除或转移性 *PDGFRA* 第 18 号外显子 D842V 突变 GIST 患者的总缓解率达 91%。瑞派替尼作为广谱的 TKI，

针对 *KIT* 和 *PDGFRA* 各种突变均有效。Ⅰ期临床研究结果表明，瑞派替尼在二线、三线和四线及以上治疗 GIST 的 mPFS 分别为 10.7 个月、8.3 个月和 5.5 个月，客观缓解率（ORR）分别为 19.4%、14.3% 和 7.2%，同时，Ⅲ期临床研究 INTRIGUE 显示，*KIT* 第 11 号外显子 ITT 人群中，瑞派替尼组的 ORR 高于舒尼替尼组，安全性更佳。

2. 患者治疗后的药物毒副作用的管理原则是什么?

GIST 分子靶向药物治疗可引起的毒副作用主要有以下方面，针对这些毒副作用，可以采取一定的干预治疗，以保障药物治疗继续进行。

（1）高血压：舒尼替尼和瑞戈非尼容易引起高血压。抗高血压治疗的目标在于控制血压在 140/90mmHg（1mmHg=0.133kPa）以下。一旦出现 2 级以上高血压，建议服用抗高血压药，推荐应用血管紧张素转化酶抑制剂。

（2）手足皮肤反应：手足综合征（手掌、足底红肿疼痛或药物相关的肢端红斑）是一种皮肤毒性表现，按严重程度可分为 1~3 级。1 级：无痛的皮肤改变或皮炎（如红斑、脱屑）。2 级：伴疼痛的皮肤改变，无功能障碍。3 级：伴疼痛的皮肤改变，伴功能障碍。手足综合征容易发生于舒尼替尼与瑞戈非尼治疗过程中，在两种 TKI 治疗中的发生率分别为 13.5%~25.0% 与 56.0%,多发生于 TKI 治疗 4 周之后,是导致出现药物剂量调整的主要原因之一。如果发生 2 级或 3 级手足综合征,应立即中断靶向药物治疗,直到毒性缓解或程度减为≤1 级,并予以药物减量。

(3) 皮疹:舒尼替尼相关的皮疹发生率较低,为 10%~15%,且通常反应轻微;而甲磺酸伊马替尼相关皮疹的发生率为 35% 左右,且 3 级或以上者可达 10%。同时,后者皮疹发生率随剂量增加而增加,接受高剂量 800mg/d 治疗者,其皮疹发生率可达 46.6%。甲磺酸伊马替尼相关的轻度至中度皮疹患者,口服抗组胺药和局部激素类软膏可缓解症状。效果不佳者,可以口服糖皮质激素治疗。反复出现的 3 级或以上皮疹,应该中断甲磺酸伊马替尼并予以激素治疗,直到皮疹完全消退,再重新尝试开始恢复低剂量甲磺酸伊马替尼治疗。对于 4 级药疹,甲磺酸伊马替尼应停药,并予以泼尼松(强的松)1mg/kg 起始量,以后逐渐减少到 20mg/d 维持治疗。在没有替代治疗选择的情况下,甲磺酸伊马替尼可考虑从低剂量开始尝试恢复。

(4) 乏力:乏力为甲磺酸伊马替尼、瑞戈非尼和舒尼替尼常见的不良反应,因常与其他症状伴随出现,相对于其他不良反应,临床上容易被忽视,但其严重影响患者的生活质量。对于1~2级乏力,无需剂量调整。对于3~4级乏力,需要积极对症处理。

(5) 水肿:眶周水肿是甲磺酸伊马替尼最常见的眼部不良反应,发生率可达70%。眶周水肿和溢泪都可以应用局部类固醇和全身利尿剂改善。

(6) 认知障碍:阿伐替尼是作用于*PDGFRA*基因D842V和*KIT*第17号外显子突变位点突变的一种强效、选择性小分子抑制剂。大约37%的阿伐替尼治疗受试者认知受到了影响(是指认知障碍、困惑状态、注意力不集中、记忆损伤、精神损伤、人格改变和语言障碍),最常报告的事件为记忆损伤。处理方法视认知障碍程度而定。1级认知障碍:中断给药达7天,再重新开始给药,剂量不降低。2级认知障碍:至少中断给药7天,当认知效应改善至1级或以下,或仍为2级,但由于GIST,认为继续治疗能够使受试者获得最佳利益时,再次给药,将剂量降低100mg/d。3~4级认知障碍:中断给药至少14天,当认知效应改善至1级或以下,或改善到2级,由于GIST,认为继续治疗能够使受试者获得最佳利益时,再次给药,将剂量降低100mg/d。当剂量为100mg/d时发生此事件,则永久终止阿伐替尼治疗。

(崔越宏　周宇红)

八、胃肠间质瘤多学科团队中影像科的任务——胃肠间质瘤的影像学和治疗后反应的评估

【基本理论】

在 GIST-MDT 中，放射诊断科的任务主要包括三方面，术前疾病的检出定位、诊断和鉴别诊断、危险度评估及手术方案制订；复发转移或不可切除 GIST 的定期随访检测；药物治疗疗效评估。

GIST 常用影像学检查方法包括 CT、MRI、PET/CT。增强 CT 在肿瘤的检出定位、诊断和鉴别诊断、危险度评估、术前评估、药物治疗疗效评估方面均发挥了重要作用，而且便捷、高效，是 GIST 首选的影像学检查方法。特殊部位如直肠和盆底区 GIST 推荐 MRI 作为首选影像学检查方法。同时，MRI 也可作为 CT 增强检查扫描禁忌或怀疑肝转移时进一步的检查手段。PET/CT 可辅助 GIST 预后评估和药物治疗疗效评估。

【临床实践】

1. 如何对 GIST 进行术前检出定位、诊断和鉴别诊断及术前评估?

增强 CT 能够很好地检出大于等于 2cm 的 GIST，

但对于小于2cm的小GIST检出率还有待提高。术前充分的胃肠道准备(低张、充盈)、多平面重建及多期增强检查可提高小病灶的检出率。有研究显示小肠CT成像提高了小肠GIST的检出率。GIST影像表现为胃肠道黏膜下或肠系膜来源的形态不规则占位,增强扫描明显、持续性强化,体积较大者可见坏死、囊变。病灶内亦可见出血、钙化。GIST转移灶多见于肝脏和腹腔种植,淋巴结转移罕见。有研究者提出符合以下7个特征中的4个者,可较准确地将GIST与其他黏膜下肿瘤(平滑肌瘤、神经鞘瘤)鉴别:①患者年龄大于49岁;②病灶位于非贲门区域;③边缘不规则;④平扫CT值≤43Hu、不均匀强化、存在坏死囊变以及无肿大淋巴结。GIST危险度的影像学评估主要依靠病灶大小、强化方式、形态、有无坏死囊变、边缘等。病灶形态不规则、强化不均匀、存在明显坏死囊变、边界不清甚至侵犯邻近组织常提示复发风险较高。通过影像检查了解GIST有无邻近侵犯及远处转移对手术方案的制订尤为重要。MRI的DWI序列、PET/CT有助于小的转移灶的检出。

2. GIST手术切除患者如何定期随访检测?

《中国胃肠间质瘤诊断治疗共识(2017年版)》推荐腹盆腔增强CT或MRI扫描作为常规随访项目,必要时行PET/CT扫描。根据指南要求,低危及以上患者均应定期进行随访检测:①中、高危患者,应每3个月进行CT或MRI检查,持续3年,然后每6个月1次,直至5年;5年后每年随访1次。②低危患者,应每6个月进行CT或MRI检查,持续5年。③由于肺部和骨骼转移发生率相对低,建议至少每年进行1次胸部CT检查,在出现相关症状情况下推荐进行ECT骨扫描。腹盆部增强CT扫描作为随访检测的首选检查方法,可以发现新出现的复发或转移病灶。CT怀疑肝转移不能确诊者,可行MRI进一步检查。术前评估肿瘤难以达到R0切除、需联合脏器切除、可完整切除但手术风险较大的GIST,术前新辅助治疗可以减少肿瘤负荷,影像检查有助于手术时机的选择,当肿瘤不再缩小或达到手术要求后,再行手术切除。另外,新辅助治疗期间,定期影像学随访检测可以避免无效治疗而导致的肿瘤出现快速进展。

3. 复发转移或不可切除GIST的靶向药物治疗疗效评估标准是什么?

Choi标准和RECIST是临床上常用的两套疗效评估系统。RECIST是基于指定病灶最长径变化判断疗效反应,Choi标准是在RECIST的基础上,考虑到肿瘤接受治疗后出现的坏死囊变成分,将肿瘤大小变化结合静脉期CT值的变化综合分析,能更好地评估治疗反应。但Choi标准仅在早期甲磺酸伊马替尼治疗的 GIST 中表现出较好的疗效反应评估,对于甲磺酸伊马替尼治疗耐药后和接受其他药物治疗的 GIST,Choi 标准并没有显示出比 RECIST 更好的疗效评估效果。在临床实际中,很多时候需要将两种评估标准结合起来应用,更有助于做出准确的疗效判断。有研究发现早期 CT 形态学改变有助于更好地评估甲磺酸伊马替尼治疗不可切除 GIST 的疗效,优于 Choi 标准和 RECIST,也有研究 PET/CT 可以在病灶接受治疗后出现形态学改变前发现病灶代谢改变,根据病灶 SUV 值的改变早期评估药物治疗反应,但是这些都需要临床进一步证实其有效性。

（饶圣祥）

第三节　胃肠间质瘤多学科团队的管理和实施

【基本理论】

MDT 模式是一种国际上新型的以患者为中心的医疗模式。不仅是医疗技术发展的趋势,更是以患者为本循证治疗理念的体现。在 MDT 模式中,不同专科的医生能够在同一时间看到患者全部的临床资料,经过讨论,做出适合具体患者的最佳诊断和治疗方案。在多种常见肿瘤中广泛应用,如乳腺癌、卵巢癌、头颈部肿瘤、淋巴造血系统肿瘤、肺癌、胃肠道肿瘤等,在多个国家已成为标准治疗模式,并受到卫生行政部门的推动和监督。GIST 作为少见肿瘤,借鉴其他常见肿瘤成功的诊治经验,更需要进行 MDT 模式,其管理和实施也需要从国家到地方层面以及行业协会的支持和督促。

【临床实践】

1. 如何管理 GIST-MDT?

目前,我国北京、上海、广州等地区,MDT 模式正在推广,其他省市也逐渐在拓展。就 GIST 而言,从专业协会层面一直在积极地推动和形成系统的组织,如中国临床肿瘤学会(CSCO)胃肠间质瘤专家委员会、中国抗癌协会(CACA)胃肠间质瘤专业委员会、中国医师协会外科医师分会(CCS)胃肠间质瘤诊疗专业委员会、中国抗癌协会病理专业委员会胃肠间质瘤协作组。这些组织不仅对 GIST 规范化的诊断和治疗以及科学普及起到重要的推动作用,而且对 GIST-MDT 的建设也起到积极的促进作用。国家区域医疗政策、医联体医疗政策的推进,也将有助于 MDT 模式的推广和应用。

GIST-MDT 成立后,在医院医疗和收费管理政策指导下，执行医疗活动。与GIST-MDT相配合的，是多个学科开设GIST专病门诊，GIST专病门诊可设置为每周1次，GIST-MDT可设置为每月1次。GIST-MDT的患者来自各专病门诊的推荐、患者自主预约挂号等途径。

2. GIST-MDT各成员的作用分别是什么？

MDT模式是多科学人才重新组合，不同学科在相互配合的过程中，不断发展各自学科的内容。团队成员克服困难、互相支持，由临床医生，如外科、内科、肿瘤科等学科医生作为牵头人，病理医生通常作为主要成员参与到MDT中。但对于GIST而言，进行病理诊断和分子检测，以及将这些结果更细致地向外科和内科医生解读，避免治疗不足和过度治疗，则是病理医生非常重要的一项任务。病理医生接触到涉及GIST全程诊治的科室，回答不同学科在GIST上面临的问题，因此，病理医生作为MDT的牵头人，也是一种创新和尝试。一方面，由于GIST是相对少见的肿瘤，在没有病理诊断的情况下，临床诊断率通常为疾病发生的概率，在GIST上高度体现了病理终极诊断的价值；另一方面，全程治疗的病例标本都会集中到病理科，因此，病理医生会接触到来自不同学科送检的标本，能最先感知不同学科的治疗进展，如内镜下GIST的切除，并能最先与对应的学科互动；即使诊断了GIST,甚至已知是GIST的复发、转移和临床耐药,也需要进一步的分子检测结果,临床才能给予恰当的药物治疗。更重要的是,病理医生在GIST生物学行为上的解读,对GIST全程治疗各环节下一步的决策方案起着至关重要的作用,目前这种作用还没有达到最大化,正因为上述等原因,在GIST这个瘤种上,病理医生作为全程参与的桥梁学科,有牵头发起和组织MDT的机会,这也是病理医生工作模式的一种延伸和扩展。

3. GIST患者的管理原则是什么?

利用临床和病理信息系统,建立GIST患者专病库,完善各项临床、病理信息格式化模板,如姓名、性别、年龄、主要症状、主要检查手段和结果、手术方式、肿瘤生长方式、肿瘤大小、破裂、细胞类型、核分裂、浸润性生长、免疫组织化学检测指标、基因突变状况等,并形成格式化的记录,可以直接导出,形成可分析的数据、定期随访自动提醒和随访记录等。尤其对MDT讨论的病例,进行追踪、随访,内容包括患者的治疗方案、疗效、预后变化、副作用以及心理状况等。并根据条件和发展状况,逐步建立不同形式的专业化、训练有素的数据组、随访组和宣传组。数据组集成整个GIST-MDT项目的所有运作材料和数据。随访组主要以各项治疗后随访为主要工作,采用电话、短信、信函、电子邮件、微信等多种方式，对 GIST 患者的信息和病情转归情况进行采集，并做相应的随访指导。宣传组运用循环和多形式的宣传策略逐渐提高 GIST-MDT 平台传播的广度与深度。

4. 如何积极进行 GIST-MDT 协作与临床试验？

GIST 相关的基础与临床试验仍在不断地进行，随着新药物的获批和临床应用，二代测序技术的普及，更多分子分型和分子靶标的发现，临床上就会出现超越原有的规范和指南的新问题，全国汇总起来，可以收集数十项，GIST-MDT 的优效管理有助于协作网各项工作的实施。就笔者所在中心而言，肿瘤内科、普外科、内镜中心、病理科等，均有 GIST 相关的在研临床试验。其共同的目的是进一步提高 GIST 全程治疗相关环节的最佳治疗方案和疗效。如胃间质瘤内镜治疗与腹腔镜外科治疗安全性的多中心、前瞻性、开放标签、非劣效性、随机对照研究；原发性 GIST 良恶性、分期分级方法与 NIH 方案和 WHO 方法比较的多中心前瞻性队列研究以及 GIST 恶性转化机制的研究；中国 GIST 队列研究；筛选瑞派替尼治疗 GIST 优势基因型的前瞻性探索性研究；手术对可切除性 GIST 肝转移的价值——前瞻性、单中心、真实世界研究；手术对甲磺酸伊马替尼治疗后局部进展的 GIST 的作用——多中心、对照、真实世界研究等。

5. GIST-MDT 如何开展临床实践?

GIST 已经成为全程可以治疗的肿瘤,但对于每个独立的 GIST 患者,则是处在疾病的某个不同节点,由于每个患者 GIST 生物学行为和分子特征的不同,在不同时间节点被干预后,将可能以不同的速度和方式进入疾病的后续阶段。GIST-MDT 讨论的患者,集中在如何在每个节点和阶段采取最恰当的方式治愈患者、延缓疾病的复发和转移,从而使 GIST 患者最大限度从治疗中获益。由于 NIH 危险度评估仅用于局限性 GIST 原发肿瘤切除的患者,而且没有进行良恶性的评估。因此,笔者所在中心基于长期的随访数据,建立了 GIST 良恶性和恶性程度的评估方法,应对各种不同类型的 GIST 病理评估,以协助 GIST-MDT 临床实践。

(黄雯 徐晨 崔越宏 周宇红 方勇 沈坤堂 侯英勇)

第四节 胃肠间质瘤多学科团队经典案例展示

1. 病例 1

患者,男,67 岁,2009 年 6 月 9 日因“体检发现腹部包块 2 月余”就诊我院。查体未见阳性体征。我院超声示:右下腹实质性占位,考虑肠道间质瘤。腹盆腔 CT 示:右下腹见一巨大软组织块影,大小约 9.9cm×7.2cm。于 2009 年 8 月 21 日行“小肠胃肠间质瘤切除术”。术后病理示:恶性胃肠间质瘤,梭形细胞型,细胞丰富,细胞核中 - 明显异型(图 6-12),核分裂象约 38 个 /50HPF(图 6-12),可见大片肿瘤性坏死(图 6-13),多量“古钱币样”结构(图 6-14)、肌层浸润(图 6-15)、脉管瘤栓(图 6-16),形态学上可以观察到 6 个提示恶性的指标,归为高度恶性。免疫组织化学:CD117(+),DOG1(+),CD34(–),S-100(–),desmin(–)。基因检测:*KIT* 第 11 号外显子第 553~555 位密码子

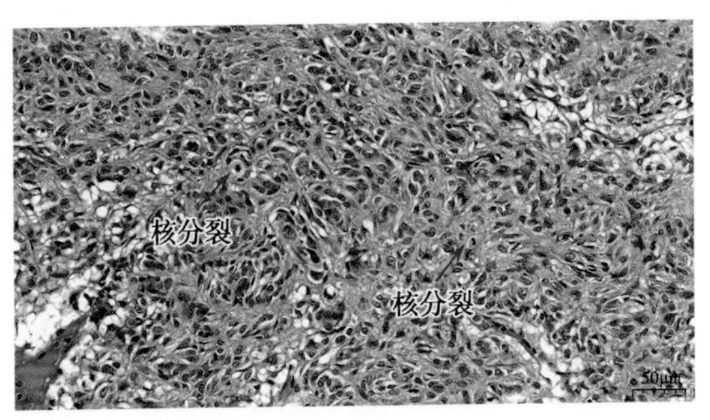

图 6-12　该病例细胞明显异型,部分肿瘤细胞核的横径超过淋巴细胞核直径的 2~3 倍以上(×400,高倍放大)。核分裂活跃,箭头示核分裂象。

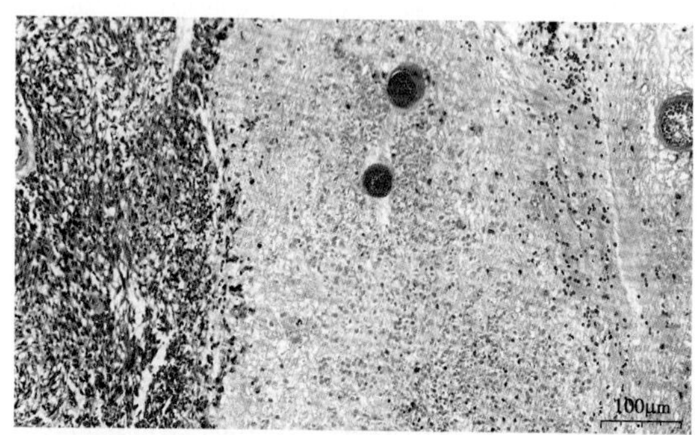

图 6-13 大片肿瘤性坏死(×200,中倍放大)

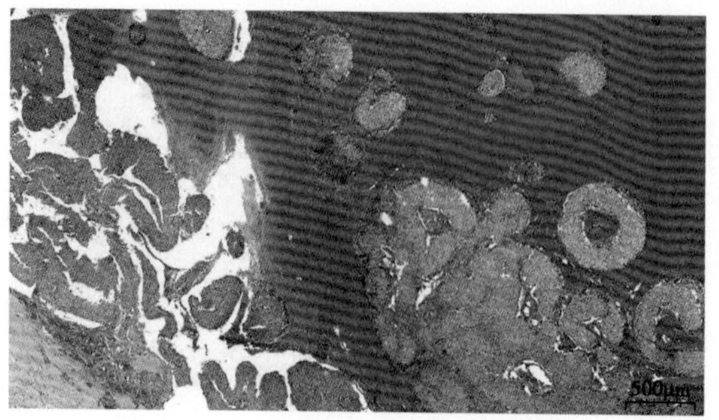

图 6-14 多量"古钱币样"结构(×50,低倍放大)

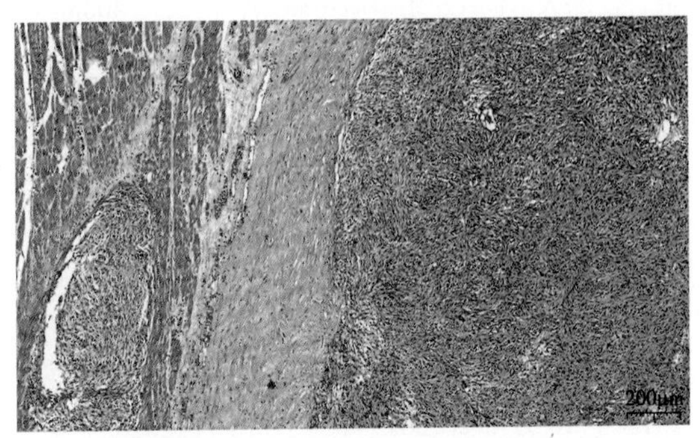

图 6-15　肿瘤细胞巢浸润肌层(×100,低倍放大)

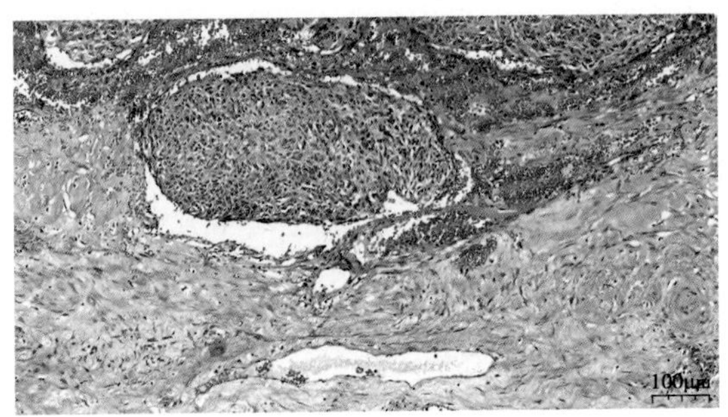

图 6-16　肿瘤细胞巢侵犯脉管形成瘤栓(×400,高倍放大)

杂合性缺失。术后开始口服甲磺酸伊马替尼400mg/d。2016年1月，自行改为隔天服药400mg/d。2017年1月停止服药。

2018年3月13日，腹部、盆腔平扫+增强CT显示：肝周、后腹膜、腹盆腔见多发囊实性结节，大者位于左侧盆腔，大小约7.0cm×6.7cm。2018年3月21日经MDT讨论后，于2018年3月26日再次开始口服甲磺酸伊马替尼400mg/d。2018年6月27日CT示左下腹病灶较前进展，大小约8.0cm×6.7cm；2018年10月8日、2019年9月18日、2020年4月13日CT显示均相仿。2020年7月10日CT显示腹盆腔多发种植转移，较前进展，最大约9.5cm×6.8cm，肝右叶见2枚低密度结节，大者约1.7cm，轻度强化(图6-17A)。2020年7月21日开始服用舒尼替尼胶囊37.5mg/d。2021年5月5日CT显示肝、腹盆腔多发转移，总体较前进展。2021年5月10日开始服用瑞戈非尼片120mg/d。2021年6月28日CT显示肝、腹盆腔多发转移，最大位于盆底(图6-17B)，大小约10.3cm×6.0cm，总体较前进展，两肺多发转移机会大。2021年7月7日开始服用瑞派替尼150mg/d。2021年8月30日CT显示肝、腹盆腔多发转移，最大位于盆底，大小约8.8cm×4.3cm，总体较前好转(图6-17C)。

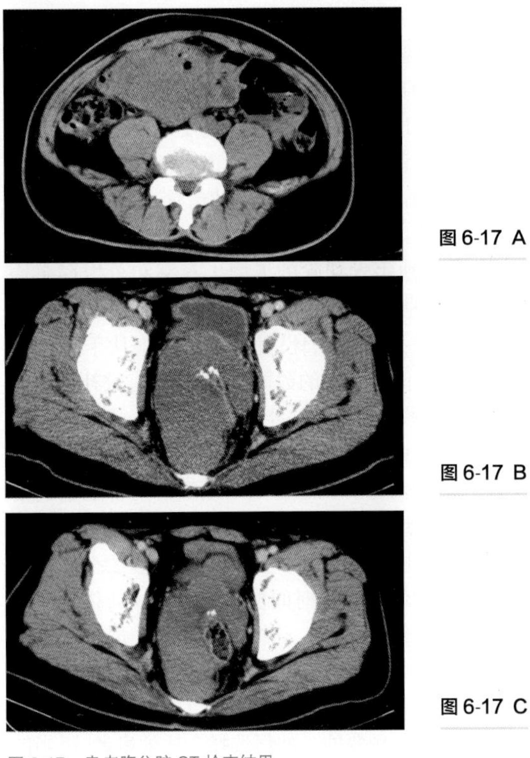

图 6-17　患者腹盆腔 CT 检查结果

A. 术前 CT 显示右下腹巨大肿瘤，界限不清楚；B. 瑞派替尼治疗前的盆腔转移病灶；C. 瑞派替尼治疗后的盆腔转移病灶较前缩小。

本病例启示：手术是治愈GIST的有效方法，但对于恶性度高的GIST，手术是综合治疗中的一部分，而不能作为单一的具有绝对优势的治疗手段。原发GIST完整切除后，要重视恶性程度对后续辅助治疗的选择以及治疗时间的评估。该病例按照NIH危险度分级归为高危，推荐术后辅助治疗，按照复旦大学附属中山医院形态学评估，有6个恶性指标，归为高度恶性，单独手术切除的无瘤生存率和总生存率均很低，尤其是出现了瘤栓这一形态学指征，提示肿瘤细胞具有逃逸原发病灶，随血液循环潜伏下来的潜能。根据我们回顾性的数据提示，在无有效补充治疗的情况下，术后5年无瘤生存率仅8%，5年总生存率仅20%。因此，从临床实践上，需要行长期甲磺酸伊马替尼辅助治疗。该患者从甲磺酸伊马替尼辅助治疗上获得了近8年的无瘤生存状态，但是自主停药后仅约1年时间，肿瘤广泛进展，失去了继续维持无瘤生存状态的最佳治疗时间窗。使用二线药物舒尼替尼维持治疗约10个月，三线药物瑞戈非尼维持治疗2个月后，再次对患者进行了MDT讨论，对于多线治疗失败且无法行外科手术的晚期GIST患者，姑息性手术可能是有必要的。如何选择合适的患者、适当的手术时机和适宜的手术方式，仍然是晚期GIST治疗中有待解决的临床难题。但对于广泛进行且伴有肝、肺转移的患者，是难以从手术治疗中获益的。瑞派替尼是一种酪氨酸激酶开关控制抑制剂，通过独特的双重作用机制来调节激酶开关和激活环，从而广泛抑制 *KIT* 和 *PDGFRA* 突变激酶。INVICTUS 三期临床研究总共入组了 129 名 GIST 患者，这些患者已经接受过三种及以上的药物治疗，但是病情又出现了恶化。与安慰剂相比，瑞派替尼治疗 6 个月时无进展比例为 51%，安慰剂组仅 3.2%；治疗组客观缓解率为 11.8%，安慰剂组仅为 0。因此，经过 MDT 讨论后，该病例采用了瑞派替尼治疗，患者瑞派替尼治疗后首次评估为好转状态，正在继续随访中。

2. 病例 2

一名 65 岁男性患者自觉右上腹不适，有异物感，但未重视。2019 年 2 月外院腹部 CT 示：腹腔右侧巨大软组织肿块(图 6-18)。2019 年 2 月 26 日于外院手术，术中见腹腔巨大肿瘤，遍布整个腹腔，上达肝脏膈面，背侧与小肠肝十二指肠韧带及部分结肠系膜粘连，下至盆腔，左右达侧腹壁。术后病理提示去分化脂肪肉瘤，之后患者外院病理会诊为高级别未分化肉瘤。术后未行特殊治疗，2019 年 5 月复查腹部 CT：胆囊窝致密影，与胃壁分界不清，肝门区肿大淋巴结，腹膜多发转移可能。2019 年 5~9 月行多柔比星脂质体 60mg d1+ 异环磷酰胺 4.0g d1~5 q3w（AI 方案）化疗 6 个疗

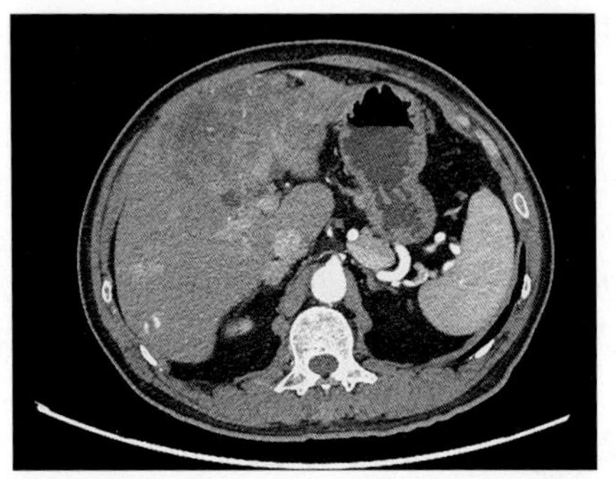

图 6-18 影像学检查发现腹腔巨大占位性病灶

程。2020 年 3 月 20 日上腹部 MRI：腹膜后肉瘤切除术后，肝、腹腔多发转移，门静脉右支受侵，右侧肾上腺转移。于是患者前往我院肿瘤内科进一步治疗，肿瘤内科推荐患者至我院病理科会诊。

病理会诊：(后腹膜巨大肿块、腹腔肿块)间叶源性恶性肿瘤，部分区细胞轻 - 中度异型，可见核旁及核端空泡，部分区细胞分化差，细胞中 - 明显异型，可见瘤巨细胞，核分裂象活跃区可达 37 个 /50HPF，有灶性坏死和“古钱币样”结构，结合免疫组织化学结果及基因检测结果，诊断为恶性 GIST，部分区有去分化改变。去分化成分为未分化肉瘤(图 6-19A)。免疫组织化学结果：CD34(5%+)，DOG1(50%+)，

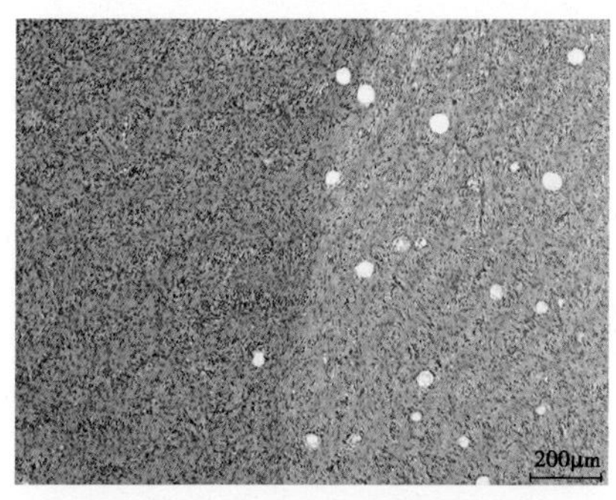

图 6-19 A

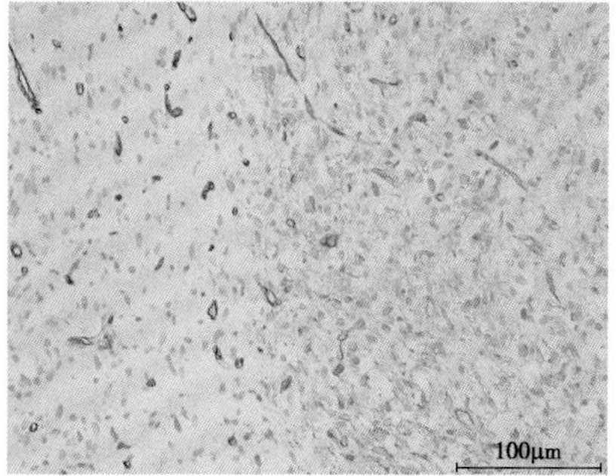

图 6-19 B

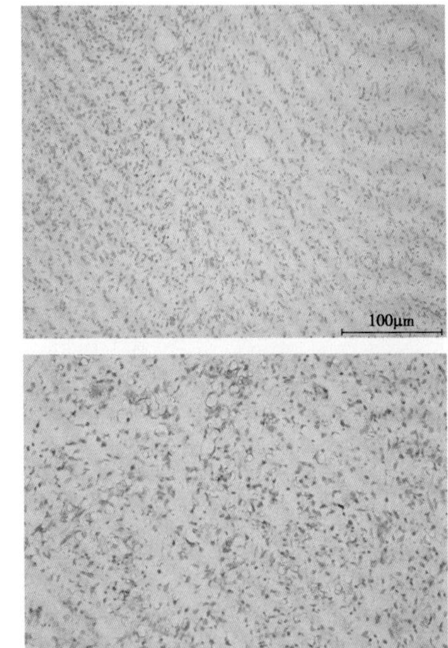

图 6-19 C

图 6-19 D

图 6-19 HE 形态及免疫组化结果

A. HE 形态学观察显示部分区域肿瘤分化好，部分区分化差（×100）；B. 免疫组织化学 CD34 部分肿瘤细胞阳性（×200）；C. 免疫组织化学 CD117 肿瘤细胞阴性（×200）；D. 免疫组织化学 DOG1 肿瘤细胞弱阳性（×200）。

CD117(-)(图 6-19B~D)。基因检测结果为 *PDGFRA* 基因第 18 号外显子第 842 位密码子 GAC(Asp)突变为 GTC(Val)。

病理科会诊结束后,患者参加 MDT 讨论。MDT 讨论意见如下:

放射科:MRI 显示中上腹见数枚团块状异常信号灶,T1WI 呈低信号,T2WI 呈高信号,增强后呈不均匀强化,大小约 9.2cm×7.5cm,部分病灶与邻近肝门静脉右支分界不清,相应管腔狭窄,肝内见数枚异常信号灶,较大者 1.8cm×1.1cm,肾上腺见结节状异常信号灶,直接约 1.1cm。考虑肝脏、腹腔多发转移,门静脉右支受侵犯,右肾上腺转移。

普外科:腹膜后巨大肿瘤,肝脏、腹腔多发转移,门静脉右支受侵犯,右肾上腺转移,暂无手术切除机会。

肝外科:肝脏多转移灶,暂无肝外科手术机会。

病理科:该病例虽然 CD117 为阴性,但结合形态学、其他免疫组织化学指标和基因检测结果,明确为 *PDGFRA* 基因 D842V 突变的 GIST。

肿瘤内科:该患者确诊为 D842V 突变 GIST。通常 D842V 突变的 GIST 几乎都来源于胃,绝大部分为惰性生物学行为,手术切除治愈率高。但该病例手术后快速进展,不同于大多数该分子亚型的生物学行为,形态学也不典型,免疫组织化学失表达 CD117。常规化疗无效,可尝试参加阿伐替尼(avapritinib)临床试验。

讨论结论:鉴于患者为复发性 GIST 伴多发转移,基因突变为 D842V 突变,无手术切除机会,可使用阿伐替尼治疗,目前本院有阿伐替尼临床试验,建议患者门诊评估后参加临床试验。

后续治疗和随访:

2020 年 4 月 17 日,患者入组“阿伐替尼 用于治疗中国不可手术切除的或转移性胃肠道间质瘤(GIST)受试者的Ⅰ/Ⅱ期研究”(CS3007-101/BLU-285-1105)。

2020 年 4 月 21 日,术前行 CT 评估(图 6-20A)。

2020 年 4 月 27 日,开始每日口服阿伐替尼 300mg(阿伐替尼 300mg,QD,PO,d1~28 连续使用)。

2020 年 6 月 22 日,我院影像学评估(图 6-20B),腹腔病灶较前略缩小,其余病灶无明显变化(SD)。

不良反应:2 级面部水肿、2 级持续贫血、3 级白细胞计数降低;1 级失眠症持续、1 级记忆损伤持续。

患者在我院持续影像学随访至 2021 年 2 月 2 日,我院影像学评估,腹腔病灶较前略缩小,评估结果为 PR(图 6-20C)。

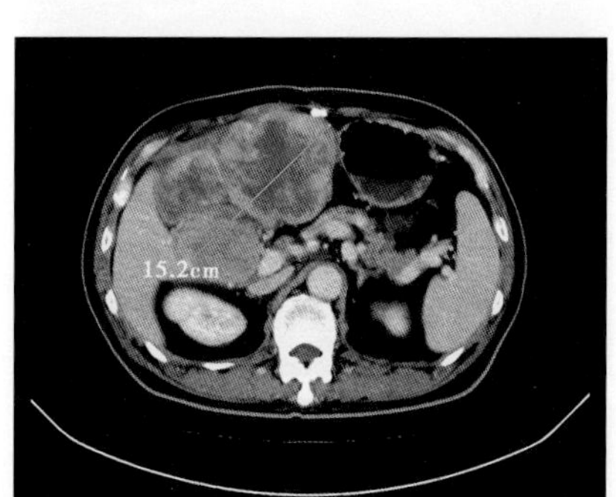

图 6-20 A

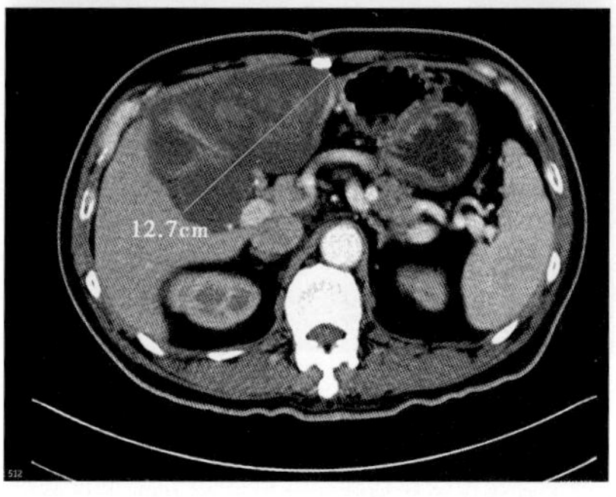

图 6-20 B

图6-20 C

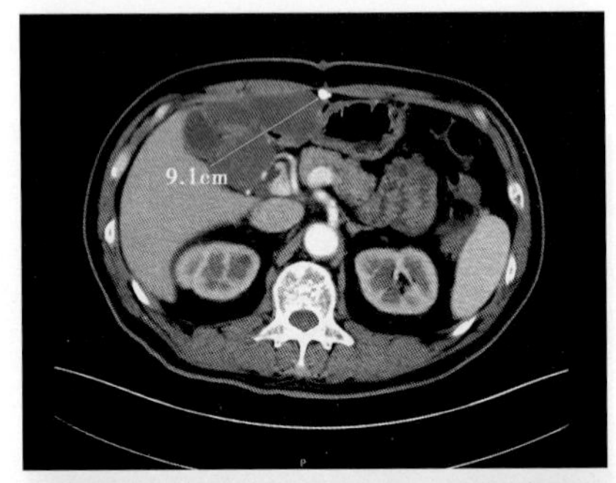

图6-20 D

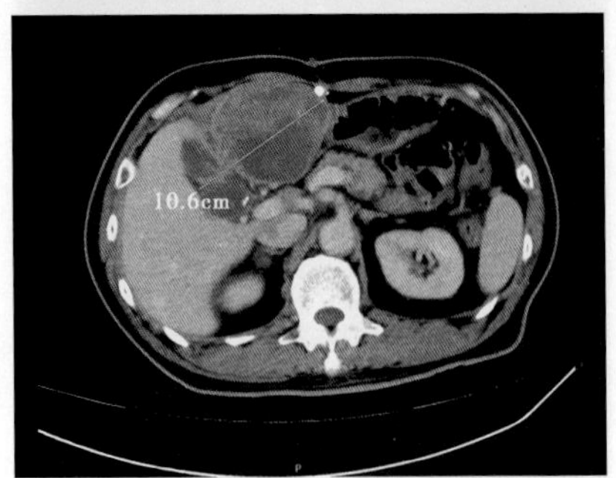

图 6-20 阿伐替尼治疗过程中影像学评估

A. 阿伐替尼治疗前影像学评估病灶最大径 15.2cm（2020-04-21）；B. 阿伐替尼治疗 2 个月影像学评估肿瘤缩小至 12.7cm，密度减低（2020-06-22）；C. 阿伐替尼治疗 10 个月影像学评估肿瘤缩小至 9.1cm，密度减低（2021-02-02）；D. 阿伐替尼减量治疗后，影像学评估肿瘤增大至 10.6cm，部分区实性变（2021-06-21）。

2021 年 4 月 19 日,患者自我感觉肛周搏动感,我院神经内科就诊,自述为间歇性发作,不伴有疼痛和大便性状改变,因患者同时存在焦虑状态和睡眠障碍,给予阿伐替尼减量治疗。

2021 年 6 月 21 日,我院影像学评估腹腔多发转移灶中 1 枚较前增大,余病灶实性成分增加,评估结果 PD(图 6-20D)。

2021 年 6 月 21 日,因患者疾病进展,临床试验出组。

小结:*PDGFRA* 突变 GIST 相对少见,主要发生于胃,病理形态以上皮样细胞型为主,远少于梭形细胞型 GIST,诊断有一定的困难。基因突变以第 18 号外显子 D842V 突变为主,生物学行为相对惰性,但少部分患者可进展甚至死亡。治疗上对常见化疗及靶向药物原发耐药,新型靶向药物阿伐替尼对该类型治疗有效。

(孙祥飞 沈坤堂)

参考文献

[1] HIROTA S,ISOZAKI K,MORIYAMA Y,et al. Gain-of-function mutations of c-kit in human gastro- intestinal stromal tumors [J]. Science,1998,279(5350):577-580.

[2] WHITEHOUSE M. A policy framework for commissioning cancer services [J]. BMJ, 1995, 310 : 1425-1426.

[3] HOU Y Y, ZHOU Y, LU S H, et al. Imatinib mesylate neoadjuvant treatment for rectal malignant gastrointestinal stromal tumor [J]. World J Gastroenterol, 2009, 15 (15): 1910-1913.

[4] VOSS R K, MASSARWEH N N, CHIANG Y J, et al. National utilization of imatinib in the management of resected gastrointestinal stromal tumors [J]. Ann Surg Oncol, 2021, 28 (13): 9159-9168.

[5] TRUPIANO J K, STEWART R E, MISICK C, et al. Gastric stromal tumors: a clinicopathologic study of 77 cases with correlation of features with nonaggressive and aggressive clinical behaviors [J]. Am J Surg Pathol, 2002, 26 (6): 705-714.

[6] HOU Y Y, LU S H, ZHOU Y, et al. Predictive values of clinical and pathological parameters for malignancy of gastrointestinal stromal tumors [J]. Histol Histopathol, 2009, 24 : 737-747.

[7] HOU Y Y, LU S H, ZHOU Y, et al. Stage and histological grade of gastrointestinal stromal tumors based on a new approach are strongly associated with clinical behaviors [J]. Mod Pathol, 2009, 22 : 556-569.

[8] MARTIN J, POVEDA A, LLOMBART-BOSCH A, et al. Deletions affecting codons 557-558 of the c-KIT gene indicate a poor prognosis in patients with completely resected gastrointestinal stromal tumors: a study by the Spanish Group for Sarcoma Research (GEIS) [J]. J Clin Oncol, 2005, 23 (25): 6190-6198.

[9] 中国医师协会外科医师分会胃肠道间质瘤诊疗专业委员会，中华医学会外科学分会胃肠外科学组．胃肠间质瘤规范化外科治疗中国专家共识(2018 版)[J]. 中国实用外科杂志，2018，38(9)：965-973.

[10] KONG M, LIU G, ZHUO H, et al. Association between R1 resection and oncological outcome in resectable gastrointestinal stromal tumors without tumor rupture: a systematic review and meta-analysis [J]. Eur J Surg Oncol, 2021, 47(7): 1526-1534.

[11] 中国临床肿瘤学会胃肠间质瘤专家委员会，中国抗癌协会胃肠间质瘤专业委员会，中国医师协会外科医师分会胃肠道间质瘤诊疗专业委员会．小胃肠间质瘤诊疗中国专家共识(2020 年版)[J]. 临床肿瘤学杂志，2020，25(4)：349-354.

[12] CHOI S H, PARK J, KANG C M, et al. Laparoscopic partial sleeve duodenectomy for the infra-ampullary gastrointestinal stromal tumors of the duodenum [J]. World J Surg, 2018, 42(12): 4005-4013.

[13] 中国临床肿瘤学会指南工作委员会．中国临床肿瘤学会(CSCO)胃肠间质瘤诊疗指南(2021 版)[M]. 北京：人民卫生出版社，2021.

[14] HEINRICH M C, CORLESS C L, DEMETRI G D, et al. Kinase mutations and imatinib response in patients with metastatic gastrointestinal stromal tumor [J]. J Clin Oncol, 2003, 21(23): 4342-4349.

[15] BEDNARSKI B K, ARAUJO D M, YI M, et al. Analysis of

prognostic factors impacting oncologic outcomes after neoadjuvant tyrosine kinase inhibitor therapy for gastrointestinal stromal tumors [J]. Ann Surg Oncol, 2014, 21(8): 2499-2505.

[16] DEMATTEO R P, LEWIS J J, LEUNG D, et al. Two hundred gastrointestinal stromal tumors: recurrence patterns and prognostic factors for survival [J]. Ann Surg, 2000, 231(1): 51-58.

[17] WANG H C, LI T Y, CHAO Y J, et al. KIT exon 11 codons 557-558 deletion mutation promotes liver metastasis through the CXCL12/CXCR4 axis in gastrointestinal stromal tumors [J]. Clin Cancer Res, 2016, 22(14): 3477-3487.

[18] CHOI H, CHARNSANGAVEJ C, FARIA S C, et al. Correlation of computed tomography and positron emission tomography in patients with metastatic gastrointestinal stromal tumor treated at a single institution with imatinib mesylate: proposal of new computed tomography response criteria [J]. J Clin Oncol, 2007, 25(13): 1753-1759.

[19] BRUDVIK K W, PATEL S H, ROLAND C L, et al. Survival after resection of gastrointestinal stromal tumor and sarcoma liver metastases in 146 patients [J]. J Gastrointest Surg, 2015, 19(8): 1476-1483.

[20] WHOOLEY P, CORREA E, VON MEHREN M. Deciding on the duration of adjuvant therapy in gastrointestinal stromal tumor [J]. Expert Rev Anticancer Ther, 2021, 21(5): 547-556.

[21] DE LA FUENTE S G, DENEVE J L, PARSONS C M, et al. A

comparison between patients with gastrointestinal stromal tumours diagnosed with isolated liver metastases and liver metastases plus sarcomatosis [J]. HPB(Oxford),2013,15(9):655-660.

[22] MACHAIRAS N,PRODROMIDOU A,MOLMENTI E,et al. Management of liver metastases from gastrointestinal stromal tumors:where do we stand [J]. J Gastrointest Oncol,2017,8(6):1100-1108.

[23] SEESING M F,TIELEN R,VAN HILLEGERSBERG R,et al. Resection of liver metastases in patients with gastrointestinal stromal tumors in the imatinib era:a nationwide retrospective study [J]. Eur J Surg Oncol,2016,42(9):1407-1413.

[24] JOENSUU H,ERIKSSON M,COLLAN J,et al. Radiotherapy for GIST progressing during or after tyrosine kinase inhibitor therapy:a prospective study [J]. Radiother Oncol,2015,116(2):233-238.

[25] YOON I S,SHIN J H,HAN K,et al. Ultrasound-guided intraoperative radiofrequency ablation and surgical resection for liver metastasis from malignant gastrointestinal stromal tumors [J]. Korean J Radiol,2018,19(1):54-62.

[26] 周平红,姚礼庆. 内镜黏膜切除及黏膜下剥离术操作方法和技巧[J]. 中华消化内镜杂志,2008,25(11):564-567.

[27] 周平红,姚礼庆,徐美东,等. 消化道黏膜下肿瘤的内镜黏膜下挖除术治疗[J]. 中国医疗器械信息,2008,14(10):3-5.

[28] 周平红,张轶群,姚礼庆. 消化道黏膜下肿瘤内镜微创切除新技术的开展及评价[J]. 中华胃肠外科杂志,2013,16(5):406-

410.

[29] YE L P,ZHANG Y,MAO X L,et al. Submucosal tunneling endoscopic resection for small upper gastrointestinal subepithelial tumors originating from the muscularis propria layer [J]. Surg Endosc,2014,28(2):524-530.

[30] RONY A,SANJAY G. Gastrointestinal stromal tumor:role of interventional radiology in diagnosis and treatment [J]. Hematol Oncol Clin N Am,2009,23(1):129-137.

[31] XIAO-HUI Q,YING-CAI Y,BING-QIANG G,et al. Prevalence, diagnosis,and treatment of primary hepatic gastrointestinal stromal tumors [J]. World J Gastroenterol,2020,26(40):6195-6206.

[32] ANTOCH G,KANJA J,BAUER S,et al. Comparison of PET, CT,and dual-modality PET/CT imaging for monitoring of imatinib (STI571) therapy in patients with gastrointestinal stromal tumors[J]. J Nucl Med,2004,45(3):357-365.

[33] PARK J W,CHO C H,JEONG D S,et al. Role of F-fluoro-2-deoxyglucose positron emission tomography in gastric GIST: predicting malignant potential pre-operatively [J]. J Gastric Cancer,2011,11(3):173-179.

[34] CHOI H,CHARNSANGAVEJ C,FARIA S C,et al. Correlation of computed tomography and positron emission tomography in patients with metastatic gastrointestinal stromal tumor treated at a single institution with imatinib mesylate:proposal of new computed tomography response criteria [J]. J Clin Oncol,2007,25(13):

1753-1759.

[35] GOERRES G W, STUPP R, BARGHOUTH G, et al. The value of PET, CT and in-line PET/CT in patients with gastrointestinal stromal tumours: long-term outcome of treatment with imatinib mesylate [J]. Eur J Nucl Med Mol Imaging, 2005, 32(2): 153-162.

[36] JOENSUU H, HOHENBERGER P, CORLESS C L. Gastrointestinal stromal tumour [J]. Lancet, 2013, 382 : 973-983.

[37] JONES R L, SERRANO C, VON MEHREN M, et al. Avapritinib in unresectable or metastatic PDGFRA D842V-mutant gastrointestinal stromal tumours: long-term efficacy and safety data from the NAVIGATOR phase Ⅰ trial [J]. Eur J Cancer, 2021, 145 : 132-142.

[38] JANKU F, ABDUL RAZAK A R, CHI P, et al. Switch control inhibition of KIT and PDGFRA in patients with advanced gastrointestinal stromal tumor: a phase Ⅰ study of ripretinib [J]. J Clin Oncol, 2020, 38(28): 3294-3303.

[39] BEN AMI E, DEMETRI G D. A safety evaluation of imatinib mesylate in the treatment of gastrointestinal stromal tumor [J]. Expert Opin Drug Saf, 2016, 15(4): 571-578.

[40] VERWEIJ J, CASALI P G, ZALCBERG J, et al. Progression-free survival in gastrointestinal stromal tumours with high-dose imatinib: randomised trial [J]. Lancet, 2004, 364(9440): 1127-1134.

[41] CASALI P G, ABECASSIS N, ARO H T, et al. Gastrointestinal stromal tumours: ESMO-EURACAN Clinical Practice Guidelines for

diagnosis, treatment and follow-up [J]. Ann Oncol, 2018, 29(Suppl 4): iv267.

[42] 中国临床肿瘤学会胃肠间质瘤专家委员会. 中国胃肠间质瘤诊断治疗共识(2017 年版)[J]. 肿瘤综合治疗电子杂志, 2018, 4(1): 31-43.

[43] GHANEM N, ALTEHOEFER C, FURTWANGLER A, et al. Computed tomography in gastrointestinal stromal tumors [J]. Eur Radiol, 2003, 13(7): 1669-1678.

[44] EISENHAUER E A, THERASSE P, BOGAERTS J, et al. New response evaluation criteria in solid tumours: revised RECIST guideline (version 1.1) [J]. Eur J Cancer, 2009, 45(2): 228-247.

[45] CHOI H, CHARNSANGAVEJ C, FARIA S C, et al. Correlation of computed tomography and positron emission tomography in patients with metastatic gastrointestinal stromal tumor treated at a single institution with imatinib mesylate: proposal of new computed tomography response criteria [J]. J Clin Oncol, 2007, 25(13): 1753-1759.

[46] 杨柳青, 秦叔逵. GIST 分子靶向药物疗效评价的新标准[J]. 临床肿瘤学杂志, 2008, 13(10): 942-947.